DES ACCIDENTS GRAVES

QUI SURVIENNENT DANS LE COURS DE

LA ROUGEOLE

ET DE

LA SCARLATINE

Par M. le Dr Eug. MOYNIER

Chef de Clinique de la faculté de Médecine de Paris, membre correspondant de la Société des Sciences Médicales de la Moselle.

Mémoire auquel la Société des Sciences médicales de la Moselle a décerné une médaille d'or.

> On doit accorder dans l'Histoire naturelle une place aux observations les plus communes parce qu'on néglige le plus souvent ce qu'on voit tous les jours. (BACON.)

> Un médecin qui établit par de bonnes observations la connaissance des maladies les plus communes, fait plus pour la Société que celui qui ne s'attache qu'à des observations peu fréquentes, précieuses, il est vrai, dans une collection académique, mais de peu d'usage dans la pratique.
> (ZIMMERMANN, *Traité de l'Expérience*, T. 1, p. 142.)

METZ

TYPOGRAPHIE DE JULES VERRONNAIS

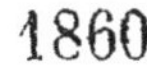

1860

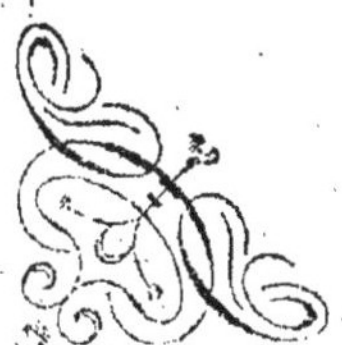

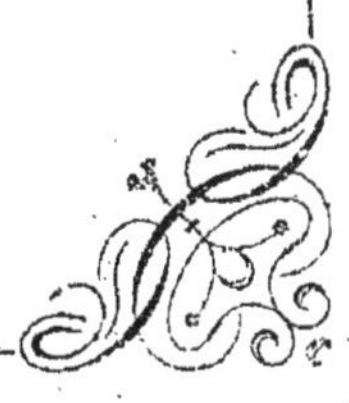

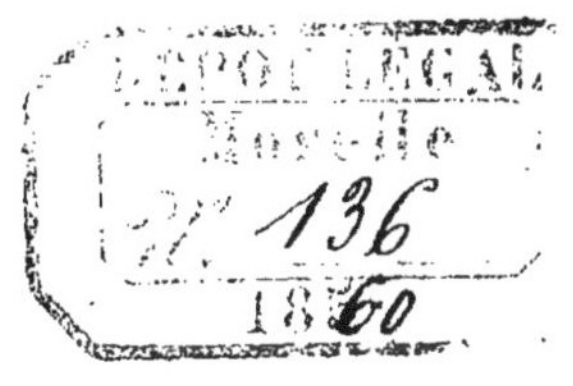

DE

LA ROUGEOLE

ET DE

LA SCARLATINE

sont des angines pseudo-membraneuses, des arthrites, des péricardites, des pleurésies. Cette différence dans le siége des accidents nous est expliquée par le siége différent de l'éruption ; car ces maladies sont loin d'être limitées à la peau et il est probable que comme le pensent Franck et d'autres auteurs, les signes que l'on voit à la peau seraient retrouvés dans d'autres organes si on pouvait aller à leur recherche, le scalpel à la main.

Quel est le siége anatomique de ces deux éruptions ? Les auteurs diffèrent d'opinion. Celle qui nous paraît le plus acceptable est celle que nous rapportons d'après MM. Rilliet et Barthez : « Dans la rougeole, l'aspect des rougeurs, l'absence de douleur locale indiquent que la maladie est superficielle et que le chorion ne participe en rien à l'inflammation. Le gonflement et la forme des taches semblent prouver que l'hypérémie sanguine se fait dans un tissu susceptible d'augmenter et de limiter cette congestion. En outre la rareté de la desquamation et des infiltrations consécutives semble, aussi bien que l'aspect de l'éruption, exclure l'idée que la maladie siége dans le réseau lymphatique, de sorte qu'il est probable que l'inflammation siége dans le réseau vasculaire de la peau ou mieux dans les couches profondes du corps muqueux......... Quant à la scarlatine , l'éruption s'étend avec rapidité sur une large surface, sa rougeur est superficielle et sous-épidermique, par conséquent elle siége entre le chorion et l'épiderme, la chute de celui-ci semble indiquer que l'affection a frappé le tissu qui est en contact avec elle ; or, tout le monde sait que sous l'épiderme existe un vaste réseau lymphatique qui s'injecte facilement et qui est plus superficiel que le réseau capillaire sanguin qui constitue le corps muqueux de la peau. Rien n'empêche d'admettre que l'exanthème scarlatineux affecte de préférence le système lymphatique superficiel. »

groupes. Un premier groupe comprenant les accidents qui n'ont aucun rapport avec l'état morbide primitif, c'est ce que beaucoup d'auteurs appellent complications ; un deuxième groupe comprenant les accidents que nous regardons comme complications et qui ont un rapport immédiat avec la maladie primitive, qui sont, en un mot, sous la dépendance de l'essentialité de cette maladie à la nature de laquelle ils participent.

Nous pouvons d'avance dire quels seront ces accidents, car il faut qu'ils réunissent les deux conditions suivantes : 1° qu'ils se soient développés à l'époque où l'organisme était placé sous l'influence des fièvres éruptives ; 2° qu'ils aient par leur nature et leur siége quelque rapport avec le siége et la nature de l'affection primitive. Les choses ainsi comprises, on nous permettra, dans le cours de ce travail, de prendre souvent le mot de complication comme synonyme du mot accident.

Les médecins tels que M. Barrier, qui regardent les fièvres éruptives comme un dépuratif, pensent que si les accidents généraux ou locaux dépendant de cette altération sont entravés par une cause quelconque dans leur marche, on voit des accidents nouveaux survenir dans d'autres organes pour suppléer à la dépuration qui s'est arrêtée. Ceci est très-vrai, mais ce qui fait le génie de ces maladies, c'est que ces accidents secondaires se localisent dans des organes qui sont toujours sous la dépendance de l'état morbide primitif. Ainsi donc on voit que connaissant la nature et le siége de la rougeole ou de la scarlatine, on pourra montrer le lien qui unit les accidents qui surviennent dans le cours de la rougeole ou de la scarlatine.

Ainsi, dans la rougeole que trouverons-nous comme complications? Des bronchites, des pneumonies, des colites, des hémorrhagies, des gangrènes. Dans la scarlatine, ce qui se trouvent dans les trois conditions suivantes : 1° qu'elles soient constituées par un acte morbide essentiellement différent de celui qui constitue la maladie principale, qu'elles soient donc d'une nature différente ; 2° qu'elles aient un siége différent ; 3° qu'elles proviennent d'une cause différente.

On voit donc que, dans cette classe des complications des rougeoles ou des scarlatines, nous pourrions ranger des maladies qui n'ont aucun rapport avec elles, mais qui pour une cause quelconque se sont rencontrées quelquefois avec l'une ou l'autre de ces fièvres éruptives. Nous serons très-réservé, nous le disons d'avance, pour former cette classe d'affections, car, sans cela, il n'y aurait pas de raisons pour ne pas décrire toute la pathologie à propos des complications des fièvres éruptives, car toutes les maladies pour une cause quelconque ont pu se rencontrer dans le cours de ces exanthèmes.

Cette classe de maladies ainsi comprise, pour tous les auteurs de pathologie générale, porte le titre de complications ; mais nous ne sommes pas de cet avis. Pour nous, le nom de complication ne devrait s'appliquer qu'à la seconde classe d'accidents dont nous allons parler. Ce qui nous fait adopter cette opinion c'est que nous faisons une grande différence entre une complication et ce qui peut compliquer une maladie. Ainsi une péritonite pourra compliquer une rougeole, mais ne sera pas une complication ; ce sera une maladie qui vient en compliquer une autre, mais accidentellement et sans raison d'être qui la puisse faire prévoir, tandis que les complications d'une maladie peuvent être prévues d'avance quand on connait la maladie première, c'est ce que nous démontrerons en parlant des maladies qui formeront notre deuxième classe.

En résumé, nous avons donc à parler d'un grand nombre d'accidents qui se divisent, comme nous l'avons dit, en deux

DES

ACCIDENTS GRAVES

qui surviennent dans le cours des

AFFECTIONS RUBÉOLIQUE ET SCARLATINEUSE;

FAIRE CONNAITRE

Leur nature, leurs causes et leur traitement.

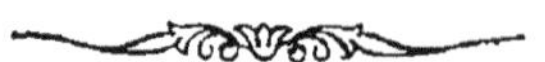

En posant dans ces termes la question, la Société des sciences médicales de la Moselle a laissé un vaste champ à l'interprétation, et de cette manière elle n'a voulu en rien préjuger la façon dont il fallait entendre cette importante partie des fièvres éruptives. En effet, la question ainsi comprise : des accidents graves, comprend deux parties bien distinctes : 1° les complications des exanthèmes ; 2° les phénomènes qui ont quelque rapport avec l'essentialité de la maladie primitive.

On sait que les auteurs qui ont traité de la pathologie générale ne regardent comme complications que les maladies

DES ACCIDENTS GRAVES

QUI SURVIENNENT DANS LE COURS DE

LA ROUGEOLE

ET DE

LA SCARLATINE

Par M. le Dr Eug. MOYNIER

Chef de Clinique de la faculté de Médecine de Paris, membre correspondant de la Société des Sciences Médicales de la Moselle.

Mémoire auquel la Société des Sciences médicales de la Moselle a décerné une médaille d'or.

On doit accorder dans l'Histoire naturelle une place aux observations les plus communes parce qu'on néglige le plus souvent ce qu'on voit tous les jours. (Bacon.)

Un médecin qui établit par de bonnes observations la connaissance des maladies les plus communes, fait plus pour la Société que celui qui ne s'attache qu'à des observations peu fréquentes, précieuses, il est vrai, dans une collection académique, mais de peu d'usage dans la pratique.

(Zimmermann, *Traité de l'Expérience*, T. 1, p. 142.)

METZ

TYPOGRAPHIE DE JULES VERRONNAIS

1860

Ces différences dans le siége nous permettent de comprendre plus facilement les différences dans la marche et les complications de ces deux maladies. Ainsi, nous nous expliquons dans la rougeole, ces flux muqueux si abondants qui sont le signe de l'inflammation des muqueuses, et dans la scarlatine l'inflammation des séreuses qui sont, comme on le sait, tapissées par un riche réseau lymphatique.

Ainsi donc, nous pouvons déjà voir une grande différence entre la rougeole et la scarlatine. Dans la première, le système vasculaire est pris et par suite les muqueuses sont engagées, aussi nous trouvons les flux muqueux, les hémorrhagies, les gangrènes.

Dans la scarlatine, les inflammations des séreuses, des épanchements séreux des grandes cavités, de l'anasarque et exceptionnellement des hémorrhagies et des gangrènes.

Ainsi dans l'une, des complications frappent les muqueuses, dans l'autre les séreuses.

Nous nous éloignons donc de l'opinion de certains auteurs qui comme MM. Piorry et Lhéritier regardent ces deux affections comme identiques.

La rougeole, quoique maladie générale, frappant toute l'économie, est loin de présenter ce même empoisonnement miasmatique au même degré que la scarlatine, empoisonnement dû à une altération spéciale du sang par un agent *sui generis* dont la nature nous est inconnue.

Notre travail se compose de trois parties. Dans la première, nous étudierons les complications de la rougeole; dans la deuxième, celles de la scarlatine. La troisième partie comprendra le parallèle des divers accidents des deux fièvres, leur traitement, et enfin nous étudierons cette question controversée de la présence simultanée de plusieurs fièvres éruptives et l'influence que les unes ou les autres ont sur les accidents qui peuvent survenir.

PREMIÈRE PARTIE.

Des Accidents graves de la Rougeole.

Nous suivrons dans l'étude des complications de la rougeole l'ordre suivant :

Fièvre, Accidents cérébraux, Ophthalmies, Coryza, Pharyngite, Angine, Otite, Bronchite, Pneumonie, Pleurésie, Vomissement, Diarrhée, Entérite, Stomatite, Gangrènes, Adénites, Diathèses, Hydropisies, Hémorrhagies.

C'est à propos de la convalescence que j'étudierai l'influence de la rougeole sur le développement de différents états morbides (tubercules), parce que je ne crois pas devoir les regarder comme des complications mais comme des affections consécutives.

FIÈVRE.

L'état fébrile très-apparent le premier jour diminue bientôt, quelquefois même il semble disparaître, tandis que les autres symptômes persistent, puis la fièvre se prononce de nouveau ; au moment de l'éruption, la fièvre persiste et presque toujours augmente ; le pouls est fort, plein, large ; la chaleur vive, la peau sèche, la figure gonflée, rouge, vultueuse ; l'œil humide et brillant. Cet état dure de vingt-quatre à quarante-huit heures, alors tous les phénomènes décroissent, les taches pâlissent, la fièvre baisse, la chaleur est moindre, la peau s'humecte, devient moite ou même se couvre de sueurs. Ainsi vers le deuxième ou le troisième jour de l'éruption, c'est-à-dire au moment où celle-ci atteint ou dépasse son maximum, la fièvre décroît. On peut alors voir le pouls de 132 tomber en vingt-quatre heures à 108, ou bien de 116 à 72, etc., et cela serait presque toujours à la même époque, c'est-à-dire le deuxième ou le troisième jour de l'éruption, rarement plus tard.

On voit donc que pendant la période d'invasion, la fièvre n'a pas les allures qu'elle présente dans la variole ou dès le début de la maladie jusqu'au moment de l'éruption, elle est continue, cessant à cette époque ou le premier jour de l'apparition des pustules si la variole est discrète, continuant encore si l'éruption est confluente. Dans la rougeole, la fièvre peut persister jusqu'au milieu de la période d'éruption ; tantôt elle ne dure qu'un jour ou deux, s'arrêtant le troisième et disparaissant quelquefois complétement, pour ne laisser au malade, enfant ou adulte, qu'un léger malaise, et reparaître au jour de l'éruption dans la forme que je vais indiquer : elle se manifeste par de petits frissons se répétant trois, quatre, cinq, six fois dans les vingt-quatre heures suivis de chaleur et de sueurs de manière à en imposer pour ces fièvres intermittentes ou rémittentes si communes dans l'adolescence, dans l'enfance et même dans l'âge adulte.

S'il survient une complication (une pneumonie, par exemple), la fièvre au lieu de céder, s'accroît. D'autres fois, la fièvre tombe avec l'éruption, l'enfant reprend ses fonctions, puis il dépérit, prend un peu de fièvre le soir, la toux persiste ou bien le dévoiement, il faut alors craindre le début d'une maladie chronique.

Il en est de la *chaleur* comme du pouls ; vive lorsqu'il est accéléré, elle tombe rapidement lorsqu'il diminue. Il n'est pas rare cependant de la voir persister alors même que le pouls est déjà ralenti ou plutôt ne céder totalement que lorsque le nombre des pulsations est revenu à l'état normal. Chez les petits enfants on voit quelquefois le pouls rester élevé, bien que la chaleur disparaisse. Dans la rougeole, la chaleur et la sécheresse de la peau comme la fréquence du pouls, sont moins prononcées que dans la scarlatine qui est de toutes les fièvres éruptives, celle dans laquelle on trouve pendant l'invasion la plus grande accélération du pouls et une sécheresse mordicante de la peau telle qu'il suffit de l'avoir sentie une fois pour en conserver le souvenir.

ACCIDENTS CÉRÉBRAUX.

Sous ce titre nous comprenons la *céphalalgie*, l'*assoupissement*, les *convulsions*.

Céphalalgie. — Ce symptôme existe souvent, il se lie aux autres symptômes tels que la fièvre et n'a rien de spécial dans la rougeole. Elle apparait ordinairement le premier jour et persiste jusqu'à l'éruption. Il est rare qu'elle débute le second ou le troisième jour des prodromes, elle n'occupe aucun point marqué de la tête et elle est peu violente.

Assoupissement. — Il n'est pas rare de noter une tendance à l'assoupissement et un abattement assez considérable dans les prodromes de la rougeole normale surtout chez les très-jeunes enfants ; l'obstination avec laquelle ils tiennent leurs paupières fermées par crainte de la lumière ajoute à cette apparence comateuse.

Ces symptômes débutent le premier jour et persistent jusqu'à l'éruption, plus rarement ils cessent dès le second ou le troisième jour des prodromes. Ils se font remarquer surtout pendant la nuit alternant avec une agitation plus ou moins violente ou avec un délire plus ou moins intense. Ces derniers phénomènes sont rares, tandis que l'assoupissement est fréquent et assez caractéristique de la rougeole lorsqu'il est joint à d'autres phénomènes.

Convulsions. — Elles arrivent souvent dès le premier jour, dès le début de la fièvre, chez les enfants sujets à ces accidents nerveux. En effet, que chez ceux-ci, la fièvre soit sous la dépendance de la rougeole, de la variole ou de la scarlatine, d'une affection intestinale, d'un simple catarrhe, au moment où elle s'annonce par le frisson, une attaque d'éclampsie peut se produire. M. Trousseau insiste sur ce frisson et voici ses propres paroles :

« Si l'on veut réfléchir, le frisson lui-même n'est qu'une convulsion ; si on l'étudie isolément dans une partie du corps, à la mâchoire, par exemple, il se traduit par le claquement des dents, c'est une contraction et un relâchement alternatif et plus ou moins rapide des muscles élévateurs du maxillaire inférieur, ce sont des *contractions involontaires* et *violentes*. Or, on le sait, c'est ainsi que l'on définit la convulsion. Quand ce frisson est général, il s'accompagne de céphalalgie, de douleurs violentes le long du rachis, de tremblement de tout le corps causé par des secousses violentes et convulsives des muscles. Ce sont de véritables accès d'éclampsie moins les phénomènes cérébraux. On comprend alors combien la transition est facile à établir entre le frisson et la grande attaque convulsive. C'est donc aussi au moment du frisson initial d'une fièvre quelconque que l'enfant, dont le système nerveux est si susceptible, est frappé de convulsion. L'impulsion étant donnée au système nerveux, un premier accès est suivi d'un second, de plusieurs qui se répètent à l'occasion d'une émotion physique ou morale un peu vive, d'une impression extérieure un peu violente, au moment du réveil.

En général, ces convulsions du début de la rougeole ne sont pas très-graves lorsqu'elles ne se répètent pas souvent. Deux ou trois accès n'ont rien d'alarmant en eux-mêmes au premier jour de l'invasion ; exceptionnellement ce sont des accidents sérieux, mais c'est qu'alors elles ont continué un jour ou deux et que les attaques ont été très-violentes. »

Malheureusement aussi, l'intervention d'une médication trop énergique est dans quelque cas pour beaucoup dans le triste résultat que l'éclampsie entraîne avec elle. Rien n'épouvante une famille comme les convulsions, rien, en effet, n'est plus épouvantable. Un enfant perd connaissance en s'agitant d'une façon désordonnée, les traits de son visage se contournent d'une manière effrayante, puis il tombe dans une stupeur profonde ; il y a là de quoi bouleverser l'esprit d'une mère, d'une famille. On appelle à grands cris un médecin, celui-ci n'arrivant qu'à la fin de la crise, ne constatant que des phénomènes apoplectiques agit et souvent avec beaucoup trop d'énergie, cédant aux exigences d'une famille qui réclame une médication active, énergique, à grand appareil, si l'on peut ainsi parler.

Dans d'autres cas, des personnes étrangères à l'art arrosent d'eau bouillante les jambes du malheureux enfant. On détermine ainsi de profondes eschares qui deviennent ensuite une complication très-sérieuse et même quelquefois entraînent la mort.

Souvent on enveloppe les jambes de serviettes trempées dans l'eau bouillante. Le contact de ce caustique est alors bien plus prolongé que dans les cas de brûlures accidentelles ; ici les malheureux ont toute leur connaissance et à la première impression de douleur ils se retirent ou se dépouillent de leurs vêtements. Dans le coma consécutif aux convulsions, ils ne sentent rien et ceux qui veulent les secourir laissant longtemps au contact avec la peau les linges bouillants, les tuent en croyant les sauver.

Les convulsions du début des fièvres éruptives ne sont pas graves en général*, toutefois elles le deviennent lorsqu'elles se répètent, elles le sont de même dès la première attaque mais exceptionnellement. M. Trousseau a été témoin à l'hôpital Necker du fait suivant :

Un enfant de deux ans qui ne présentait aucun symptôme d'affection cérébrale fut pris de convulsions au moment même où on l'examinait. Il annonce aux élèves présents à la visite la marche que ces accidents allaient probablement suivre. Il parle de la forme tonique qui précédant la forme clonique durerait cinquante ou soixante secondes, prenant les muscles des membres, ceux de la poitrine et du ventre comme dans la première période d'une attaque d'épilepsie. Cependant, deux minutes s'étant écoulées, le tonisme ne cédant pas, M. Trousseau commença à s'alarmer; tout à coup on vit la face bleuir, cette coloration bleue augmenter progressivement puis une résolution subite s'effectuer, l'enfant était mort.

Les convulsions du début pouvant quelquefois être graves, il est essentiel de prévoir les mauvaises chances quelques rares qu'elles soient, afin de faire ses réserves sur le pronostic.

Les accidents convulsifs sont plus fréquents au début que dans le cours de l'éruption. Sur deux cents rougeoles, seize fois des convulsions se produisirent pendant l'invasion, trois fois pendant l'éruption ou plus tard.

Ces accidents observés à une époque où le catarrhe bronchique ou intestinal est encore peu prononcé, peuvent en dehors d'une épidémie causer une erreur ; les prodrômes

* Il n'est question que des convulsions du début de la rougeole et de la variole, car celles de la scarlatine sont, au contraire, presque toujours graves.

peuvent faire croire à une affection cérébrale, d'autant plus qu'aux mouvements convulsifs se joignent les vomissements répétés et de la constipation. L'erreur ne pourrait être longue car les autres symptômes apparaissent pour rétablir le diagnostic.

Rosen a signalé quelquefois l'éclampsie pendant l'éruption, il croit pouvoir la prédire par la présence de sueurs immodérées, par la rareté ou la suppression des urines.

M. Lombard regarde l'encéphalite comme une complication fréquente de la pneumonie ou de l'entérite morbilleuses, on la rencontrerait, d'après cet auteur, chez les trois quarts des sujets qui succombent.

A l'autopsie on trouve presque constamment une congestion sanguine des vaisseaux intra-craniens, un épanchement de sérosité dans le tissu cellulaire sous arachnoïdien, un état sablé de la substance cérébrale avec teinte rosée de la partie correspondante de la méninge.

Il faut prendre garde d'attribuer à une méningo-encéphalite le délire sympathique qui accompagne la rougeole (Lombard). On évitera l'erreur en se rappelant que celui-ci se manifeste le soir pour cesser le matin, qu'il n'est accompagné ni d'assoupissement ni de convulsions. C'est un délire qui ne vient que la nuit, n'a aucune gravité, est lié à l'intensité de la fièvre éruptive ; seul sans autre symptôme, il n'est pas inquiétant, mais lorsqu'il est accompagné de convulsions et suivi d'assoupissement, il est promptement mortel. La rétrocession de la rougeur de la peau a toujours coïncidé avec l'apparition des symptômes graves.

M. Gendron a vu des accidents convulsifs épileptiformes survenir à la suite d'une rougeole pendant la période de la desquamation. Le sujet avait commis l'imprudence de se lever la nuit pieds nus. L'impression du froid fut rapidement suivie d'une infiltration presque générale. L'œdème résista aux boissons sudorifiques et diurétiques, des convulsions violentes survinrent après cet écart de régime. Le malade fut sur le point de succomber, les évacuations sanguines parurent agir plus efficacement que les sudorifiques et les diurétiques. (*Gazette médicale*. T. I, 1833.)

L'anasarque suite de rougeole n'est pas rare, nous en reparlerons.

M. Landyck a vu trois enfants avoir des convulsions; chez tous les trois l'éruption n'a paru que le douzième jour après l'invasion de la fièvre. L'éruption n'a pas été générale. Les jambes ont d'abord offert des rougeurs puis la figure, le cou et les bras. A peu près en même temps que l'éruption, la diarrhée a paru et a opéré une détente générale.

En résumé :

Les convulsions initiales de la rougeole offrent ordinairement peu de gravité.

Les convulsions des autres périodes sont très-dangereuses, presque toujours mortelles.

Ces dernières sont ordinairement le signal d'une complication. Ainsi le catarrhe morbilleux péri-pneumonique peut s'accompagner de convulsions, de stupeur profonde, qui durent quelques heures ou quelques minutes et enlèvent le malade. Les accidents cérébraux de la dernière période révèlent donc le plus ordinairement des accidents thoraciques graves, ils s'observent seulement chez les jeunes enfants. La rougeole peut donc se terminer comme elle s'est annoncée par des convulsions.

Première Observation, *communiquée par le docteur Lailler.*

Treize jours de prodromes. Convulsions au début. Guérison.

Maurice d'Andrecy, âgé de trois ans, rue de la Victoire, n° 73.

Le 13 février 1857, à la suite d'un dîner, pris avec plaisir, cet enfant a eu des convulsions avec perte de connaissance qui ont duré à peu près une heure. La nuit a été excellente et le lendemain il n'y paraissait plus. Il n'avait jamais rien éprouvé de semblable auparavant.

17 mars. Envoyé chez son grand-père au Jardin des Plantes, parce que son frère est atteint de la rougeole, il s'y est parfaitement porté jusqu'au 24.

24 mars. Pas d'entrain dans la matinée, peu d'appétit, trois garde-robes, dont une involontaire. Vers le soir, vomissement et mouvements convulsifs dans la tête et les membres, perte de connaissance, mais tous ces accidents moins intenses et moins prolongés que la première fois. Nuit excellente.

25 mars. Ce matin l'enfant est gai, mais ne se lève pas; pas d'appétit, plus de mouvements convulsifs, pas de diarrhée (expectation, mauve et lait). Ramené chez ses parents dans le milieu de la journée, somnolence, face un peu congestionnée, yeux rouges, pas de coryza, pas de mal de gorge, pas de toux, langue blanche, piquetée de rouge à la pointe, soif assez vive, pas d'appétit, pas d'envies de vomir, douleurs spontanées et à la pression dans la fosse iliaque droite, rien d'apparent, pas de selles depuis la veille, peau chaude, sèche, 128 pulsations.

26 mars. État général assez satisfaisant, un peu de somnolence, la nuit a été bonne, gaieté (expectation, bouillons

coupés, lavement émollient). A ma visite l'enfant dort, s'est réveillé tranquillement, facies bon, sommeil tranquille, pas de phénomène nerveux, s'est plaint un peu de la tête à la région occipitale. Peau bonne, 80 pulsations, pas d'apparence d'éruption, a eu un peu d'appétit, pas de vomissements, ni de nausées, pas de garde-robes, un peu de toux sans caractère. Lavement avec une infusion de 4 grammes de follicules de séné.

27 mars. La journée à été bonne, sommeil une partie du jour et la nuit avec un peu de chaleur à la peau, s'est plaint de la tête à la région frontale, ne peut supporter la lumière, pas d'autres phénomènes nerveux ; à ma visite s'est endormi, sommeil tranquille, peau légèrement halitueuse, 100 pulsations modérément développées.

Appétit ce matin, une selle la veille sous l'influence du lavement, se plaint toujours du ventre vers la fosse iliaque droite, pas d'apparence d'éruption.

28 mars. Nuit assez bonne, toujours somnolence, gonflement des yeux, un peu d'enchifrènement, commencement d'éruption à la face, peau chaude, 124 pulsations, soif assez vive, inappétence. Expectation, boissons et lait, lavement émollient.

29 mars. Un peu d'agitation la nuit, éruption manifeste à la face avec rougeur des yeux et gonflement des paupières, toux plus fréquente, sans caractère pathognomonique, peau chaude, 112 pulsations, inappétence, pas de selles.

30 mars. Pleine éruption à la face, au cou et aux membres, peu de toux, peu de gêne de la respiration, quelques râles muqueux dans les grandes inspirations. Soif vive, inappétence, pas de selles, un peu d'abattement (expectation).

31 mars. Nuit un peu agitée, quelques mouvements nerveux, pandiculations, respiration un peu gênée et fréquente pendant la nuit, pas de toux, le matin, l'éruption est dans

sa période d'état, peau bonne, 108 pulsations. Toujours un peu de somnolence, crainte de la lumière, respiration calme, pas de phénomènes morbides à l'auscultation, inappétence, soif assez vive, pas de garde-robes (expectation, lavement avec 4 grammes de follicules de séné).

1er avril. Moins de gonflement à la face, l'éruption pâlit, nuit bonne, sommeil tranquille, peau bonne, fraiche. 100 pulsations. Toujours de la soif, inappétence, garde-robe suffisante après le lavement. Peu de toux, quelques râles muqueux surtout en avant et à droite.

4 avril. Entre en pleine convalescence, peau fraiche, tousse encore un peu, quelques râles muqueux en arrière des deux côtés, presque rien en avant. Alimentation légère et progressive.

20 avril. Guérison complète.

Deuxième Observation, *communiquée par le docteur Maingault.*

Rougeole. Accidents cérébraux. Mort.

Le 1er juillet 1857, je fus appelé, rue de Greffulhe, n° 3, chez M. R..., pour donner mes soins à la fille de M. R..., âgée de 13 ans.

Cette jeune fille était d'une constitution vigoureuse, grande, brune et bien développée pour son âge. Elle avait été réglée à 11 ans, sans aucun accident; depuis cette époque, la menstruation a été régulière et facile.

Le 4 juillet, elle a été prise de fièvre assez violente, le 5 il survenait de la toux accompagnée d'éternuements et de larmoiements. Le médecin de la famille étant absent de Paris, on fait venir un médecin qui pense qu'il y a un commencement de bronchite et qui prescrivit un demi looch blanc et de la tisane : la fièvre continue. Le 6, la fièvre a persisté, ainsi que la toux et la mère a remarqué quelques taches rouges sur le visage, taches auxquelles le médecin n'attache aucune importance. Le soir les taches se sont étendues au col et commencent à paraître sur le dos ; la fièvre à augmenté, il y a un peu de délire et d'agitation. Dans la nuit le délire augmente, le matin le médecin appelé de nouveau annonce une éruption de miliaire, il ordonne des boissons chaudes, bourrache miellée, et conseille d'envelopper l'enfant dans une couverture afin d'amener la transpiration, mais le délire augmentant on me fait prier de venir voir la petite malade.

Je la trouve dans un état d'agitation extrême avec un délire loquace, l'enfant pousse de temps en temps des cris furieux et se plaint d'avoir constamment des gens qui viennent la prendre, la figure est rouge, congestionnée, la peau est chaude et moite, le pouls à 132. Sur le visage, sur le col, sur la partie antérieure de la poitrine et dans le dos, on trouve des taches évidentes d'une éruption rubéolique peu abondante et pâle. En présence de pareils symptômes, je conseille de mettre immédiatement la malade dans un bain à 28° R..., avec des compresses d'eau froide sur le front et de l'y laisser de trois quarts d'heure à une heure, de lui donner toutes les heures une cuillerée à bouche d'une potion avec 4 grammes d'acétate d'ammoniaque, enfin de lui faire prendre dans la soirée un demi-quart de lavement additionné 60 cent. de musc. Il est convenu que le lendemain je me trouverai avec son médecin habituel, M. le docteur Charruau, qui était revenu à Paris dans la journée.

Le 8 au matin on vient de nouveau me chercher, la nuit a été horriblement agitée, on a été obligé d'attacher la pauvre enfant et elle n'a pas cessé de crier et de proférer des paroles incohérentes.

A mon arrivée, je trouve la malade dans le même état que la veille ou à peu près, le pouls est monté à 140, la face est vultueuse, l'agitation excessive. L'éruption est plus abondante au visage, sur la poitrine, elle parait un peu sur les bras et le ventre, rien sur les jambes. Je conseille d'appliquer de suite huit sangsues aux chevilles, de remettre la malade dans le bain et de continuer la potion. Elle boit facilement. A midi, on vient me chercher de nouveau, à l'agitation a succédé un peu de calme, les sangsues ont peu coulé, on n'a point donné le bain. La face est moins congestionnée, la peau toujours chaude, mais le pouls incomptable bat 160 à 180 fois par minute. L'éruption est toujours la même. Je fais promener des sinapismes sur les cuisses et les jambes et je prescris deux vésicatoires qu'on placera à la partie interne et supérieure des cuisses, à 4 heures M. Charruau et moi devons nous retrouver.

A 2 heures on vient m'apprendre que la pauvre jeune fille a succombé après quelques mouvements convulsifs.

Troisième Observation, *communiquée par M. le docteur Bouchut.*

Rachitisme. Scarlatine. Rougeole. Kératite diffuse. Convulsions. Mort.

Amélie O..., deux ans et demi, entrée le 25 juin 1857. Père et mère, et quatre enfants bien portants ; vaccinée, pas de maladies ; quatorze dents. L'enfant a bon appétit ; elle vomit quelquefois ; pas de diarrhée ni de toux. Mauvais sommeil ; pas de sueurs ; un peu de fièvre.

Le 26 juin. Cette enfant est peu développée ; déformation rachitique du crâne caractérisée par la persistance des fontanelles ; déformation de la poitrine enfoncée latéralement ; tuméfaction des extrémités spongieuses des os longs, surtout aux poignets; les os sont un peu douloureux et flexibles; pas de vomissements ni de diarrhée; pas de toux; bon sommeil; pouls 116. Huile de foie de morue; bain salé, lait.

Le 11 juillet. Depuis hier matin, l'enfant a les yeux rouges; hier soir, ils sécrétaient abondamment; pas d'éternuements ni de difficulté à avaler; elle tousse assez souvent, pas de râles dans la poitrine. Cette nuit, il s'est montré sur le corps une petite éruption pâle, peu apparente, caractérisée par un pointillé rouge, peu abondant. Le doigt y laisse une trace blanche; peau chaude; pouls 140.

Le 12. L'éruption de scarlatine a presque complétement disparu; la peau est plutôt blanche que rouge, malgré cela la rayure du doigt laisse une trace blanche laiteuse. Depuis hier, il s'est fait une diarrhée considérable, aqueuse; la face n'a pas mauvais aspect; elle est rosée; les paupières un peu gonflées sécrètent du mucus. Toux assez fréquente. Il y a de la matité dans le côté gauche, à la base et à droite, la résonnance est naturelle. Les cris de l'enfant empêchent l'auscultation; peau chaude, pouls 120; 30 centigr. d'ipéca, dans une cuillerée de sirop.

Le 13. L'éruption a presque complétement disparu; l'enfant est un peu pâle et il y a de la bouffissure sur les jambes.

Le 15. La peau s'est recouverte depuis hier d'une éruption nouvelle, fournie par un exanthème pointillé rouge formé par des taches égales d'apparence scarlatiniforme. La rayure du doigt y fait une raie rouge entre deux raies blanches. L'enfant tousse beaucoup. La résonnance de la poitrine est bonne, il est impossible d'ausculter. Les yeux sécrètent du mucus. Le nez coule et l'enfant paraît avaler difficilement. Hier, elle a eu une convulsion caractérisée par la déduction de la bouche, des mouvements de mâchoires et la contraction des membres. Cette convulsion a duré environ cinq à six minutes.

Le 16. L'enfant n'a pas eu de nouvelles convulsions ; la nouvelle éruption disparaît et laisse des taches jaunâtres séparées par des places blanches. Le nez coule toujours et les paupières sécrètent abondamment. La diarrhée a disparu ; toux assez fréquente ; peau chaude. Looch blanc.

Le 17. 30 centigr. d'ipéca.

Le 18. Pas de vomissements, une garde-robe demi-liquide jaune. L'enfant tousse peu, elle paraît peu gênée pour respirer. Le nez coule toujours abondamment et depuis hier les cornées sont devenues opalines. Hier et ce matin, l'enfant a eu une convulsion de quelques minutes, caractérisée par l'état béant de la bouche impossible à fermer, des mouvements toniques et cloniques dans les membres supérieurs et inférieurs, et le changement de couleur à la peau ; pas de cris ; pas de convulsions respiratoires. Pouls 120.

Le 19. Les convulsions durent toute la journée et l'enfant meurt à cinq heures du soir.

Autopsie le 20 juillet 1857.

Les deux poumons présentent de la pneumonie catarrhale chronique, au sommet du poumon gauche et dans le lobe moyen du poumon droit. Nulle part on ne trouve de tubercules. Le foie est petit, décoloré et gras par place, d'un brun foncé sur d'autres points. La muqueuse du colon est un peu épaissie et mamelonnée.

OPHTHALMIES.

C'est un des phénomènes les plus fréquents au début et dans le cours de la rougeole. On le retrouve dans presque tous les cas, aussi doit-on le considérer plutôt comme un symptôme que comme une complication. Cependant ce qui lui donnerait le caractère d'une complication, c'est dans certains cas la gravité extraordinaire dont il s'accompagne et dans d'autres son extrême persistance.

Ce phénomène consiste dans une fluxion inflammatoire le plus ordinairement légère et peu intense. Les paupières sont un peu rouges à leur bord libre ou un peu croûteuses et collées. Les conjonctives sont légèrement injectées et humides ou larmoyantes, l'œil est brillant. Cette conjonctivite est quelquefois très-légère et dans quelques cas pourrait passer inaperçue. Elle débute pendant les prodromes ou pendant l'éruption et se prolonge pendant toute sa durée. Dans la majorité des cas, les traces d'injection et d'inflammation diminuent avec l'éruption, mais elles laissent des traces pendant un temps plus ou moins long, c'est-à-dire jusqu'au dixième ou vingtième jour.

Tous les cas n'ont pas cette bénignité. L'ophthalmie morbilleuse a souvent une grande ténacité. Ainsi, une conjonctivite même simple développée pendant la rougeole peut quelquefois persister pendant plusieurs mois. Cette ophthalmie exanthémateuse, comme l'appelle Wardrop, est quelquefois grave et peut donner lieu à des granulations de la conjonctive, à des onyx, à des ulcérations de la cornée, ou bien il survient un boursouflement de la conjonctive autour de la cornée, un véritable chémosis. Mackensie dit avoir vu des cas où l'œil avait été détruit par une violente ophthalmie puro-muqueuse déterminée par la rougeole.

M. Boudin a vu une conjonctivite morbilleuse dégénérer en une ophthalmie purulente qui, dès le troisième jour, avait produit la fonte de l'œil. Toutefois, ces accidents sont rares, généralement l'affection se borne à une rougeur plus ou moins prononcée de la conjonctive avec intolérance de la lumière, douleur légère, épiphora. Nous l'avons vu produire tous les accidents de l'ophthalmie purulente, elle peut encore amener des accidents sérieux, si la rougeole a frappé des enfants ou des adultes en puissance de la diathèse scrofuleuse, alors même que celle-ci ne s'est point encore manifestée, les affections morbilleuses, pourront, comme les affections scarlatineuses être le point de départ de l'évolution diathésique qui imprimera son cachet aux lésions dont nous parlons, et déterminer des engorgements ganglionnaires qui arrivant à suppuration, laisseront après eux des cicatrices indélébiles.

M. Boudin regarde un grand nombre d'ophthalmies rebelles, si fréquentes chez les enfants et qui, quelquefois, persistent pendant toute la vie comme ayant pour point de départ l'éruption rubéoleuse.

C'est chez les malheureux, habitant des lieux bas, humides, où le soleil ne pénètre pas, où l'air est stagnant et altéré, où les individus deviennent languissants, pâles, cachectiques, que l'ophthalmie dure le plus longtemps et avec le plus d'intensité.

A Dunkerque, sur 264 malades, M. Landyck a vu 87 cas de conjonctivite palpébrale intense. La forme était catarrhale, et se déclarait pendant la période d'éruption. Des symptômes habituels les plus pénibles étaient un larmoiement abondant, liquide, puis grisâtre, très-rarement du pus, et une photophobie qui se prolongeait assez longtemps après la desquamation. Il n'y avait pas, comme cela arrive quelquefois, de céphalalgie très-violente, de tuméfaction considérable, ni de sécrétion purulente qui eût pu faire craindre la perte de la vue.

CORYZA.

Le coryza n'est pas toujours très-prononcé, quelquefois même il peut manquer. Il commence à paraître pendant la période d'invasion, augmente au moment de l'éruption, cesse en même temps qu'elle ; la sécrétion qui a suivi les mêmes phases ayant été d'abord constituée par un mucus clair, filant, puis puriforme pendant l'éruption, se dessèche au moment de la desquamation et alors le nez se remplit de croûtes ; quelquefois cette sécrétion peut être d'une très-grande abondance, et persister longtemps. Il n'est pas rare de voir des enfants, et même des adultes, après la rougeole, conserver un eczéma chronique des fosses nasales ; eczéma envahissant la lèvre supérieure qu'il tuméfie et s'étendant quelquefois en arrière jusque dans la trompe d'Eustache, où il occasionne un gonflement qui cause à son tour de la surdité, ainsi que nous le verrons plus tard.

Le coryza s'accompagne quelquefois d'épistaxis qui, très-rare dans quelques épidémies est très-fréquente dans d'autres. M. Rilliet, en 1847, a vu dans une épidémie de rougeole à Genève, le quart des malades être atteint d'épistaxis *. Cette épistaxis n'a point de gravité quand elle est modérée, elle peut devenir quelquefois assez abondante pour menacer les jours de l'enfant ou du moins altérer sa santé dans l'avenir.

PHARYNGITE.

Le pharynx participe à la fluxion qui se fait sur les muqueuses. Le plus souvent, il prend une teinte rouge assez vive qui s'étend sur le voile du palais, ses piliers et les amygdales. Cette rougeur débute en même temps que l'éruption et ne s'accompagne que rarement de tuméfaction.

* *Gaz. médicale*, *1848*.

Ce dernier cas ne se présente que lorsque l'éruption normale de la gorge se termine par une phlegmasie plus violente, une angine qui s'annonce par de la douleur à la déglutition, de la fétidité de l'haleine et du gonflement des ganglions sous-maxillaires. Les amygdales peuvent être tuméfiées et recouvertes de fausses membranes, moins souvent cependant que dans la scarlatine.

Les douleurs à la gorge existent rarement dès le début, et lorsqu'elles arrivent on peut constater qu'elles sont le résultat du développement d'une angine peu intense.

M. le docteur Despine avait fait observer, après la remarque faite par Heim, que l'éruption pharyngée était antérieure à celle de la peau ; il affirme que l'éruption cutanée est, dans la grande majorité des cas, précédée pendant vingt-quatre à quarante-huit heures par l'éruption palatine, fait qui n'a pas été vérifié par d'autres médecins.

La pharyngite est presque toujours légère, et ne consiste que dans la rougeur et le gonflement très-peu intense des amygdales et du voile du palais; cependant MM. Rilliet et Barthez l'ont vue une fois beaucoup plus grave et ils ont constaté à l'autopsie une vaste inflammation de tout le pharynx s'étendant à peine dans le larynx, et consistant dans une rougeur vive avec ramollissement et formation de plusieurs ulcérations et érosions. Nous citons des observations dans lesquelles il est fait mention de la présence de fausses membranes sur les amygdales.

Elle apparaît sans époque déterminée, dure une huitaine de jours, et n'a qu'une influence médiocre sur le pronostic, à moins cependant qu'elle ne se complique de fausses membranes, et qu'elle ne dure quelque temps, parce qu'alors elle peut occasionner la mort dans le premier cas et dans le second. L'engorgement des ganglions voisins, peut en se propageant aux trompes d'Eustache, amener de la surdité.

Sept fois, nous avons observé l'angine: une fois, c'était une simple amygdalite ; dans les autres cas, toute l'arrière-gorge était atteinte; dans un cas de rougeole, suite de scarlatine, elle prit le caractère gangréneux et le malade mourut.

LARYNGITE.

Dans tous les cas de rougeole, on peut constater que les malades souffrent au niveau du larynx, ils se plaignent de douleur à la gorge, et si on leur demande d'indiquer avec un seul doigt le point douloureux, ils portent ce doigt au cartilage thyroïde. En même temps, la voix est altérée, elle est voilée, presque éteinte, la toux est rauque; il y a donc une véritable laryngite qui a pu, chez des enfants, dégénérer en faux croup ou en prendre les apparences.

Les familles sont toujours fort épouvantées par l'explosion du croup survenant dans les quatre ou cinq premiers jours d'une rougeole que ne caractérise encore aucun phénomène du côté de la peau. Après avoir présenté tous les signes d'un catarrhe léger, l'enfant est pris tout à coup d'une oppression considérable, s'accompagnant d'une toux rauque, d'une inspiration sifflante, d'une respiration excessivement laborieuse, en même temps que la fièvre s'allume. S'il n'y a pas dans la famille d'autres personnes affectées de rougeole, le diagnostic devient fort embarrassant et on croit avoir affaire à cette forme de laryngite aiguë connue sous le nom de faux croup. Ce faux croup est généralement peu grave et après quelques instants d'angoisse, les accidents se calment seuls, la raucité de la voix, la toux très-retentissante font distinguer le faux croup du vrai dans lequel la toux est rare et presqu'éteinte. La fièvre, assez intense dans le premier cas, est modérée dans le deuxième. On a enfin pour compléter les éléments de diagnostic, la soudaineté des accidents dans le faux croup à opposer à une marche plus lente dans le vrai croup; enfin l'absence d'exsudation pseudo-membraneuse.

La laryngite apparaît aussi pendant la décroissance de la rougeole du quatrième au treizième jour de l'éruption (Billiet et Barthez), elle dure dans les cas simples environ quinze jours. Elle n'est ordinairement pas grave; cependant cette bénignité n'est pas une règle, parce qu'elle peut revêtir le caractère d'angine pseudo-membraneuse. Ainsi Guersant, MM. Rayer, West, ont observé des cas mortels sous l'influence de la laryngite membraneuse. Quelquefois, la mort a été la conséquence de laryngite simple (Rilliet et Barthez). M. le docteur Chapel, à Saint-Malo, a vu le croup se manifester chez un enfant dont les deux sœurs avaient la rougeole. Peut-être était-ce une exagération d'un des symptômes prodromiques de la rougeole? L'enfant mourut très-rapidement et on ne put vérifier le diagnostic par la succession des symptômes.

M. le docteur Mengin des Vosges a vu plusieurs fois une aphonie complète survenir pendant la rougeole, et ne disparaître qu'après quinze jours.

A l'hôpital des enfants, j'ai vu plusieurs fois des enfants guéris depuis quelque temps du croup, prendre la rougeole alors que la canule était enlevée, la plaie presque cicatrisée; aussitôt la plaie de la peau, celle de la trachée se rouvraient et ne guérissaient qu'après la fin de l'exanthème si toutefois la guérison survenait, car le plus souvent les enfants mouraient, et chaque fois qu'une trachéotomie avait réussi, qu'une rougeole se manifestait dans la salle où se trouvait cet enfant, les religieuses concevaient aussitôt des craintes qu'elles avaient vu souvent se réaliser; cet enfant, en effet, ne tardait pas à prendre la rougeole et à mourir, après la réouverture de la plaie sous l'influence de la laryngite morbilleuse. Ce fut pendant mon année d'internat à l'hôpital des enfants, en 1852, la cause de plusieurs insuccès d'autant plus pénibles qu'un autre résultat avait presqu'été atteint et pouvait être légitimement espéré.

Le larynx et le pharynx sont quelquefois le siége d'une vive rougeur avec ramollissement et ulcération et érosion; on trouve aussi des fausses membranes.

M. Boudin a vu une fausse membrane située à un pouce au-dessous du cartilage cricoïde, cylindrique d'une demi-ligne d'épaisseur, de douze de longueur et à l'origine des bronches une fausse membrane de deux lignes de largeur, quatre de longueur, une demi-ligne d'épaisseur.

Il n'est pas rare de trouver des fausses membranes dans la trachée et à l'origine des bronches (Zandyck).

M. Hecquet a vu à la base des cartilages arythénoïdes dans l'espace qui sépare en arrière les deux cordes vocales inférieures, une ulcération de deux lignes d'étendue, le fond était grisâtre, les bords inégalement arrondis, la muqueuse complétement détruite, le tissu sous-muqueux était épaissi, les cordes vocales supérieures offraient le double de leur épaisseur, elles étaient œdémateuses.

Nous trouvons dans la *Gazette hebdomadaire* 1855, un fait important de laryngite ulcéreuse, suite de rougeole, ayant causé la mort. L'autopsie présente plus d'un point à noter: le fait a été recueilli par M. Bossu, chef de clinique médicale à Lyon.

Quatrième Observation.

P. Julien, âgé de 17 ans, éprouvait depuis huit jours de la céphalalgie, des douleurs à la gorge et un peu de diarrhée.

Le 1er février, une éruption rubéoliforme discrète apparue depuis la veille, se fait remarquer principalement sur le tronc et les membres supérieurs ; il y a de la toux, une expectoration assez abondante, les crachats sont muqueux et opaques, la respiration fréquente, un peu de matité à la base des poumons ; râles sous-crépitants en ce point et ronflants vers les deux sommets. Langue rouge, soif vive, inappétence, selles liquides, ventre météorisé et indolent, peau chaude, pouls fréquent. Looch avec extrait de belladone 0gr,03. Vésicatoire au bras.

3 février. L'éruption a disparu.

4 février. Respiration et toux fréquentes, anxiété, faiblesse. Looch avec kermès, 0gr,10.

Le 7. Respiration plus fréquente, crachats sanguinolents, matité à la base du poumon droit, râle crépitant ; délire pendant la nuit. Looch avec oxyde blanc d'antimoine, 0gr,10.

Le 8. Voix altérée. Garg. émollient.

Le 14. Dyspnée extrême, voix éteinte, douleur au larynx.

Le 16. Mort.

Autopsie. Muqueuse du larynx rouge, la membrane qui recouvre les cordes vocales est ulcérée, mais peu profondément ; la muqueuse trachéale rouge et d'autant plus qu'on s'avance vers les bronches. Les ganglions bronchiques sont hypertrophiés, il y en a qui ont le volume d'une noix, ils enclavent la bronche droite qu'ils compriment, ce qui explique la dyspnée. Les deux poumons sont le siége d'une hépatisation rouge, surtout le droit.

Nous aurions voulu placer cette observation dans le chapitre qui traite de l'influence de la rougeole sur les *diathèses.* On comprend, en effet, l'influence que peut avoir chez un individu prédisposé aux tubercules ou à la scrofule, l'hypertrophie si considérable des ganglions bronchiques. Les fièvres éruptives et, en général, les pyrexies, scarlatine, variole, fièvre typhoïde, ainsi que nous le redirons plus tard, sont le point de départ de gonflements ganglionnaires.

Les adénites sont-elles liées à la nature virulente des maladies? Traduisent-elles sa nature contagieuse? Sont-elles l'origine des maladies chroniques qui leur succèdent? Ce sont des questions qui reviendront plus tard et qui nous arrêteront sans que cependant nous ayons la prétention de les résoudre.

OTITE.

Nous avons vu que les pharyngites et les amygdalites étaient fréquentes, et reconnues fréquentes par tous les auteurs dans la rougeole, aussi ne comprenons-nous pas pourquoi quelques auteurs regardent l'otite comme une complication très-rare (Rilliet et Barthez), et pourquoi d'autres ne la mentionnent pas du tout.

Nous avons vu un assez grand nombre d'otites simples ou suppurées survenir pendant la rougeole à la suite du coryza ou de la pharyngite. M. Gubler nous a communiqué l'observation suivante dont le sujet est un garçon de 17 ans qui, pendant une rougeole, eut un coryza, une amygdalite, puis une otite avec perforation de la membrane du tympan et fut assez heureux pour conserver l'ouïe.

ROUGEOLE.

Cinquième Observation, *communiquée par M. Gubler.*

Prodromes deux jours. Invasion trois jours. Éruption le cinquième jour. Amygdalite. Coryza. Otite. Perforation de la membrane du tympan. Ouïe conservée.

Victor Davion, 17 ans, cuisinier, entré le 8 juin 1857, à l'hôpital Beaujon, service de M. Gubler.

Le mercredi 3 juin, il a été pris de mal de tête, d'un peu de courbature, de mal aux yeux, l'appétit était diminué.

Vendredi 5 et samedi 6. Légers frissons suivis de sueurs, fièvre, pas d'enchifrènement ni de coryza.

Dimanche 7. Douleur à la gorge, toux; dans la nuit de dimanche à lundi, éruption.

Lundi 8. Il entre à l'hôpital avec une éruption de rougeole très caractérisée.

Le 9. Éruption très-confluente, toux fréquente, crachats très-opaques, urines donnant une coloration bleue par l'acide nitrique, ne renfermant que très-peu d'acide urique et d'albumine.

Le 11. Taches bistrées, pas de fièvre, desquamation furfuracée au visage. Une portion.

Le 12. Mal de gorge, gonflement et rougeur.

Le 14. Le mal qui siégeait surtout à droite hier, s'est étendu à gauche aujourd'hui, les ganglions sous-maxillaires sont tuméfiés.

Le 15. Gonflement des deux côtés du cou. Saillie rouge derrière l'amygdale gauche. Peau chaude et sèche. Pouls large, 92 puls. Friction avec tartre stibié 0gr,10, et ipécacuanha 1gr,50. Gargarisme miel rosat et sirop de mûres, liniment laudanisé camphré.

Le 16. Gonflement des ganglions, nasonnement, mucus purulent derrière l'amygdale. Peau chaude et sèche. Pouls à 80.

Le 17. Moins de rougeur, épistaxis (narine droite).

Le 18. Amélioration. Un peu de bouffissure générale. Pouls 96. Pas d'albumine dans les urines.

Le 19. Épistaxis, narine gauche. Au fond de la narine droite qui est obstruée, on voit une plaque grise comme aphteuse. Coryza. Le nez et les oreilles coulent. L'amygdale droite reste grosse, pas d'exsudation. Bouffissure, gonflement des ganglions.

Le 20. Surdité. Ecoulement par le nez et par les oreilles d'une sérosité jaunâtre très-abondante. Couche grisâtre sur les cornets. Gosier tout à fait libre. Il n'y a plus de douleur que dans les oreilles, surtout dans la gauche et l'œil correspondant. Un peu de rougeur comme érysipélateuse sur la joue gauche. Couche de muco-pus sur la paroi postérieure du pharynx, surtout à gauche. Pas de céphalalgie, pas de fièvre, pas de constipation. Toux fréquente, pas d'expectoration ; respiration obscure.

Le 23. L'écoulement par les oreilles et le nez diminue, il n'y a pas de fièvre, on voit encore une ulcération grise sur la cloison nasale de la narine gauche.

Le 24. Perforation de la membrane du tympan. En faisant souffler le malade, on entend l'air passer à travers ses oreilles.

Il entend bien.

Depuis, l'écoulement des oreilles a été en diminuant et cet homme est sorti guéri de l'hôpital.

Pendant l'épidémie de rougeole qui a régné à Paris en 1857, les otites furent très-fréquentes ; dans la clientèle de mon père et dans celle de plusieurs médecins que j'ai interrogés à ce sujet, il était très-fréquent de voir le début de la rougeole se marquer par des douleurs d'oreilles qui n'étaient souvent que de l'otalgie, mais qui, souvent, dépendaient d'une véritable otite.

Voici entre autres un exemple pris chez les trois enfants de madame de C.....

Le second fils de madame de C....., âgé de sept ans, fut pris au mois de février 1857, d'ophthalmie, de toux, de coryza. Dès le surlendemain, l'éruption de la rougeole se fit presque sur tout le corps. L'enfant était gai, l'appétit se maintenait. Vers le huitième jour, l'éruption avait disparu en temps normal, lorsqu'on s'aperçut qu'il entendait moins bien de l'oreille gauche. L'amygdale de ce côté n'était pas gonflée, elle était un peu rouge. La surdité dura trois semaines.

Quelque temps après, la sœur aînée, âgée de neuf ans, devint mal à son aise pendant plusieurs jours : toux sèche, gorge rouge, déglutition cependant facile. Cet état dura dix jours, alors elle fut prise de coryza, d'ophthalmie et l'éruption morbilleuse se développa lentement; elle eut en même temps une douleur à l'oreille droite, douleur qui persista pendant quelques jours avec surdité et suintement puriforme. M. le docteur Ménière fut consulté et il conseilla des injections dans le conduit auditif externe et l'application d'un vésicatoire derrière l'oreille. Guérison en trois semaines.

Le troisième enfant de madame de C...., âgé de quatre ans, fut atteint de la rougeole comme ses aînés étaient convalescents, il eut également une surdité qui guérit seule en trois semaines.

Mademoiselle Jeanne B...., âgée de neuf ans, fut prise en mars 1857, d'une rougeole en récidive, elle l'avait eue l'année précédente, bénigne, régulière, sans complication.

En 1857, sa mère avait réuni à dîner M. Ferrus, mon père et moi, l'enfant se plaignait d'être souffrante, n'avait pas d'appétit, toussait et les yeux étaient larmoyants. L'idée de la rougeole se présenta à notre esprit, mais elle fut écartée par le souvenir de la maladie de l'année précédente. Cependant les symptômes persistèrent et une rougeole très-bien développée se déclara, pendant laquelle les oreilles furent le siége de douleur et de suintement puriforme ; les douleurs et le suintement ont disparu au bout de peu de temps, mais la surdité a persisté pendant près d'une année.

Sixième Observation, *communiquée par M. le D*[r] *Fauconneau-Dufresne.*

Otite. Récidive de Rougeole.

Mademoiselle Camille D...., créole de Bourbon, âgée de douze ans, est prise de rougeole le 27 mars 1855, l'éruption est bien prononcée, la guérison a lieu dans le temps ordinaire et sans aucune complication.

En 1857, le 12 janvier, elle prend la scarlatine qui suit régulièrement ses périodes.

Le 10 mars de la même année, la rougeole se développe avec intensité; sur la fin de l'éruption, elle éprouve des douleurs d'oreilles et même à droite un gonflement douloureux sur l'apophyse mastoïde, une petite suppuration s'établit, les douleurs cessent, mais il y a une légère surdité qui ne dure pas longtemps. Pendant les accidents et après leur disparition, il revenait un accès de fièvre toutes les après-midi, il y en a eu sept à huit, les lavements avec le sulfate de quinine, non acidulé, mêlé à un jaune d'œuf, ont fini par les faire disparaître. Aujourd'hui la jeune demoiselle est en parfaite santé.

Ainsi donc, l'otite n'est pas une complication rare, ni insignifiante de la rougeole, et même nous pensons que si on y apportait plus d'attention, on en trouverait plus souvent.

L'otite débute du troisième au huitième jour de l'éruption. Les symptômes sont faciles à reconnaître, cependant lorsqu'elle se développe chez de jeunes enfants qui ne peuvent pas s'expliquer sur le siége de la douleur, la maladie peut être méconnue; et les accidents marchent et deviennent des complications sérieuses. L'excès de la douleur produit le délire, de l'agitation, des convulsions même, la fièvre augmente sans que cet appareil formidable de symptômes semble avoir une raison d'être, lorsqu'on n'en est pas prévenu. Aussi lorsque l'enfant est libre du travail de la dentition et lorsqu'on ne constate aucune fluxion du côté de la bouche, lorsqu'en examinant le malade avec soin, on ne trouve ni hernie, ni aucune cause apparente capable d'expliquer les cris continuels, on peut croire à une otite et presque toujours trente-six ou quarante-huit heures après, ces prévisions sont confirmées par la suppuration qui se fait jour à l'orifice extérieur de l'oreille. Ce fait est important pour arriver à un traitement utile, pour se contenter d'injecter dans l'oreille un peu de baume tranquille ou d'extrait de belladone en dissolution dans de l'eau ou de l'huile, au lieu d'instituer une médication trop énergique.

L'otite est caractérisée par une rougeur assez vive de la membrane qui tapisse le conduit externe de l'oreille; cette rougeur est accompagnée d'une tuméfaction médiocre, par des bourdonnements d'oreille et de la surdité. Après un certain temps qui varie de quelques heures à deux ou quatre jours, il survient un écoulement par le conduit auditif externe, séreux ou plus souvent jaunâtre ou verdâtre, épais, exhalant une odeur fétide. L'otorrhée persiste pendant un temps variable, environ trois semaines. L'otite s'accompagne de céphalalgie, et quelquefois des abcès se développent. Les deux oreilles peuvent être malades, ou une seule, ou l'une d'abord, puis l'autre.

Dans l'otite de l'oreille moyenne, la douleur est extrêmement vive, les cris sont violents, les enfants n'ont pas un moment de tranquillité, tous les mouvements paraissent exaspérer la douleur. L'enfant semble soulagé lorsqu'il est couché du côté malade, la tête appuyée sur un coussin, et toutes les fois qu'on veut lui faire changer de position il pousse des cris aigus. La mastication exaspère les douleurs.

Lorsque l'inflammation se termine par suppuration, la douleur persiste aiguë jusqu'à ce que la membrane du tympan ait été rompue par la suppuration qui s'écoule, ce qui soulage les malades. On reconnait cette rupture parce qu'en faisant souffler les malades l'air passe par l'oreille. Quelquefois le pus s'échappe par la trompe d'Eustache et tombe dans l'arrière-gorge. Il peut dans quelques cas se développer une phlegmasie des méninges du cerveau. Il reste souvent, mais pas nécessairement de la surdité, et nous avons cité un exemple d'ouïe conservée malgré la perforation de la membrane du tympan, les auteurs en ont cité plusieurs. La surdité cependant peut persister pendant un temps assez long, nous l'avons vu durer près d'une année.

MM. Rilliet et Barthez ont recueilli une observation d'otite aiguë accompagnée de symptômes cérébraux sur un enfant de treize mois. L'état cérébral était caractérisé par des mouvements saccadés des extrémités supérieures, une légère convulsion des globes oculaires, des cris aigus, l'enfant paraissait éprouver une vive souffrance. Ces crises douloureuses se répétaient plusieurs fois par jour, elles duraient quatre à cinq minutes. Elles disparurent au moment où l'écoulement purulent se manifesta. La suppuration établie, le pus continue à s'écouler plusieurs jours, puis de moins en moins, puis la suppuration se tarit et il y a guérison.

Quelquefois l'otite passe à l'état chronique; il faut alors soupçonner une otite profonde résultant d'une affection des os, l'écoulement est fétide, il dure plusieurs semaines, disparaît pour reparaître et ainsi pendant des mois et des années. Dans ces cas il y a surdité plus ou moins complète.

On voit que le pronostic est sérieux, d'abord la douleur amène de la fièvre, de l'insomnie, de l'agitation, du délire, des convulsions. Les méninges peuvent s'entreprendre, la rupture du tympan aggrave le pronostic parce qu'elle peut amener la surdité ; enfin les écoulements sont également une menace de surdité et toujours une cause d'ennui et de dégoût à cause de leur fétidité, et souvent un signe d'ulcération de la muqueuse, de carie, de nécrose des os, etc.

OTALGIE.

Il arrive quelquefois que les enfants ont des douleurs d'oreilles sans otite du moins appréciable. La douleur est très-vive, s'agit-il d'une simple douleur? N'existe-t-il pas quelquefois au moins un état d'irritation ou de congestion des membranes qui revêtent les cavités auriculaires?

Quoiqu'il en soit, la maladie est caractérisée par une douleur, presque toujours très-vive, qui se déclare tout à coup, atteint son maximum d'intensité et après avoir duré une heure ou deux heures, cesse brusquement soit pour disparaître définitivement ,soit pour se manifester de nouveau. Nous avons vu plusieurs enfants de six à dix ans se plaindre en poussant des cris aigus de vives douleurs dans une ou dans les deux oreilles, cela les prenait le soir, et le lendemain ils étaient guéris. Un jeune garçon de douze ans, G. D., au début d'une scarlatine, a éprouvé des douleurs atroces dans l'oreille droite pendant deux heures, c'était à dix heures du soir, on me fit appeler, et à onze heures et demie comme j'arrivais la douleur disparaissait. Il était guéri de son otalgie, la fièvre éruptive suivit sa marche. Il faut ajouter qu'à la suite de cette scarlatine, sans avoir éprouvé de nouvelles douleurs d'oreilles ni eu d'écoulement par le conduit auditif externe il devint sourd, surtout de l'oreille qui avait été douloureuse. Cette surdité paraissait tenir à une hypertrophie considérable des amygdales, elles furent enlevées par M. Gosselin, et la surdité diminua beaucoup, mais l'oreille droite resta toujours moins bonne que la gauche.

Les cousins de A. D., le frère et la sœur, celle-ci E. D., âgée de douze ans, eut une violente et *subite* douleur d'oreilles au début d'une rougeole. La douleur dura comme dans le cas précédent pendant deux heures pour ne plus revenir, mais plus heureuse que son cousin elle ne garda pas de surdité.

Le frère de cette jeune personne, âgé de cinq ans, eut les mêmes accidents que sa sœur, également au début de la rougeole, ils se montrèrent et disparurent avec la même rapidité, pour ne laisser aucune trace. Il n'a pas la moindre surdité. Peut-être que la scarlatine, attaquant la gorge et la trompe d'Eustache avec plus de violence que la rougeole, a laissé un gonflement persistant de la muqueuse, ce qui, joint à l'hypertrophie des amygdales, a contribué davantage au développement de la surdité chez le jeune G. D.

L'otalgie se distingue de l'otite et de l'otorrhée par l'absence de l'écoulement et des phénomènes qui indiquent la perforation de la membrane du tympan. Il est peu d'otite sans fièvre, mais l'otalgie du début d'une rougeole s'accompagne de fièvre, à cause de l'affection concomittante la présence de la fièvre ne peut donc servir à faire accepter ou repousser l'otalgie sans otite. La présence de la rougeur du conduit auditif, l'accroissement progressif et régulier de la douleur, appartiennent à l'otite, tandis que l'absence de rougeur du conduit auditif et surtout le début brusque et soudain de la douleur qui a toute sa violence dès son apparition, et le départ, la détente brusque et définitive de cette douleur caractérisent l'otalgie.

Le pronostic de l'otalgie est donc beaucoup moins grave que celui de l'otite. Au premier abord, plus effrayant mais sans suites sérieuses, le traitement réussit toujours et consiste dans les calmants, jusquiame, opium, chloroforme, etc.

DE LA TOUX.

La toux apparaît d'ordinaire le premier jour, elle précède quelquefois la fièvre ; assez souvent peu fréquente au début, elle augmente sensiblement les jours suivants et persiste constamment pendant toute la durée des prodromes ; quelquefois elle présente un caractère tout spécial, elle se prolonge pendant presque toute la durée de l'éruption. Dans tous ces cas, soit dès les prodromes, soit seulement au début de l'éruption, elle prend un timbre tout spécial, elle est sonore et rauque. La muqueuse laryngée, légèrement tuméfiée, donne à la voix une sorte de résonnance peu intense mais encore assez caractérisée pour que quelques médecins pensent reconnaître la rougeole au timbre seul de la toux qui est quelquefois fréquente et sèche ou bien seulement grasse, ou encore petite et peu abondante.

Quelquefois la toux est rauque, presque croupale, elle dépend alors d'une laryngite intense.

La toux perd peu à peu son caractère de résonnance, devient grasse et humide et diminue de fréquence pour disparaître du sixième au huitième jour de l'éruption, rarement plus tôt ou plus tard, à moins qu'une complication ne vienne la prolonger ou l'augmenter.

La toux est le symptôme habituel de l'inflammation laryngo-bronchique qui accompagne la rougeole, et sa présence constante indique que toujours une partie de la muqueuse respiratoire est envahie en même temps que la peau. La voix est quelquefois enrouée, rauque ou éteinte, l'altération de la voix n'est pas toujours en rapport avec la toux. Cependant ces deux symptômes ont un grand rapport entre eux parce qu'ils dépendent de la même lésion du larynx.

Dès le début on perçoit à l'auscultation des râles sonores ou humides ; quelquefois on trouve une pureté parfaite du bruit respiratoire, le plus souvent on constate différentes altérations du bruit respiratoire, soit des râles humides ou secs plus ou moins abondants, soit seulement des râles muqueux, soit des râles sonores, seuls ou alternant avec des râles humides. Leur abondance est aussi variable que leur durée ; tantôt ils se montrent un jour pour reparaître le lendemain ; tantôt par leur abondance ils prennent le caractère d'une véritable complication.

Ces altérations du bruit respiratoire, jointes à l'existence de la toux, forment un ensemble de symptômes qui indiquent une congestion et un commencement d'inflammation de la muqueuse laryngo-bronchique, complication habituelle de la rougeole, ou plutôt phénomène dépendant de la maladie et ne méritant le nom de complication que lorsqu'il trouble la marche normale de l'éruption.

Il est important de constater l'existence de cette congestion bronchique afin de reconnaître les complications au moment où elles se développent.

Nous allons étudier celles qui sont sous la dépendance de cette congestion des bronches, et qui consistent dans l'extension de cette congestion, soit aux dernières ramifications bronchiques, pour donner lieu à la bronchite capillaire ou pneumonie lobulaire, soit au tissu même du poumon, pour produire une pneumonie franche, une pneumonie lobaire.

CATARRHE CAPILLAIRE

Broncho-Pneumonie, Pleuro-Pneumonie.

Ces complications si graves ne sont que l'exagération d'un phénomène presque constant, de sorte qu'on peut s'étonner que quoiqu'extrêmement fréquentes elles ne le soient pas davantage.

On voit souvent le catarrhe bronchique qui appartient plus spécialement à la période d'éruption apparaître dès la période d'invasion, mais alors il garde des apparences qui ne font préjuger aucune gravité pour faire explosion vers le sixième ou septième jour de la maladie, c'est-à-dire vers le premier ou deuxième jour de l'éruption prenant les allures du catarrhe suffocant ou de la pneumonie ; mais on le voit, le catarrhe autant que catarrhe simple est un accident propre à l'invasion de la rougeole.

Le catarrhe capillaire est un des accidents les plus redoutables de la rougeole, c'est lui qui emporte la majorité des malades. Lorsque arrivé au septième jour d'une rougeole qui jusque là marchait régulièrement, on voit l'éruption pâlir, si le huitième jour la fièvre reprend avec une certaine intensité, il faut craindre une complication et le plus ordinairement c'est du côté de la poitrine que cette complication existe ; chez l'adulte elle peut consister en une pneumonie franche, toutefois cela est rare, le plus ordinairement on a affaire à une broncho-pneumonie. Chez l'enfant la broncho-pneumonie, le catarrhe capillaire, le catarrhe peripneumonique est pour ainsi dire la règle absolue, tant sont rares les exceptions. L'inflammation du parenchyme pulmonaire n'étant que l'extension d'une bronchite qui a précédé et dont l'élément prédomine encore. Il est important d'être fixé sur ce point d'étiologie et sur ce mode de processus pathologique, parce que de suite ils donnent l'explication de la gravité extrême de cet accident de la rougeole.

Dans les deux ou trois premières années de la vie, il est presque toujours mortel. Pendant une épidémie que M. le professeur Trousseau observa en 1845 et 1846, à l'hôpital Necker, de vingt-quatre enfants atteints de rougeole, vingt-deux furent emportés par la broncho-pneumonie, les deux autres n'avaient pas eu de catarrhe capillaire. Ce chiffre donne la mesure de l'épouvantable gravité de cette affection, plus grave à l'hôpital que dans la ville ; et cependant dans certaines épidémies, cette terrible complication peut cruellement agir aussi en dehors des influences nosocomiales. M. Trousseau raconte qu'il y a trente-deux ans, lorsqu'il commençait l'exercice de la médecine, les deux premiers malades auprès desquels il fut appelé, étaient deux individus atteints de rougeole ; une enfant de onze ans, une servante de vingt-un ans ; toutes deux succombèrent, l'une à une broncho-pneumonie compliquée de pleurésie, l'autre à une broncho-pneumonie sans complication. Il jugea dès cette époque que la rougeole pouvait devenir dans certains cas une maladie sérieuse. Depuis il a vu l'épidémie de Necker en 1845, et en 1857 il a vu un assez grand nombre d'enfants et d'adultes enlevés par le catarrhe morbilleux péri-pneumonique.

La nature même de cette complication rend compte de la ténacité de toutes les affections pulmonaires, en effet le catarrhe est la plus tenace, la plus incertaine dans ses allures, un rhume même simple ne dure-t-il pas quelquefois plus qu'une pneumonie ? des bronchites opiniâtres ne font-elles pas tousser des mois entiers ? Tandis que la pneumonie franchement inflammatoire est généralement une maladie plus grave, mais souvent de courte durée, on comprend la persistance d'une affection pulmonaire dans laquelle l'élément bronchique est prédominant ; même en dehors de toute influence morbilleuse, le catarrhe bronchique est chez l'enfant une maladie interminable, il cède un instant pour reparaître bientôt après, céder et reparaître encore à deux, trois, quatre reprises, durant ainsi deux ou trois mois avant d'arriver à guérison, et après deux ou trois mois se terminer aussi par la mort.

L'affection pulmonaire dans la rougeole étant essentiellement catarrhale, on ne doit donc pas être surpris de voir durer la broncho-pneumonie trente ou quarante jours non-seulement chez les enfants mais encore chez les adultes, mais indépendamment de cet élément catarrhal qui la constitue, la broncho-pneumonie morbilleuse emprunte à la maladie virulente dont elle est l'expression un principe spécifique, contagieux, septique qui augmente encore la ténacité.

La pleurésie et la pleuro-pneumonie compliquent souvent la rougeole six fois sur douze (Boudin).

Le début de la pleurésie ou de la pneumonie (lobaire) peut être brusque et rapide, alors que la bénignité des symptômes semblait devoir n'inspirer aucune inquiétude.

Le frisson initial manque souvent chez les enfants, l'abattement, le redoublement de la fièvre, de la toux, de la dyspnée, les râles muqueux sous-crépitants fins perçus des deux côtés de la poitrine, annoncent la pneumonie, quelquefois des râles crépitants, moins caractérisés que dans la pneumonie franche ce qui tient aux autres râles et à la marche rapide. Quelquefois après quarante-huit heures le souffle apparaît.

Si la maladie marche vers une terminaison funeste, les symptômes adynamiques se prononcent de plus en plus, la langue devient sèche, les lèvres s'encroûtent, la diarrhée survient. Dans le cas contraire, la dyspnée diminue, la fièvre s'apaise, les syptômes locaux s'effacent, la convalescence est quelquefois longue, le poumon reprend lentement sa perméabilité, il reste souvent une bronchite chronique.

Dans les bronches on trouve un mucus blanchâtre ou jaunâtre, plus ou moins aéré, assez abondant, peu visqueux, facile à détacher. Chez les adultes on trouve les crachats rouillés, visqueux, demi-transparents caractéristiques de la pneumonie. La muqueuse est d'un rouge vif, son épaisseur est plus grande que dans l'état normal, sa consistance diminue. Dans la plèvre on trouve les altérations de la pleurésie, tantôt un épanchement de liquide jaunâtre, mêlé de flocons amorphes, quelquefois une fausse membrane plus ou moins épaisse.

L'inflammation du poumon semble comme siége de prédilection marcher de bas en haut, c'est-à-dire que les lobes inférieurs sont toujours pris, partie moyenne quelquefois, et les lobes supérieurs rarement.

Symptômes locaux. — Toux sèche, voilée, rauque au début, puis grasse, fréquente, courte, quinteuse. *Expectoration* nulle chez les jeunes enfants, plus tard liquide écumeux, ou mucus épais, jaunâtre, peu aéré, mucosités filantes sans traces de sang. Chez les adultes, crachats sanglants rouillés, etc.

Dyspnée. — Phénomène très-important, celui qui avertit de la pneumonie, 30, 50, 60 inspirations, figure exprimant l'angoisse, narines relevées. Chez les jeunes enfants, poitrine se rétrécissant à la base, faisant paraître un sillon costo-abdominal profondément creusé à chaque inspiration.

Auscultation. — Chez la majorité des malades atteints de

rougeole normale, c'est-à-dire accompagnée d'une bronchite peu intense, on entend des râles humides plus ou moins abondants, ou des râles sonores seuls ou alternant avec des râles humides. Leur abondance est variable aussi bien que leur durée; tantôt fugitifs et rares comme nous l'avons dit, ils se montrent un jour pour disparaître le lendemain, tantôt abondants occupant l'un ou l'autre côté de la poitrine, presque toujours les deux côtés en arrière, ils constituent un symptôme important de cette complication.

Le râle crépitant est moins net et moins pur que dans la pneumonie franche, le râle sous-crépitant fin constitue dans la majorité des cas le signe caractéristique de la pneumonie; quelquefois, il y a de la respiration bronchique et du retentissement diffus du cri ou de la voix et même de la bronchophonie. La percussion, excepté dans le cas de pleurésie, ne donne souvent que des signes négatifs; en outre, c'est un moyen difficile à pratiquer chez les très-jeunes enfants.

Signes généraux. — Pouls 130, 140, 150 pulsations, diminuant ou augmentant suivant l'issue de la maladie, d'abord large, quelquefois dur, bientôt petit; peau chaude et sèche.

Habitude extérieure. — Rougeur des pommettes, surtout de celle correspondant au côté de la phlegmasie. Tantôt agitation, tantôt décubitus latéral, puis dorsal.

Le tube digestif réagit à son tour, vomissements ou diarrhée.

Diagnostic. — Chez les enfants, on ne voit pas survenir le frisson initial, on ne trouve pas l'expectoration caractéristique et on n'a pas toujours la facilité de se servir de l'auscultation, donc le diagnostic est difficile. On n'a dès lors que les signes rationnels. Quand, après la délitescence de l'exanthème, on voit survenir l'augmentation du mouvement fébrile, l'augmentation de la toux, de la dyspnée, l'agitation des ailes du nez, on peut presqu'à coup sûr annoncer la pneumonie.

En répétant l'auscultation à plusieurs reprises, le râle sous-crépitant d'abord masqué par les râles de la bronchite morbilleuse vient, par sa manifestation, confirmer plus tard le diagnostic, car le râle sous-crépitant, s'il dure plus d'un jour, dit M. Trousseau, est un signe très-certain de pneumonie chez les enfants âgés de moins de cinq ans.

Chez les enfants de plus de cinq ans, lorsqu'on voit apparaître au milieu des symptômes de la bronchite morbilleuse quelques crachats visqueux sanguinolents au milieu d'une expectoration muco-salivaire abondante, et que l'auscultation fait entendre de la respiration bronchique ou du râle sous-crépitant, les symptômes de catarrhe se fondent en quelque sorte avec ceux de la pneumonie, alors on doit conclure à une pneumonie.

Toutes les fois que vers le huitième jour de la rougeole, la fièvre qui devrait céder persiste, si les râles sous-crépitants que l'on entendait à l'auscultation dès le quatrième jour de la maladie et qui, au moment où l'éruption apparaît ou tout au moins vers le deuxième ou troisième jour de cette nouvelle période, auraient dû devenir plus gros ; si ces râles ne présentent pas cette modification, s'ils restent aussi fins que dans la première période, il faut craindre quelque chose d'insolite du côté des poumons ; la broncho-pneumonie n'est encore caractérisée que par les symptômes généraux, par la fièvre persistante avec plus d'intensité, mais après deux ou trois jours, le souffle bronchique en sera le signe pathognomonique et les malades succomberont à une époque plus ou moins éloignée de son apparition (Trousseau).

Même en présence d'une diminution dans les symptômes généraux et locaux, avant d'annoncer une heureuse issue, il faut consulter la fréquence de la respiration (Hecquet), « *nulla signa bona manente dyspneâ.* » Les signes sthétoscopiques tendant à s'effacer, la chaleur de la peau et la fièvre se modérant, la dyspnée persistant, il faut s'attendre à de profondes altérations et à une recrudescence probable. Si la guérison doit survenir, la dyspnée disparaît lentement et progressivement, la fièvre s'apaise, la toux devient humide et rare, l'appétit se fait sentir et les symptômes locaux disparaissent.

La broncho-pneumonie peut se développer : 1° Pendant les prodromes et les premiers jours de l'éruption, c'est de beaucoup le cas le plus fréquent ; 2° pendant la décroissance de l'exanthème ; 3° après la guérison de la rougeole.

Au point de vue du pronostic, cette division est importante. En effet, si au milieu de la bonne santé, le début de la pneumonie coïncide avec celui de la rougeole ou seulement avec l'éruption elle-même, il en résultera une irrégularité dans la marche de l'éruption ; d'où il suit que le plus grand nombre des rougeoles compliquées sont des rougeoles anomales.

La broncho-pneumonie qui se développe pendant la décroissance de l'éruption est essentiellement rubéolique et n'altère pas la marche de l'exanthème.

Celle qui se développe pendant la convalescence, c'est-à-dire du douzième au vingtième jour de la maladie, ou même plus tard, n'a aucune influence sur la rougeole, et même n'est pas toujours sous sa dépendance ; aussi la santé se rétablit-elle rapidement, l'indépendance entre les deux maladies est évidente, la pneumonie reste franche et lobaire dans le plus grand nombre des cas.

Il n'en est plus de même si la phlegmasie se développe chez un enfant dont la rougeole a été suivie de différentes complications et chez lequel le mouvement fébrile n'a jamais complétement disparu.

Dans ces cas, que la pneumonie soit directement sous la dépendance de la rougeole ou indirectement par l'intermédiaire d'autres complications, sa forme est lobulaire et sa marche identique à celle de la pneumonie qui se développe pendant la décroissance de l'exanthème.

La pneumonie est une des plus graves complications de la rougeole. Sur trois mille deux cents cas de rougeole analysés dans le rapport de l'Académie en 1857, nous trouvons trois cent soixante-cinq morts ou un sur neuf par le fait de la pneumonie. Et comme sur trois pneumonies il y avait une guérison, on voit que le tiers des individus atteints de rougeole a été atteint de pneumonie.

La mortalité varie suivant les épidémies, suivant les âges, suivant l'époque d'apparition de la maladie, suivant le siége de la maladie. Elle dépend des maladies antérieures, des conditions individuelles.

MM. Rufz et Boudin ont constaté sur 84 malades, 38 décès.

M. Hecquet, sur 205 rougeoles, 73 pneumonies, 26 morts.

Par rapport à l'âge, voici comme les morts étaient réparties :

MM. Rufz et Boudin,	de 2 à 5 ans	26	morts.
—	de 5 à 10 ans	11	—
—	au delà	1	—
	Total. . . .	38	morts.

Sur les 205 cas de rougeole observés par M. Hecquet, on trouve :

De 15 mois à 4 ans,	37 pneumon.,	19 guéris,	18 morts
De 4 ans à 8 ans,	25 —	18 —	7 —
De 8 ans à 15 ans,	7 —	6 —	1 —
De 15 ans à 28 ans,	4 —	4 —	0 —
Totaux. . .	73 pneumon.	47 guéris.	26 morts.

Le jeune âge est donc une fâcheuse condition, plus l'enfant est jeune, plus la pneumonie est grave, parce qu'à cet âge elle prend le plus souvent la forme de pneumonie lobulaire.

Nous trouvons dans la plupart des statistiques une pneumonie sur neuf rougeoles et une mort sur trois pneumonies, ce qui fait une mort sur vingt-sept rougeoles. Nous trouvons, il est vrai, de notre côté, seize pneumonies sur cent trente-cinq rougeoles, ce qui fait une pneumonie sur huit ou neuf rougeoles, et nous avons huit morts sur seize pneumonies, ce qui fait une sur deux au lieu d'une sur trois, ou une mort sur dix-huit rougeoles, au lieu d'une mort sur 27 rougeoles. Je crois que ce dernier chiffre est le plus vrai parce que pour faire une bonne statistique, il faudrait observer plus en ville qu'à l'hôpital où la mortalité est si grande, que vraiment le degré de mortalité d'une maladie ne peut pas s'évaluer par des chiffres dignes de foi.

Enfin, il y a une dernière raison qui fait que notre chiffre de mortalité est exagéré, c'est que les médecins auxquels je demandais des observations de rougeole me donnaient celles qui étaient ce qu'on appelle intéressantes, c'est-à-dire suivies de mort ou sérieusement compliquées. Quant aux rougeoles bénignes, on négligeait souvent d'en recueillir l'histoire.

De toutes les formes, la plus grave est celle du sommet

surtout si elle occupe les deux sommets. Sur dix-sept malades atteints à un sommet, neuf sont morts. Chez cinq dont les deux sommets ont été envahis, un seul a guéri et encore chez lui un sommet n'a été pris que lorsque l'autre était guéri.

Nous n'insisterons pas sur la gravité plus grande qui résulte de la présence d'autres complications, telles que pleurésies, entérites, gangrènes diverses, état adynamique, etc. Nous en parlerons quand il sera question de pronostic de la rougeole considéré d'une manière générale ; de même pour le traitement afin d'éviter des répétitions, nous ne nous occuperons du traitement, de la pneumonie qu'en même temps que du traitement de la rougeole.

PLEURÉSIE.

La pleurésie simple, indépendante d'une pneumonie, est une complication très-rare de la rougeole. MM. Rilliet et Barthez n'en ont observé qu'un seul exemple. M. Dechant en a vu plusieurs cas, tantôt elle survient dans les premiers jours, tantôt elle se montre quelques jours après la rougeole ; mais le plus souvent elle survient par l'extension de l'inflammation du poumon à la plèvre, et elle constitue alors la pleuro-pneumonie, alors assez fréquente ; elle a une marche subaigüe, insidieuse, et ne se reconnait que lorsque l'épanchement est déjà considérable. Nous citons à la fin de ce mémoire une observation d'une pleurésie qui a duré plus de six mois chez une jeune fille de onze ans, mademoiselle de K...., et qui a fait craindre le développement d'un affection plus grave.

La péricardite est une complication rare de la rougeole,

on peut l'observer, mais alors il s'y joint une autre maladie qui en est le point de départ.

Septième observation.

Rougeole. Pleuro-Pneumonie. Mort.

De C.... Louis, 18 ans, 21 mars 1857. D'un tempérament nerveux, d'une bonne constitution, se portant habituellement bien, cependant d'une apparence non satisfaisante, ainsi, la poitrine un peu rentrée, le teint pâle, les yeux souvent cernés, un ensemble, en un mot, n'indiquant pas la santé et la vigueur que l'on aurait dû rencontrer chez un garçon de son âge. Dans le cours de son existence, il a eu quelques légères indispositions, mon père qui le soignait, avait pu remarquer qu'elles prenaient rapidement le caractère typhoïde.

Le 10 mars, il était à la salle d'armes, son père lui fit des reproches sur la mollesse et le peu d'énergie qu'il mettait dans sa leçon; le soir, il se plaignit de fatigue, de malaise, perte d'appétit; il continue deux jours à suivre les classes du collége, mais le 14, il est obligé de cesser, il s'alite, les yeux sont larmoyants, un léger rhume qui durait depuis plusieurs jours augmente, et le 15, l'éruption de la rougeole apparait. La fièvre est modérée, la toux assez violente, l'ophthalmie modérée.

Les 18, 19, 20, rien de remarquable.

Le 21, l'enfant se plaint d'un point de côté, mon père l'examine, et constate à la base du poumon gauche un peu de matité, en même temps qu'un peu de rudesse de la respiration, il fait appliquer des ventouses scarifiées.

Le 22, le point de côté aussi douloureux, l'expectoration abondante, les crachats sont rouillés, visqueux, adhérents au vase, la fièvre vive, le pouls à 92 et 96 ; la prostration est grande, le malade reste ordinairement couché sur le dos et ne change pas de position, il peut cependant s'asseoir seul pour se laisser examiner, mais il est nécessaire qu'on l'aide à se maintenir assis. La langue est sale, mais humide, il a très-soif et désire vivement du bouillon.

La matité est considérable à gauche, elle commence un peu à droite, râles muqueux, sous-crépitants en bas à gauche, sibilants et ronflants partout. Légère égophonie à gauche en bas, en arrière.

Le 23. Même état. Matité à droite et à gauche, râles ronflants, sibilants dans toute l'étendue de la poitrine, râles sous-crépitants en bas des deux côtés. Expectoration abondante, les crachats ne sont plus rouillés, ils sont muco-purulents, un peu moins adhérents au vase. La prostration est grande. Pouls à 108. Soif, désir de bouillon. Lait d'ânesse, kermès, urines très-chargées.

Le 24. Même état.

Les 25, 26, 27. L'état est toujours le même. Ainsi, prostration grande, le malade entend avec difficulté, et il lui est survenu un abcès dans l'oreille droite. Il a la plus grande répugnance à s'asseoir pour se laisser ausculter, langue sale, lèvres fuligineuses, peau chaude couverte de sueurs (sudamina sur toute la peau). Pouls à 112. Toux continuelle, expectoration abondante, pas de sommeil, ou sommeil troublé par des visions (on a été obligé de retirer un tableau qui l'effrayait beaucoup). La soif vive, toujours désir de bouillons.

L'auscultation fait entendre du souffle mêlé de râles crépitants à droite à la base, du retentissement de la voix, à gauche des râles sous-crépitants à la base, des râles sibilants et muqueux très-nombreux dans toute l'étendue de la poitrine. Tous ces phénomènes font craindre une phthisie aiguë.

Le 29. M. Grisolle est appelé. Il constate à l'auscultation de la matité à droite et à gauche, envahissant presque tout le poumon droit, des râles crépitants, du souffle ; à gauche, mêmes signes que précédemment. On avait déjà appliqué un vésicatoire au côté gauche de la poitrine, on en applique un second à droite.

L'état s'est beaucoup amélioré, de 112, la fièvre est tombée à 92, le poumon s'est un peu amendé ; l'état était beaucoup meilleur que les jours précédents, le pronostic semblait devoir être moins grave.

Le 30. La prostration est plus grande, la sueur très-abondante, la respiration précipitée, le pouls à 112 et 116, tout le poumon droit est envahi, il existe un souffle très-abondant, une matité très-notable ; le sommeil est nul, la soif vive ; éruption de miliaire sur la face. Potion de 20 cent^{gr}. de tartre stibié à prendre dans le courant de la journée.

Le 31. Râle trachéal. Mort.

Huitième observation.

Rougeole. Pleurésie.

Mademoiselle Caroline de K....., âgée de onze ans, s'était toujours bien portée jusqu'au 28 avril 1857, lorsqu'elle fut prise d'envie de vomir, d'une toux éclatante, d'un coryza, les paupières sont gonflées, les yeux larmoyants ; le troisième jour, on aperçoit des rougeurs disséminées sur le front, le cou, elles se développent successivement sur la poitrine, l'abdomen et les membres inférieurs.

L'enfant est maintenu au lit, elle prend des boissons légèrement sudorifiques, eau de mauve et de violette, un looch blanc.

Le quatrième jour, l'ophthalmie commence à diminuer en même temps que la toux, les taches s'effacent dans l'ordre d'apparition.

Le 8 mai, dixième jour de la maladie, sans imprudence appréciable, le pouls s'accélère, 110 pulsations, la peau devient sèche, la respiration précipitée, la toux est fréquente sans expectoration ; au côté droit de la poitrine son mat, il y a du bruit de souffle, on commence à entendre de l'égophonie ; on diagnostique un épanchement, diagnostic confirmé par M. Chomel appelé en consultation.

On a employé l'oxyde blanc d'antimoine sans succès évident.

Vers le quinzième jour on a commencé l'application de larges vésicatoires, au bout du mois, convalescence.

OBSERVATIONS DE PNEUMONIE.

(Voir page 211).

Neuvième observation, *communiquée par M. Hecquet.*

Rougeole. Récidive. Pneumonie.

Maxime Paul, cinq ans et demi, fut affecté le 29 mars 1857, d'une rougeole bien caractérisée. Quelques convulsions au début, éruption discrète sur la face, bien développée sur le tronc et les membres, suit une marche régulière. La disparition de l'exanthème eut lieu le troisième jour et la maladie, compliquée plus tard d'une entéro-colite peu grave, fut complétement guérie le 10 avril.

Le 12 avril, Désiré Maxime, âgé de trois ans, est affecté d'une rougeole anomale compliquée de pneumonie ; Paul Maxime, qui n'a point cessé de coucher avec son jeune frère Désiré, éprouve le 30 avril de la céphalalgie, de l'inappétence, de la fièvre. Quarante-huit heures après, les symptômes de catarrhe se montrent.

3 mai. Taches rubéoliques d'un rouge vif et légèrement proéminentes sur le tronc.

4 mai. Éruption sur la face et les membres, respiration gênée, rien à la percussion, râles sonores, pouls 118. Langue blanche, humide, diarrhée.

5 mai. L'éruption commence à s'affaiblir, face animée, toux fréquente, douloureuse, respiration accélérée, râles sonores et râles muqueux, pouls 126. Ipéca en poudre et en sirop.

6 mai. Expectoration de crachats jaunâtres peu aérés, 40 inspirations, 130 pulsations. A droite dans la fosse sous-épineuse, respiration bronchique obscure, crépitation fine et sèche ne se manifestant que dans la toux ; râles sonores et humides à gauche. 0,85 poudre d'ipéca, 0,05 tartre stibié en trois doses à une demi-heure d'intervalle. Après le vomitif 4 gr. d'oxyde blanc d'antimoine dans une potion édulcorée avec sirop de digitale, 10 grammes.

8 mai, 125 pulsations.

Le 9. 118, 32 inspirations, râles sous-crépitants.

Le 10. 10 râles sous-crépitants à grosses bulles humides.

Le 14. 104 pulsations.

Le 15. 98 pulsations, râles plus rares.

Le 17. Température de la peau presque normale, pouls 92, murmure respiratoire tendant à devenir pur. Encore quelques râles muqueux.

20 mai. Convalescence.

Dixième observation. — *Ste-Eugénie. Salle de M. Bouchut.*

Rougeole. Bronchite capillaire. Mort.

Marie B., trois ans, entrée le 1er avril 1857. Elle était en convalescence après le traitement d'une hypertrophie de la rate. Elle est malade depuis trois ou quatre jours ; fièvre, toux accompagnée de râles sibilants et sous-crépitants des deux côtés et une dyspnée très-intense. Depuis hier il sort sur le visage et un peu sur le tronc un exanthème discret caractérisé par de petites taches rouges de rougeole. Pas de vomissements, un peu de diarrhée sanguinolente. Pouls 124. Sirop d'ipéca 15 gr.; poudre d'ipéca 20 centigrammes, émétique 25 milligrammes. Hier l'ipéca a déterminé quelques selles.

4 avril. Pas de vomissements, diarrhée très-abondante, l'éruption de rougeole est plus caractérisée sans être très-rouge ni très-confluente; respiration excessivement gênée, la toux est un peu fréquente et on entend à distance des râles muqueux fins dans la poitrine. L'affaiblissement est considérable. 0,10 émétique, eau 80 grammes.

5 avril. L'éruption est moins apparente, l'oppression moins forte; la résonnance de la poitrine est bonne et il y a des deux côtés beaucoup de râles sous-crépitants; pas de vomissements, la diarrhée est un peu moindre. Pouls 116. Julep, sirop diacode 15 gr., émétique 10 centigrammes.

Le 6. L'éruption a beaucoup pâli, l'enfant tousse un peu moins, la dyspnée a presque disparu. Il y a des râles sous-crépitants des deux côtés en moindre abondance; pas de vomissements, diarrhée assez fréquente. Julep diacode stibié; looch.

Le 8. Sécrétion abondante par le nez, de mucosités jaunâtres, liquides. Looch.

Le 9. L'éruption a totalement disparu et la diarrhée persiste, trois selles; la toux est moindre et la respiration peu gênée; bonne résonnance de la poitrine; râles sous-crépitants à droite et à gauche. Pouls 120; looch; sous-nitrate de bismuth 4 grammes. Même état. Julep, chlorate de potasse 3 grammes.

Le 10. L'état général s'améliore; la physionomie devient plus calme.

Le 14. La fièvre reprend de l'activité, le nez et les

oreilles deviennent le siége d'un écoulement séro-purulent abondant et fétide ; le ventre se ballonne et la peau se couvre de points de purpura miliaire et qui paraît ultime.

Le 15. Mort. Pas d'autopsie.

Onzième observation.

Coqueluche. Rougeole. Pneumonie.

Vandamme Jeanne, âgée de un an, entre à l'Hôtel-Dieu, salle Saint-Bernard, le 18 février 1859.

Quatre dents poussées depuis un mois, elle a eu la coqueluche il y a deux mois, sa coqueluche allait mieux quand elle a pris la rougeole, et depuis la rougeole les quintes sont moins fréquentes, elle a cinq ou six accès la nuit et à peu près autant le jour. Toux rauque et forte dans les intervalles de ses quintes. Rien à l'auscultation de la poitrine, ni râles ni souffle, pas de fièvre. Elle ne veut rien boire que du lait et elle le vomit surtout depuis quinze jours au moment des quintes. Un peu de diarrhée.

2 mars. Une seule quinte hier.

3 mars. Elle a toujours de la diarrhée, trois selles avec coliques. Les quintes viennent très-peu souvent, vomissements après ses quintes.

4 mars. L'enfant a vomi une petite quantité de matières verdâtres, porracées, garde-robes hier, grande fièvre pendant la nuit.

5 mars. Diarrhée verdâtre, un peu de vomissements, elle ne tette plus. Deux quintes seulement hier. Eau albumineuse et eau de chaux, 50 grammes.

7 mars. Mort survenant pendant des convulsions.

Autopsie. — Pneumonie à droite.

Douzième observation. — *Ste-Eugénie. Service de M. Bouchut.*

Bronchite suite de Rougeole.

Marie D..., six ans et demi, entrée le 20 juin 1857. Père maladif, mère souvent malade ; trois enfants souvent malades ; vaccinée, gourmes, souvent la diarrhée et le rhume. Il y a quinze jours, éruption de rougeole qui a duré trois jours ; depuis ce temps l'enfant tousse beaucoup ; quelques crachats sanguinolents, épistaxis, fièvre surtout la nuit ; pas d'appétit ni de sommeil ; deux selles aujourd'hui ; mauvais sommeil.

Le 21. L'enfant est médiocrement développée, elle a bonne mine, la langue est blanche ; pas de soif, de vomissements ni de diarrhée. Toux fréquente, voix rauque, pas d'expectoration ; la poitrine résonne mal partout et elle renferme partout des râles ronflants, sibilants et muqueux. Les râles muqueux sont surtout marqués dans le côté droit. Bon sommeil. L'enfant a de la peine à se tenir sur les jambes ; un peu d'accablement ; pouls 120 ; 75 centigr. d'ipécacuanha, dans une cuillerée de sirop, looch blanc.

Le 22. Pas de selle, plusieurs vomissements. Il reste du râle ronflant dans toute la poitrine.

Le 23. L'enfant tousse moins. Pouls 104. Potage. L'enfant sort guéri le 25 juin 1857.

Treizième observation. — *Hôtel-Dieu, Salle St-Bernard.*

Rachitisme. Rougeole. Pneumonie. Mort.

Lafond, âgé de 21 mois, rue des Marmousets, 6, à Paris, entré le 20 février 1859. Né à terme, enfant unique. Dès les premiers mois après sa naissance, l'enfant paraissait moins ferme et présentait une incurvation de la colonne vertébrale. L'enfant est entré l'année dernière dans le courant de février et déjà le rachitisme était très-prononcé. Il tette encore. A trois mois il a eu une inflammation de poitrine, et depuis cette époque il a commencé à suer très-abondamment. Il a eu sa première dent à onze mois; il a ses huit incisives. Figure très-intelligente, cheveux très-abondants, front saillant. Bosses pariétales très-prononcées, l'occipital semble reculer en arrière, fontanelle postérieure non fermée ainsi que la suture sagittale. La fontanelle antérieure mesure latéralement 7 centimètres et 6 d'avant en arrière. Humérus normalement conformés, avant-bras raccourci, incurvé en dedans, articulations inférieures gonflées, douleur pour redresser le bras.

Main très-longue, diastase des articulations tant dans les doigts qu'au pouce. Laxité de l'articulation radio-carpienne, on peut fléchir la main presque à angle aigu sur la portion dorsale et à angle droit sur la portion palmaire du bras, col court, épaules rapprochées, courbures normales plus prononcées, saillie de la poitrine en avant.

Évasement du thorax en bas. Ses deux parties latérales au-dessous et en dehors du mamelon sont concaves et très-flexibles. Quand l'enfant respire, la respiration est précipitée, à chaque inspiration cette concavité augmente et l'on voit se former un sillon à la jonction du ventre et de la poitrine.

La colonne vertébrale est incurvée dans toute son étendue, de la première dorsale jusqu'au sacrum, la convexité tournée en arrière. Pas de déviation d'ailleurs. Les cinq dernières côtes gauches forment saillie en dehors; la même déformation existe à droite pour les côtes moyennes et postérieures, le ventre est volumineux, comme aplati. Le foie déborde de trois travers de doigt, la rate de deux. Bassin un peu évasé.

Fémur légèrement incurvé, concavité en dedans et en

arrière, articulation du genou normale. Les deux tibias à concavité en dedans et en haut. Les articulations tibio-tarsiennes lâches, mais moins que chez la plupart des rachitiques.

Lorsque la mère le prend par les bras pour le lever, il témoigne de la douleur. Pas d'appétit. Pouls à 144, 50 inspirations. Huile de foie de morue.

3 février. A partir du 3 février l'enfant semble plus fort, il se tient mieux sur ses reins ; quand la mère veut le lever sur ses pieds, il ne relève plus les jambes, il se tient assis dans son lit et commence à jouer. Sa figure est moins pâle ; il sue encore beaucoup ; il est plus fort, il ne crie plus que quand on le lève par les bras ou qu'on lui serre très-fort les membres. Pilules ferrugineuses.

15 février. Il se colore de plus en plus ; les forces reviennent ; sueur encore très-abondante, la nuit moins de toux, plus d'appétit. Vin de quinquina.

20 février. On constate la moindre laxité des articulations radio-carpiennes.

23 février. Moins de sueurs, les articulations se raffermissent ainsi que les membres. Il commence à se mettre sur ses jambes. Les articulations jouent moins les unes sur les autres.

15 mars. Diarrhée intense depuis quinze jours, beaucoup plus de force.

21 mars. Il tousse beaucoup, et hier il a eu une sorte de convulsion. Râles sous-crépitants assez nombreux à gauche et à droite ; yeux un peu larmoyants et pleureurs.

26 mars. Malaise depuis quelques jours, maussaderie, coliques, peau chaude, halitueuse, le soir fièvre. Sulfate de cuivre 0,25, eau distillée 30 grammes, sirop simple 20 gr.

28 mars. La figure est horriblement altérée, il a des convulsions, pâleur excessive, coryza, angine depuis deux

jours, larmoiement. Le tronc, les bras, la figure sont couverts d'une éruption rubéolique plus foncée que d'habitude qui au premier abord ressemble à du purpura ; fièvre.

31 mars. La rougeole diminue, il tousse beaucoup et se plaint. Râles nombreux dans la poitrine.

1er avril. Fièvre ardente, toux fréquente. Disparition de l'éruption ; l'enfant ne veut rien prendre. Oxyde d'antimoine.

2, 3 avril. Râles sous-crépitants nombreux sans souffle.

5 avril. Souffle à gauche avec râles sous-crépitants et craquants. Affaiblissement, prostration, dyspnée extrême. On constate une pneumonie très-vive à gauche.

7 avril. L'état reste toujours empirant jusqu'au 9 avril où la mère l'emporte dans un état désespéré. Il meurt en route.

Quatorzième observation.

Rougeole. Broncho-Pneumonie. Mort.

Le 15 janvier 1857, une petite fille, N..., âgée de deux ans, était depuis un mois malade des suites d'une bronchite capillaire, qui avait réclamé les antiphlogistiques et des contro-stimulants. L'affection était sur le point de s'amender définitivement, lorsque se déclarèrent les prodromes de la rougeole (elle régnait dans la maison); la toux en voie de décroisssance reparut accompagnée de dyspnée, de suffocation plus opiniâtre qu'elle ne devait l'être pour l'exanthème.

La fièvre ne quitta pas l'enfant, et malgré les sudorifiques, une chaleur modérément élevée et de légers excitants, l'éruption fut à peine sensible, et resta bornée à quelques taches rouges, rares sur la figure et un peu plus nombreuses sur le cou, qui disparurent le surlendemain, soit qu'il y ait manque de soin de la part des parents, soit que la rougeole seule ait exercé son influence, le fait est que la bronchite primitive reprit son activité. Elle s'étendit, parcourant successivement les degrés de la broncho-pneumonie, et la pauvre petite mourut le 6 février. (Docteur Zandyck).

Quinzième observation. — *Ste-Eugénie. Service de M. Bouchut.*

Pneumonie suite de Rougeole. Diarrhée. Mort.

Cécile J..., trois ans, entrée le 21 juin 1857. Père et mère bien portants; vaccinée, gourmes, toux depuis six mois; ophthalmie; rougeole il y a quinze jours; l'éruption n'a duré que deux jours. Depuis ce temps elle a toujours été malade; pas d'appétit, pas de vomissements ni de selles; soif et toux fréquentes; pas de sommeil, fièvre continuelle.

Le 22. L'enfant a eu des selles abondantes; râles muqueux et sous-crépitants. Looch blanc, bismuth, 5 grammes.

Le 23. L'enfant est pâle, amaigrie, les chairs sont molles; toux fréquente, la résonnance de la poitrine est bonne; râles sous-crépitants des deux côtés, du haut en bas, en arrière et sous les clavicules. Langue blanche, piquée de rouge, épaisse, soif fréquente, peu d'appétit, pas de vomissements; diarrhée liquide, verte et abondante; peu de sommeil, cris continuels; pouls 124. Julep additionné de 5 grammes sirop diacode, bismuth 5 grammes.

Le 24. Plusieurs selles en diarrhée, pas de vomissements, la toux persiste et il y a toujours du râle sous-crépitant dans les deux côtés de la poitrine. Pouls 124. Julep gommeux, bismuth 6 grammes.

Le 25. L'enfant tousse toujours beaucoup et les râles de la poitrine sont les mêmes; un peu de diarrhée glaireuse, verdâtre, sanguinolente; plusieurs selles par jour peu abondantes; pas de vomissements, peau sèche. Pouls 124. Looch, bismuth.

Le 27. Bismuth 10 grammes.

Le 28. La toux est aussi fréquente et la diarrhée continue. Pouls 136. Looch, bismuth.

Le 1er juillet. L'enfant paraît en meilleur état et tousse moins; elle joue sur son lit. Respiration plus facile; il y a encore des râles muqueux dans les deux côtés de la poitrine, mais moins abondants et qui permettent d'entendre le murmure vésiculaire; toujours de la diarrhée, mais elle diminue de fréquence et de quantité; la plaie du vésicatoire n'est pas encore cicatrisée. Lait, bismuth.

Le 3. La diarrhée persiste, l'amaigrissement est considérable; la toux est moins fréquente. Il y a un état cachectique fort grave.

Morte le 5 juillet 1857.

Seizième observation. — *Ste-Eugénie. Service de M. Bouchut.*

Rougeole. Bronchite. Pneumonie. Quelques tubercules. Mort.

Clémence R..., neuf ans, entrée le 16 février 1857. Père et mère souvent souffrants; douze enfants souvent malades; enfant vaccinée, gourmes et glandes; ophthalmie depuis six semaines (vésicatoire volant à la nuque, deux sangsues derrière chaque oreille) qui s'est améliorée sous l'influence du traitement pour reprendre il y a quatre jours.

Le 12. Malaises, frissons, pas de vomissements.

Le 15. Vomissements pour la première fois; yeux très-enflés depuis quatre jours; éternuement les premiers jours seulement; toux fréquente depuis le 12; pas de selles depuis le début de la maladie. Céphalalgie, courbature. L'éruption ne s'est levée que du 16 au matin, il n'y en avait pas de traces le 15 au soir.

Le 17. Pas de selles, pas de vomissements, assez bonne nuit; éruption surtout marquée aux membres et à la face.

Ophthalmie assez intense, pas de coryza, pas de matité; râles sibilants, quelques bulles.

Le 18. L'éruption de rougeole est très-affaiblie, il n'y a plus que des taches brunes peu apparentes à la surface du corps. Les yeux sont toujours très-rouges et le bord des cils couvert de croûtes; nez également rempli de croûtes sèches; toux assez fréquente, un peu d'expectoration muqueuse aérée; résonnance naturelle du thorax; quelques râles muqueux très-rares, prostration considérable. L'enfant ne peut se tenir. Pouls petit, 136 pulsations, looch blanc.

Le 19. L'éruption a tout à fait pâli et se reconnaît à peine; les yeux et le nez sont toujours malades. La toux est peu fréquente et il n'y a pas d'expectoration; respiration fréquente, 68; l'enfant se plaint de douleurs de côté, tantôt à droite et tantôt à gauche. Respiration faible, avec du râle sibilant, marqué surtout à gauche, langue blanche, humide, soif fréquente, peau chaude. Pouls 144. Looch blanc.

Le 20. L'enfant se plaint continuellement et sa respiration est très-fréquente, pas de toux ni d'expectoration. Légère diminution de la résonnance de la poitrine à gauche, sans matité, avec râles sous-crépitants et muqueux. Résonnance naturelle du côté droit; quelques râles moins abondants; langue rosée, humide, soif fréquente, peau sèche; pouls 140. Poudre d'ipécacuanha 1 gramme.

Le 21. L'enfant a peu vomi, la poitrine présente encore des deux côtés des râles sous-crépitants, toutefois gêne moins grande de la respiration. Ipécacuanha 1 gramme.

Le 22. L'enfant a beaucoup vomi par le vomitif; une selle liquide. Ce matin l'enfant est moins gênée pour respirer; 60 respirations. Pouls 120. Toux moins fréquente, pas d'expectoration, encore un peu de râles sibilants et muqueux dans les deux côtés de la poitrine, surtout à gauche et en arrière. Looch blanc.

Le 23. Hier soir 1 gramme d'ipécacuanha. L'enfant a été prise de gêne de la respiration dans la soirée, et elle a vomi par l'ipécacuanha. Ce matin la respiration est très-gênée ; 88 respirations par minute ; décubitus latéral. Bonne résonnance de la poitrine ; il y a en arrière, des deux côtés, du râle sous-crépitant très-nombreux. Le facies est altéré et le teint livide, commencement de cyanose sur le visage et les mains. Toux fréquente sans expectoration, pouls 148.

Le 24. L'enfant a vomi dans la journée d'hier, une garde-robe liquide ; a mieux dormi ; ce matin la respiration est moins gênée. Pouls 148, très-petit ; des deux côtés en arrière il existe encore à la base du râle sous-crépitant. Julep 80 gr. additionné d'ipécacuanha 1 gramme.

Le 25. Plusieurs vomissements, une selle liquide, respiration moins gênée ; un peu de matité à droite en arrière, râle sous-crépitant des deux côtés de la base. Pouls 134, looch blanc, bouillon.

Le 26. Toux moins fréquente, pas d'expectoration ; respiration moins gênée, 48 ; toujours du râle sous-crépitant en petite quantité dans les deux côtés de la poitrine. Deux potages, vésicatoire au devant du sternum.

Le 27. Toux très-fréquente, pas d'expectoration ; la respiration n'est pas très-gênée, mais il y a en arrière de la diminution du son dans le côté droit ; à gauche résonnance moindre qu'à l'état normal ; à droite râles sous-crépitants nombreux dans toute la hauteur ; à gauche râles sous-crépitants à la base seulement ; sous les clavicules râles sibilants et sous-crépitants. Langue blanche, soif fréquente, pas de vomissements ; diarrhée, deux selles par jour, ventre un peu plus douloureux, aplati, pas de sommeil, facies altéré, pommettes rouges, excavation des yeux dont les paupières restent croûteuses. Pouls petit 148. 1 gramme d'ipéca dans une potion gommeuse.

Le 28. Plusieurs vomissements, un peu de diarrhée, pouls de l'enfant endormi, 168 ; à droite où il existait de la matité, il y a du souffle et du râle sous-crépitant. Vésicatoire à droite et en arrière.

Le 29. La journée a été signalée par des plaintes, et cette nuit, délire violent. Ce matin l'enfant est dans le décubitus dorsal, endormie, le faciès profondément altéré. Pouls 136. Même état de la poitrine, matité à droite avec souffle et râle crépitant ; diminution du son à gauche, avec râle sous-crépitant en arrière et à la base. Langue rosée, humide, soif fréquente, pas de vomissements, diarrhée jaunâtre peu abondante. Julep, 10 centigrammes de tartre stibié et sirop diacode.

1er mars. Un peu moins d'agitation et de délire, toux très-fréquente, sèche. La potion stibiée ne produit pas de vomissement ; plusieurs garde-robes liquides. Accablement considérable ; pouls très-faible 144. Tartre stibié 10 centigram.

2 mars. Même état, pouls 132 ; potion stibiée. L'enfant est un peu mieux ; elle tousse à peu près autant, sans expectoration ; la matité du côté droit a un peu diminué ; le souffle de la base est moindre et mêlé de râles crépitants ; partout ailleurs râles sibilants et sous-crépitants, la respiration est beaucoup moins gênée et l'enfant dort avec plus de calme. Un peu de délire. Pouls 144. Une garde-robe liquide. Potion stibiée avec sirop diacode.

Le 4. L'enfant est dans la prostration la plus complète, somnolence avec délire la nuit ; elle tousse sans pouvoir expectorer ; la respiration est calme 40 à 48. Pouls 158. L'enfant a vomi hier la potion stibiée ; selles involontaires, Continuation de la potion stibiée.

Le 6. Même état local ; l'état général semble meilleur. Potion stibiée.

Le 8. L'enfant vomit tout ce qu'elle prend. Diarrhée

involontaire ; toux moins fréquente ; même état de la poitrine; prostration considérable ; peu de sommeil. Pouls très-petit, 152. On supprime la potion stibiée ; looch blanc.

L'enfant meurt sans agonie marquée le 10 au matin.

Autopsie le 11 mars 1856. Le poumon gauche offre dans presque tout son lobe inférieur les lésions de la pneumonie catarrhale avec adhérence en certains points à la plèvre costale ; le tissu pulmonaire s'insufle assez facilement, même dans les points qui paraissent les plus malades et sous l'influence de quatre insufflations, le tissu pulmonaire, de gris sale qu'il était, redevient presque rosé. Le poumon droit présente dans certains lobules disséminés le premier degré de la pneumonie catarrhale, et dans certains lobules, les altérations du second degré commençant ; à ce niveau, il y a quelques fausses membranes et adhérence à la plèvre costale. On trouve aussi un peu d'emphysème interlobulaire ; pas de traces de liquide dans les plèvres ; les ganglions bronchiques sont tuméfiés, grisâtres et ramollis ; l'intestin grêle et le gros intestin présentent des arborisations nombreuses et même par places une couleur foncée, presque ardoisée. La rate pèse 90 grammes ; diamètre longitudinal, 9 centimètres ; largeur, 5 centimètres ; épaisseur au niveau du hile, 3 centimètres ; foie, reins et encéphale ne présentent rien à noter.

Dix-septième observation. — *Ste-Eugénie. Service de M Bouchut.*

Entérite. Glycérine Bismuth. Rougeole. Double pneumonie chronique. Guérison.

Rose G.. ., treize ans, entrée le 5 mars 1857. Mère souvent malade de la poitrine ; père malade de la poitrine ; vaccinée ; ni gourmes, ni glandes, sujette à s'enrhumer et à prendre la diarrhée. Depuis six mois surtout, l'enfant est plus malade; pas d'appétit, nausées sans vomissements, selles très-fréquentes, toux fréquente avec expectoration striée de filets de sang; douleurs dans le dos et sous les clavicules; fièvre avec sueurs diffuses. Douleurs dans les bras et les jambes; souvent mal à la tête.

Le 6 mars. L'enfant est médiocrement développée, maigre, pâle, blonde; les forces sont conservées; langue naturelle, bon appétit, pas de vomissements, diarrhée jaune verdâtre, puriforme; deux selles par jour avec quelques coliques. Cette diarrhée dure depuis huit jours; elle avait duré précédemment deux semaines, et depuis quelques mois revient très-souvent. Ventre souple et indolent; toux fréquente, un peu d'expectoration; râles soufflants et sibilants des deux côtés de la poitrine. Eau de riz, potage.

Du 7 au 20, garde-robes plus ou moins molles traitées par la glycérine, 60 gr.

Le 21. Une garde-robe de même nature; l'enfant est dégoûtée de la glycérine, qui est remplacée par le sous-nitrate de bismuth, 6 gr. en deux paquets.

Le 23. Une garde-robe. Bismuth.

Le 24. Une garde-robe liquide. Bismuth, 10 grammes.

Le 25. Une garde-robe presque liquide, noirâtre; l'enfant était triste, abattue. Hier, dans la journée, la peau se couvre d'une éruption rouge devenue ce matin assez confluente sur la face. Ce matin, la face est très-rouge, taches rouges confluentes séparées par de petits ilots de peau saine; conjonctives rouges; le nez coule, quelques éternuements. Un peu de mal à la gorge. La voûte du palais est couverte de petites taches rouges; sur le tronc et sur les membres, l'éruption est très-discrète et formée de quelques petites taches peu nombreuses; toux assez fréquente; résonnance médiocre de la poitrine; râles sibilants et ronflants dans toute la hauteur des deux côtés ; mauvais sommeil, peau chaude. Pouls 120. Tilleul sucré de gomme. 5 grammes de bismuth.

Le 26. L'éruption a pâli un peu. Diarrhée assez abondante, pas de vomissements, toux fréquente ; râles dans la poitrine ; délire la nuit, pas de sommeil ; peau chaude. Bismuth, looch.

Le 27. L'éruption n'est pas très-confluente, ni très-colorée ; elle couvre encore le visage, le corps, les membres ; pas d'éternuements ; les yeux sont encore rouges. Toux fréquente sans expectoration, bonne résonnance de la poitrine ; râles sibilants sous-crépitants des deux côtés, surtout à gauche. Langue un peu blanche, soif fréquente, pas de vomissements ; diarrhée abondante, noire ; pas de céphalalgie, quelques gouttes de sang par le nez ; pas de sommeil, un peu de délire, peau modérément chaude. Pouls 100. Looch. Bismuth, 10 gr.

Le 28. L'éruption pâlit, un peu moins de diarrhée. Bismuth, 10 gr.

Le 29. L'éruption a presque disparu et laisse quelques taches brunes sur la peau ; toux moins fréquente ; expectoration peu abondante, épaisse, puriforme et nummulée ; un peu de râles sibilants et ronflants des deux côtés de la poitrine ; langue rosée, naturelle, un peu d'appétit ; plusieurs garde-robes liquides, noirâtres. Pouls 84. Bismuth.

Le 30. Toujours un peu de diarrhée, peau modérément chaude. Pouls 88.

Le 1er avril. Deux selles liquides. Pouls 88. Bismuth.

Le 2. Bismuth, 15 grammes en trois paquets, une garde-robe.

Le 3. Pas de garde-robes. Bismuth, 15 grammes.

Le 4. Une garde-robe liquide, abondante, noire, toux fréquente, un peu de diminution de son dans le côté droit en arrière et dans ce point, râles muqueux abondants; il y a aussi des râles dans le côté gauche, mais ils sont moins abondants. Bismuth.

Le 5. Bismuth. 15 grammes.

Le 7. Bismuth, vésicatoire volant au-devant de la poitrine.

Le 12. Bismuth.

Le 15. Une selle demi-molle, abondante, jaunâtre; toux moins fréquente; même état de la poitrine. Langue naturelle, peu de soif, bon appétit. Pouls 120. Bismuth, 15 grammes.

Le 16. Selle demi-consistante, molle; toux aussi fréquente; même état de la poitrine.

Le 21. Diarrhée complétement arrêtée depuis deux jours. Lavement; bismuth.

Le 23. La diarrhée est revenue et a continué très-abondante; toux très-fréquente avec expectoration muqueuse puriforme; râles muqueux abondants des deux côtés de la poitrine à la base. Sueurs abondantes la nuit. Pouls 88. Bismuth.

Le 30. Eau rougie.

Le 3 mai. L'enfant tousse moins et ne crache plus. La matité observée dans les deux côtés de la poitrine en arrière et en bas a presque disparu, ainsi que les râles humides. A gauche, le murmure vésiculaire reste assez naturel; à droite, la respiration est seulement très-affaiblie. La diarrhée n'a pas complétement cessé; à peu près tous les jours, il y a des garde-robes avec des matières demi-fluides. Pouls 88. Bismuth.

Le 7. Selle abondante, en marmelade noirâtre, la toux a presque complétement cessé. Le murmure vésiculaire s'entend bien jusqu'à l'angle inférieur de l'omoplate, mais au-dessous la respiration s'entend à peine. Pouls 76. Collyre

(120 grammes d'eau distillée, chlorure de sodium 10 gr.). L'enfant sort guérie le 22 juin 1857.

COMPLICATIONS

Dépendant d'une altération du tube digestif, vomissements, diarrhée, entérite, stomatite.

La langue reste ordinairement humide pendant la rougeole normale ; très-rarement, on la trouve collante et sèche ; son pourtour ou sa pointe seulement sont d'un rouge rosé assez vif ; sa face dorsale et sa base sont souvent couvertes d'un enduit blanc ou jaune assez épais. Elle revient à l'état normal pendant la décroissance de l'éruption, très-rarement, elle reste naturelle pendant toute sa durée.

Les gencives conservent leur aspect normal, quelquefois cependant sans aucune complication, elles deviennent épaisses, rouges, se couvrent de pellicules blanches, pseudo-membraneuses, ou bien s'enlèvent à leurs bords libres et deviennent saignantes.

L'appétit se perd dès les prodromes et revient après l'éruption, la soif est toujours vive au début, diminue lorsque l'appétit reparaît, cependant elle peut persister.

Nous allons étudier les phénomènes qui dépendent de l'estomac ou de l'intestin (vomissement, diarrhée), et ce n'est qu'en dernier lieu que nous nous occuperons des accidents du côté de la bouche parce que leur étude nous servira d'introduction à une classe de complications plus sérieuses, plus importantes, plus générales, si je puis ainsi dire : je parle des gangrènes.

Vomissements. — Ils ne sont pas très-fréquents au début de la rougeole, et, lorsqu'ils existent, ce n'est que pendant un jour ou deux, rarement bilieux, le plus souvent muqueux.

MM. Rillet et Barthez ont vu des enfants vomir du sang, mais ces enfants avaient eu d'abondantes épistaxis, le sang pouvait avoir été avalé.

Sydenham dit n'avoir jamais vu le vomissement après l'éruption. M. Poulet, dans une épidémie à Plancher-les-Mines l'a vu deux fois survenir dans la période d'état de l'éruption. L'état général était en même temps grave et inspirait de sérieuses inquiétudes. Il y avait tous les symptômes d'un embarras gastrique des plus prononcés.

Diarrhée. — Les évacuations alvines sont normales dans les prodrômes de la rougeole ; la diarrhée se montre assez souvent pendant l'éruption, elle est peu abondante et sa durée est d'un ou deux jours. Presque toujours sans gravité ce phénomène semble même constituer une crise favorable au moment où l'exanthème se porte vers la peau. Il semble qu'au moment où le levain morbide a atteint son summum d'activité, qu'au moment où la despumation, comme l'appelle Sydenham, va se faire dans toute sa force, il semble qu'il n'y ait pas assez d'émonctoires ouverts (Trousseau). Ainsi, indépendamment du coryza, du catarrhe oculaire, du catarrhe bronchique, la maladie frappant les intestins produit un catarrhe intestinal, une diarrhée qui paraît un symptôme avantageux chez les enfants surtout, car chez les adultes ce symptôme est plus rare.

M. Michel Lévy considère la diarrhée qui paraît avec les prodrômes comme un effet de l'hyperémie morbilleuse de la muqueuse intestinale, la diarrhée étant à l'intestin ce que le larmoiement est à la muqueuse oculaire ou le coryza à la pituitaire. Mais lorsqu'il y a exagération dans le nombre des selles, que le ventre est douloureux, dès ce moment l'entérite cesse d'être un simple phénomène, elle devient une complication.

Cette diarrhée est quelquefois très-abondante, les malades allant jusqu'à dix fois et même quinze fois à la garde-robe dans les vingt-quatre heures. Mais si cette diarrhée n'a rien d'alarmant, lorsque les autres symptômes, l'éruption, la fièvre marchent naturellement, il n'en est plus ainsi lorsque l'éruption se fait mal, que les yeux se cavent, que le flux intestinal prend de trop grandes proportions. Il faut alors se hâter d'intervenir, car chez les jeunes enfants, des accidents cholériformes peuvent survenir. Si même la diarrhée durant plus de vingt-quatre heures reste aussi violente le second jour que le premier, il faut agir, et dans ce cas l'opium est le remède héroïque; il arrêtera la diarrhée, en agissant en même temps sur la peau et en favorisant le développement de l'exanthème.

Il arrive souvent que le catarrhe intestinal morbilleux épuise son action en se manifestant sur le gros intestin en produisant cette colite de forme particulière appelée à tort dyssenterie et caractérisée par des selles sanglantes et glaireuses et par du ténesme. Le mot dyssenterie est mauvais, parce qu'il exprime l'idée d'une maladie épidémique, spécifique, contagieuse, à forme particulière. C'est une colite mais une colite toute spéciale, et la colite morbilleuse en est tout aussi différente que l'exanthème morbilleux est différent de l'exanthème scarlatineux, bien que l'une et l'autre éruptions occupent également la peau.

Cette distinction est essentielle à poser, car la dyssenterie est bien autrement dangereuse que la colite morbilleuse. Celle-ci se guérit généralement seule, on peut la faire cesser lorsqu'elle se prolonge, en administrant des lavements albumineux ou un lavement avec cinq ou dix centigrammes de nitrate d'argent dissous dans cent grammes d'eau distillée ou vingt-cinq à trente centigrammes de sulfate de cuivre ou de zinc dans une même quantité de véhicule. Cette colite survenant au cinquième ou sixième jour de la rougeole n'est en définitive généralement pas plus un accident sérieux que ne l'est l'éruption souvent assez violente, survenant à la lèvre supérieure sous l'influence du coryza. Ces accidents sont d'ailleurs très-analogues, leur siége seul est différent (Trousseau).

L'entérite ajoute rarement une grande gravité au pronostic, seule elle cause rarement la mort dans la rougeole ; cependant elle augmente le danger des autres complications, ainsi nous verrons que les gangrènes de la peau ou des muqueuses, si graves, comme on sait, s'accompagnent souvent de diarrhée, la gravité de la pneumonie est encore augmentée lorsqu'il vient s'y joindre une entéro-colite, alors elles sont presqu'inévitablement mortelles. On peut considérer comme diarrhée critique la diarrhée qui se déclare après l'éruption terminée et qui ne dure qu'un jour.

M. Poulet l'a vue une fois coïncider avec une aggravation notable des symptômes et une accélération énorme du pouls. Dans ce cas, elle ne tarda pas à se supprimer et à être suivie d'accidents ataxiques redoutables, elle ne précéda la mort que de quelques heures.

Nous rapportons vingt-neuf faits dans lesquels la diarrhée a eu une persistance et une ténacité qui l'ont fait résister aux anti-diarrhéiques, et trois fois même elle amena la mort. Dans deux cas, il est vrai, il y avait complication de gangrène de la bouche et de pneumonie, mais une fois il n'y avait que la diarrhée qui causa par elle seule un épuisement mortel.

Sur 46 cas MM. Rilliet et Barthez ont trouvé ;

37 fois le catarrhe aigu.
6 fois le catarrhe chronique.
2 fois la dyssenterie.
1 fois l'entérite typhoïde.

M. Dechant a trouvé la muqueuse gastro-intestinale enflammée et ramollie. Il a trouvé un ramollissement gélatiniforme de l'estomac. Les follicules intestinaux sont souvent développés, offrant une coloration livide, hémorrhagique. Les ganglions mésentériques sont développés, rouges, tuméfiés, l'intestin grêle offre quelquefois des altérations notables, ce sont des portions de cinq à six pouces de long injectées, épaissies, ramollies.

Le gros intestin est presque constamment enflammé, principalement dans le cœcum, l's iliaque du colon et le rectum, la muqueuse est rouge, ridée, et légèrement tuméfiée. Les follicules sont ordinairement plus développés et apparaissent épais comme des grains de millet ou de chenevis.

MM. Boudin et Rufz ont trouvé la muqueuse du colon rouge, épaissie et ramollie, et criblée de petites ulcérations. Il y avait des enfoncements ou des dépressions de la muqueuse, ces ulcérations étaient rosées au pourtour, à bords affaissés, la muqueuse aux trois quarts détruite dans son épaisseur, le tissu cellulaire sous-muqueux était épaissi et injecté. Dans quelques cas il existait sur toute la surface de l'intestin des fausses membranes disposées en forme d'ilots d'une étendue de trois à quatre lignes de diamètre, les fausses membranes avaient environ un quart de ligne d'épaisseur.

M. Lombard dit qu'un très-grand nombre d'enfants ont évacué des ascarides lombricoïdes pendant la première période de la rougeole.

M. Dechant a rencontré souvent dans les intestins des lombrics réunis en pelotons. Il a rencontré des invaginations qu'il considère comme liées à une entérite grave. Nous rapportons une observation que nous devons à M. Cerise et qui pourrait porter ce titre.

Dix-huitième observation.

Rougeole. Ileus.

Guillaume C..., âgé de dix ans, atteint de rougeole en mars 1857.

14. Symptômes précurseurs réguliers et bénins, fièvre d'une intensité légère, mais bien caractérisée.

19. Eruption bénigne, mais générale.

Du 19 au 24. Constipation ou selles insuffisantes, quelques petits potages.

24. Aliments liquides, potages, convalescence en apparence parfaite, pas le moindre malaise, appétit très-vif, pouls excellent.

A six heures du soir, au moment où il faisait son repas avec un quart d'aile de poulet, il est pris de coliques et de vomissement avec réaction fébrile, consécutive, il n'y eut qu'un seul vomissement de liquide et une seule garde-robe de matières dures et rondes en quantité peu notable.

25. Coliques par intervalles séparés par un état normal apparent, constipation, lavements impuissants, pouls fréquent, 110 dans les moments de coliques ; 80, 90, 100 dans les intervalles (potages).

26, 27, 28. Mêmes coliques, mêmes intervalles, les lavements n'entraînent qu'un liquide blanc, inodore et transparent, du *mucus* pur, en un mot. La magnésie amène avec de grandes douleurs une ou deux selles liquides peu abondantes.

29. La douleur du ventre augmente, sensibilité excessive dans tout l'abdomen, surtout dans la portion comprise entre le nombril et le pubis. Les accès de coliques sont d'une violente intensité et n'amènent jamais que des gaz inodores et sans aucun soulagement. Les gaz sont accompagnés quelquefois de ce mucus incolore et transparent dont il a été parlé plus haut. 112 pulsations dans les moments de souf-

france; 90 à 100 dans les intervalles toujours plus courts.

30. Tous les symptômes précédents sont extrêmes. Tous les symptômes d'une entérite profonde ou sous-péritonéale, tuméfaction entre le nombril et le pubis très-développée et d'une sensibilité excessive, percussion très-difficile. MM. Homolle et Cerise croient à une rétention de matières fécales dans l'intestin grêle (ileus).

On administre la strychnine cinq centigrammes en vingt prises, trois pilules dans la journée. Le soir, les douleurs sont atroces à huit heures, fièvre intense, sensibilité abdominale extrême. Mais la tuméfaction s'est déplacée et a gagné la fosse iliaque droite. A minuit, soulagement de l'enfant, sommeil par reprises prolongées, pas d'évacuations. M. Cerise pense que le cœcum est franchi par les matières.

31. Huile de ricin. Le mieux se maintient, vers onze heures les gaz odorants commencent à s'échapper, à midi c'est une infection, enfin à quatre heures une grande quantité de matière jaune et dure est rendue. A partir de ce moment, il y a eu des évacuations plus ou moins liquides à la suite desquelles la convalescence a commencé pour ne plus s'interrompre.

Le 10 avril, l'enfant se levait, le 28 faible encore mais bien rétabli, un nouvel arrêt de matières eut lieu le 20, mais cette fois la stychnine administrée au premier signe prévient les accidents et rétablit l'évacuation des matières qui depuis eut lieu régulièrement.

Les causes de l'entéro-colite sont faciles à déterminer. La fluxion abdominale normale dans la rougeole donne aux intestins une susceptibilité telle que la cause la plus légère, insignifiante dans une autre circonstance, déterminera des accidents. Ainsi une alimentation exagérée, des purgations même légères, administrées mal à propos, détermineront des diarrhées fâcheuses.

On comprend dès lors sa grande fréquence, dans certaines épidémies on l'a vue se montrer dans le tiers des cas. MM. Rilliet et Barthez l'ont rencontrée quarante-six fois sur cent soixante-sept enfants.

MM. Guersant et Blache font remarquer que leurs confrères observaient sur des sujets cachectiques, qui, épuisés par un long séjour à l'hôpital, finissaient par y succomber, soit à une entéro-colite, soit à une broncho-pneumonie.

Dans l'épidémie de Genève, en 1847, le docteur Lombard a constaté les douleurs abdominales et la diarrhée chez le quart de ses malades.

Même en dehors de l'hôpital, sans l'influence du mauvais air, ni de mauvaise hygiène, on peut trouver des cas d'entérite. Sur 264 malades, M. Lemaire, à Dunkerque, en a observé 183 qui ont souffert d'une entérite très-prononcée. Sa durée était de dix jours environ.

La plupart de ces malades n'avait pas dépassé cinq à sept ans. Elle paraissait au moment de l'invasion de l'exanthème, réapparaissait vers la période de décroissance; les enfants se plaignaient de souffrances à la région abdominale; ils avaient de la fièvre. Mais quoique se prolongeant avec une certaine intensité, cette entérite n'a jamais été funeste. Cependant elle déterminait quelquefois un affaiblissement dont il était difficile de relever le malade.

Le traitement de l'entérite sera fait avec le traitement en général.

Dix-neuvième observation.

Rougeole survenue dans le cours d'un rhume, la bronchite reste légère. L'éruption paraît le troisième ou quatrième jour du début et s'accompagne de diarrhée pendant trois jours. Guérison rapide et complète.

Henry P...., 21 ans, cocher, entré à l'hôpital Beaujon le 20 février 1857, salle St-Jean, service de M. Gubler.

Bonne constitution, santé habituelle excellente; depuis une quinzaine de jours, il est enrhumé avec un peu d'enrouement, sans enchiffrènement, il continuait son état. Il y a cinq à six jours, il a ressenti un malaise général, sans douleur lombaire bien accusée, mais de la céphalalgie, des vomituritions sans vomissements. Il s'est mis au lit et la fièvre l'a pris sans frisson. L'éruption a paru il y a deux jours, elle est encore aujourd'hui (20 février) parfaitement caractérisée. La fièvre est très-modérée, la respiration assez libre s'entend assez bien partout, à peine mélangée de quelques sibilances. Toux rare et grasse, quelques crachats muqueux, déchiquetés, petits; le coryza, l'injection conjonctivale existent, mais peu prononcés; pas de larmoiement, diarrhée assez abondante durant depuis deux jours; le malade a été trois fois à la selle cette nuit même. Les urines d'un jaune rouge sont un peu troubles. L'acide nitrique fait disparaître ce trouble et ajouté, en excès, donne un diaphragme d'un beau bleu au-dessus duquel la liqueur prend une teinte bleue grise. Tilleul orange.

Le 21. La diarrhée s'est arrêtée d'elle-même. Absence de fièvre, appétit. L'éruption pâlit. Une portion.

La toux et les crachats disparaissent, et le 26, le malade reçoit son exeat. Les taches de l'éruption sont encore visibles, elles ont une teinte bistrée pâle, rappelant celles de certaines ecchymoses en voie de disparition. La respiration un peu sèche et rude ne s'accompagne d'aucun bruit anormal et ne manque pas d'ampleur. Il y a au cou quelques traces de desquamation furfuracée, ainsi qu'au visage. (S. Féréol.)

Vingtième observation.

Diarrhée pendant le cours de la rougeole.

Marie A...., 25 ans, eut au mois de mai 1857, une rougeole dont le début ne présente rien de notable. Mais le troisième jour de l'éruption, il survient une diarrhée avec coliques violentes, selles fréquentes qui, après avoir paru sans cause appréciable, sans aucune imprudence qui puisse l'expliquer, se continua pendant huit jours sans interruption.

Cette diarrhée ne fut d'aucun fâcheux effet et la rougeole suivit son cours régulièrement. (Dr Cerise.)

Vingt-unième observation. — *Ste-Eugénie. Service de M. Bouchut.*

Diarrhée, suite de rougeole.

Victorine B...., 3 ans et demi, entrée le 25 juin 1857. Père et mère bien portants; enfant mort de la rougeole il y a huit jours; vaccinée. L'enfant n'aurait jamais été malade, elle aurait eu, il y a trois mois, la rougeole qui a duré une dizaine de jours. Depuis quelque temps elle aurait toujours eu la diarrhée; deux ou trois selles par jour, pas de vomissements, assez d'appétit, pas de toux.

Le 26. L'enfant est blonde, assez bien développée, facies rouge, animé, langue blanche, soif fréquente, appétit, peu de vomissements. Diarrhée, trois selles jaunâtres demi-liquides. Ventre souple, indolent, sans gargouillements; pas de toux, aucun bruit anormal dans la poitrine. Pouls 120. Bain, eau albumineuse.

Le 27. Deux selles liquides.

Le 28. Deux garde-robes peu abondantes, jaunes. Bain; potage au riz. Eau albumineuse.

Sort guérie le 30 juin 1857.

Vingt-deuxième observation. — *Ste-Eugénie. Service de M. Bouchut*

Rougeole. Diarrhée.

Jeanne D...., 10 ans, entrée le 27 décembre 1856. Père bien portant, mère souffreteuse, gastralgique; un enfant a la coqueluche en ce moment; vaccinée, ni gourmes, ni glandes. L'enfant a été prise de fièvre le 22 décembre; éruption de rougeole le 24; pas d'ophthalmie, l'enfant tousse beaucoup, diarrhée, quelques vomissements, peu d'appétit, mauvais sommeil.

Le 28. L'éruption de rougeole a presque disparu, elle laisse après elle sur les membres une teinte très-évidente et sur les bras des taches morbilleuses sans desquamation. Langue rouge, un peu sèche, pas de vomissements, pas de selles, toux assez fréquente, pas d'expectoration, bonne résonnance de la poitrine, pas de râles, un peu d'appétit. Pouls 92. Looch blanc.

Le 29. L'enfant continue à tousser et offre quelques râles sous-crépitants dans les deux côtés de la poitrine. Looch blanc.

Le 30. Une garde-robe de matières diarrhéïques avec du mucus ensanglanté; toux assez fréquente, grasse; la voix est enrouée; râles sibilants et ronflants des deux côtés de la poitrine. Pouls 80. Julep diacodé, 2 grammes de bismuth. La diarrhée disparaît. Exeat.

Vingt-troisième observation. — *Ste-Eugénie. Service de M. Bouchut.*

Rougeole. Diarrhée cholériforme.

Duboust, 10 ans, entrée le 17 janvier 1857; vaccinée; père bien portant, mère morte de la poitrine. Six enfants dont trois morts. Cette enfant qui est entre les mains des religieuses depuis dix-huit mois a souvent des glandes; depuis quelques jours, elle avait mal à la tête et perdu l'appétit; à part cela, elle se portait bien. Hier, elle a eu du malaise, de la fièvre, de la céphalalgie, yeux larmoyants, toux, délire, insomnie, vomissements.

Le 18. Cette enfant paraît d'une bonne constitution, elle

est bien développée; le visage, le tronc et les membres sont couverts par une éruption caractérisée par de petits points rouges, miliaires, isolés, par d'autres points rouges entourés d'une auréole inflammatoire formant des taches lenticulaires; quelques-unes de ces taches sont réunies à leurs voisines de manière à former des taches irrégulières plus grandes; dans l'intervalle, la peau conserve sa coloration; la rayure du doigt y fait une raie blanche entre deux rouges; l'éruption est d'ailleurs discrète. Le voile du palais est rouge et piqueté par une éruption semblable; léger mal de gorge, toux fréquente, sans expectoration, avec quelques râles sibilants dans la poitrine; les éternuements ont cessé, mais les yeux restent rouges et larmoyants; une selle sans diarrhée, peau chaude. Pouls 112.

Le 19. L'éruption a pâli, les yeux sont moins rouges, pas d'éternuements, mal à la gorge, toux fréquente, un peu de râles sibilants dans les deux côtés de la poitrine. Pouls 188. Un peu de diarrhée.

Le 20. L'éruption paraît encore aujourd'hui et a pris une teinte ecchymotique; langue rouge, faiblement chargée, pas de vomissements; coliques vives avec un peu de tenesme; selles excessivement nombreuses, quarante ou cinquante dans la journée, peu abondantes, souvent impossibles à retenir, formées de matières jaunes liquides, mélangées de mucus et d'une certaine quantité de sang. Le ventre est aplati, douloureux et gargouille dans la fosse iliaque droite; toux peu fréquente, quelques râles dans la poitrine. Pouls 100.

Le 21. Le nombre des selles a diminué, le sang et le mucus ont à peu près disparu; ventre indolent; pouls 100.

Le 23. Une seule selle demi-liquide, demi-solide.

Le 24. Pas de garde-robe; l'éruption laisse de petites taches jaunes sans desquamation, toux sèche, pas de râles dans la poitrine.

Les 26 et 27. Pas de selles. Pouls 60 , 80. Demi-portion. Le 29. Trois selles , une dure , les autres diarrhéiques. Le 30 et le 31, pas de selles. Pouls 64. Exeat.

Vingt-quatrième observation. — *Ste-Eugénie. Service de M. Bouchut.*

Rougeole. Diarrhée

Pauline P..., 5 ans , entrée le 23 avril 1857. Père bien portant, la mère a eu des ophthalmies ; elle a encore des glandes au cou à gauche ; deux enfants dont un a eu la diarrhée quelquefois ; vaccinée ; ophthalmie qui a duré peu de temps. Dévoiement fréquent, quelquefois de la toux. L'enfant est malade depuis quinze jours ; mal à la tête , pas de convulsions , assez bon sommeil , un peu d'appétit ; vomissements fréquents, diarrhée jaune verdâtre , ventre douloureux , peu de toux , amaigrissement depuis le début de la maladie, fièvre continuelle, soif vive.

Le 24. L'enfant est petite, chétive, maigre et très-peu développée ; cheveux châtains , tête saine , narines obstruées par des croûtes d'eczéma et sous le menton une adénite suppurée ; un peu de toux ; la résonnance du thorax est bonne. Le murmure vésiculaire est naturel , ventre souple , un peu gonflé et ballonné ; pas de vomissements, ni de selles. Langue blanche , soif, pas d'appétit. L'enfant se plaint continuellement, elle a peu dormi , peau chaude. Pouls 120.

Du 25 avril au 8 mai , diarrhée plus ou moins fréquente, traitée par le bismuth.

Le 8. Deux selles liquides , verdâtres , pas de vomissements ; l'enfant paraît très-fatiguée. Langue humide, un peu noirâtre, ventre souple, un peu douloureux, amaigrissement considérable, un peu d'œdème ; le pouls est insensible. Bismuth. Bain.

Le 4 juin. Depuis plusieurs jours l'enfant est plus malade

et très-abattue. Il y a trois jours qu'une éruption a commencé sur le corps, et aujourd'hui elle est caractérisée par des taches rouges, nombreuses, irrégulières. L'enfant éternue et les narines coulent abondamment. Elle paraît avoir mal à la gorge, les yeux sont rouges et larmoyants, fièvre très-vive. Looch blanc.

Le 5. L'éruption de rougeole pâlit et disparaît. Pouls 100. Plusieurs selles diarrhéïques. Sort dans le même état le 10 juin 1857.

Vingt-cinquième observation.

Diarrhée, suite de rougeole.

Emile M..., âgé de douze ans, entré à l'Hôtel-Dieu, salle Sainte-Agnès, le 13 janvier 1859.

Cet enfant, d'aspect très-chétif, est malade depuis quinze jours. Il a eu chez ses parents une maladie éruptive que le malade nomme petite rougeole, mais qu'il est difficile de spécifier, car il n'a jamais eu de mal de gorge ni de desquamation, ce qui exclue l'idée de scarlatine, mais il n'a jamais toussé.

Sa mère a dit à la sœur que c'était la rougeole, cet enfant dit qu'il est sorti trop tôt et que depuis ce temps il a été pris de vomissements et de diarrhée ; il n'a jamais saigné du nez, il ne présente aucune tache senticulaire ; il a la langue blanche. La poitrine résonne normalement. Potion de Rivière. Bouillon.

104 Pulsations, face rouge, yeux inquiets, langue rouge et humide. Glace. Eau de seltz.

Samedi 15. Il a encore vomi. Trois selles diarrhéïques. Il souffre peu dans le ventre ; céphalalgie ; moins de fièvre. Glace. Eau de seltz 4 fois avec une goutte de laudanum dans la glace et l'eau de seltz.

Dimanche 16. Il n'a plus vomi. Pas de selles. Une portion.

Vendredi 21. Jeudi, il a mangé des oranges, aussi a-t-il eu du dévoiement. Sous-nitrate de bismuth 2 grammes, craie préparée 2 grammes.

Samedi 22. Diarrhée. Même traitement.

Dimanche 23. Le dévoiement continue ; il se lève et fait de l'exercice dans la salle. Même traitement.

Mardi 25. Comme la diarrhée ne s'arrête pas, on lui retire le sous-nitrate et lui donne 3 pilules nitrate d'argent de $0^{gr},01$.

Mercredi 26. Il a été deux fois à la selle en dévoiement. 5 pilules de nitrate d'argent.

Jeudi 27. Autant de diarrhée, idem.

Sa mère est venue le chercher dans la journée.

Vingt-sixième observation.

Rougeole. Diarrhée.

En janvier 1857, Charles G..., âgé de huit mois, d'un tempérament assez chétif, a une rougeole bénigne. L'éruption discrète se fait après quatre jours de prodrômes ordinaires, sauf une diarrhée dont le malade souffre dès le deuxième jour de l'apparition des taches.

La desquamation a lieu comme d'habitude et en même temps sans cause appréciable ; fièvre ardente, selles nombreuses. Ces dernières nécessitent la décoction blanche de Sydenham, des quarts de lavement d'eau de riz amidonnée, des cataplasmes émollients sur tout l'abdomen.

Les coliques continuent très-vives, il en est de même de la fièvre. Application de six sangsues loco dolenti.

Les douleurs s'apaisent, mais la diarrhée persistant malgré la thérapeutique indiquée, nous songeons à administrer du calomel à petites doses ($0^{gr},05$ le matin, $0^{gr},05$ le soir).

Au bout de deux jours, le dévoiement diminue et la fièvre cesse. Suspension du calomel.

Trois jours après la dernière dose, les selles ne tardent pas à reparaître, moins nombreuses, il est vrai, et sans colique, mais n'en continuant pas moins de temps à autre pendant un mois.

La convalescence de l'enfant fut très-longue.

Vingt-septième observation. — *Ste-Eugénie. Service de M. Bouchut.*

Rougeole. Diarrhée. Guérison.

Jeanne-Marie B..., cinq ans, entrée le 10 juin 1857. Enfant ordinairement bien portante, actuellement malade depuis six jours, a été prise de tous les prodrômes d'une rougeole qui est apparue cinq jours après. Depuis hier la fièvre est tombée ; dévoiement violent au début, a continué depuis ; assoupissement habituel.

11. L'éruption de rougeole est discrète, formée de petites taches rouges à demi-éteintes ; langue rouge dépouillée ; trois selles liquides. Pouls 108. Looch blanc.

Le 12. L'enfant ne va pas mal. Pouls 108; l'éruption persiste.

Le 14. L'éruption disparaît.

Le 24. L'enfant va bien. — Exeat.

Vingt-huitième observation. — *Ste-Eugénie. Service de M. Bouchut.*

Diarrhée. Rougeole. Dépérissement. Mort.

Marie-Octavie L..., trois ans, entrée le 25 février 1857, a beaucoup souffert en nourrice. Depuis l'âge de onze mois elle a toujours été souffrante. Depuis huit jours elle est plus malade, elle boit beaucoup, elle vomit ce qu'elle mange et a une grande diarrhée de matières semblables à des blancs d'œufs ; beaucoup de toux, pas d'expectoration.

Le 26. Langue blanche, piquée de rouge, pas de vomissements, soif fréquente, ventre tendu, ballonné ; trois selles

12

liquides ; toux fréquente, pas de râles dans la poitrine ; pouls 112. Sous-nitrate de bismuth 4 grammes.

Le 27. Une selle solide mêlée de matières liquides.

Le 28. Plusieurs selles liquides. Depuis hier il se fait une éruption exanthématique sur le tronc, le visage et les membres, cette éruption est caractérisée par des taches roses irrégulières, d'inégale étendue.

1er mars. L'éruption persiste avec les mêmes caractères.

3 mars. L'enfant tousse, il y a quelques râles sibilants dans la poitrine, deux selles en diarrhée.

Le 5. L'éruption a complétement disparu, l'enfant tousse encore un peu ; râles sibilants et muqueux dans la poitrine.

Le 6. Deux garde-robes.

Le 17. L'enfant dépérit, est grognon, pas de diarrhée, toux. L'auscultation gênée par ses cris ne fait découvrir que quelques râles sous-crépitants et sibilants.

Le 23. L'état de l'enfant s'aggrave chaque jour, la diarrhée continue mais faiblement, quelques râles muqueux à la base du poumon gauche et au même niveau diminution du bruit respiratoire.

Le 31. Mort.

Autopsie. — Il a été impossible de découvrir aucune lésion anatomique. Le foie était fortement coloré en rouge brun, mais n'offrait pas d'altération.

Vingt-neuvième observation. — *Ste-Eugénie. Service de M. Bouchut.*

Rougeole. Diarrhée. Purpura. Guérison.

Emilie R..., vingt-neuf mois, entrée le 4 juillet 1857. Habituellement bien portante, a eu de l'urticaire il y a deux mois. Depuis trois jours, elle tousse et a le dévoiement, soif vive ; elle est assoupie. Depuis le matin elle a la peau couverte d'une éruption de rougeole.

5 juillet. La diarrhée continue, soif vive, physionomie bonne, un peu d'agitation, respiration fréquente à la base gauche en arrière, la respiration est un peu soufflante et mêlée de quelques râles muqueux. L'éruption est générale et intense ; pouls fréquent, peau brûlante.

6 juillet. L'éruption persiste, la peau reste chaude, brûlante, la langue sale. Diarrhée abondante.

Le 7. L'éruption commence à pâlir, et sur les membres inférieurs, surtout à la face interne de la cuisse gauche, existent de nombreuses taches miliaires de purpura. Quelques taches de même nature existent sur les avant-bras ; toux peu fréquente, bonne résonnance de la poitrine. Un peu de râle sous-crépitant en arrière ; peau modérément chaude, diarrhée abondante verdâtre. Pouls 120 ; looch blanc. Sirop diacode 10 grammes.

Le 8. L'éruption de rougeole a disparu, les taches de purpura n'ont pas augmenté sur les cuisses, mais au contraire sur les bras.

Le 9. Même état de l'éruption des taches hémorrhagiques, diarrhée moins abondante. Pouls 120.

Le 11. L'éruption de purpura a disparu.

Le 16. Cette éruption a disparu complétement ; il ne reste que quelques pustules d'ecthyma. Exeat.

Trentième observation. — *Ste-Eugénie. Service de M. Bouchut.*

Dyssenterie. Rougeole. Mort.

Antoinette R..., huit ans, entrée le 28 février 1857. Pas de renseignements sur les antécédents. Cette enfant est malade depuis six jours ; après deux jours d'éternuements, de larmoiement, de malaise et de toux, elle a pris le lit ; en même temps elle a eu des nausées sans vomissements et une forte diarrhée. Au quatrième jour une éruption de rougeole est apparue sur la peau. Aujourd'hui on voit sur le visage, sur le tronc et sur les membres, des taches petites, irrégulières, discrètes, d'une teinte rosée assez pâle, le doigt laisse une trace rouge. Plus de larmoiement ni d'éternuement, langue rouge, sèche, effilée, soif très-fréquente ; ventre modérément douloureux, selles nombreuses, peu abondantes, formées de matières muqueuses, glaireuses, ensanglantées ; il y en a eu plus de vingt par jour et chaque fois il se produit un prolapsus du rectum ; abattement profond, agitation nocturne, délire. Pouls petit, 132 ; toux peu fréquente ; râles sibilants. Eau albuminée. Looch diacodé.

Le 3 mars. L'éruption de rougeole pâlit, la diarrhée dyssenterique persiste formée de matières muqueuses, membraneuses, ensanglantées, très-fréquentes que l'enfant ne peut plus retenir ; amaigrissement prononcé du visage avec excavation des yeux ; toux fréquente sans bruit anormal dans la poitrine. Looch. Eau albuminée.

Le 4 mars. Pas de vomissements ; les garde-robes aussi nombreuses conservent leur même caractère ; toux fréquente, pas de râle, pouls 128. Sous-nitrate de bismuth 10 gramm.

Le 5. Selles aussi fréquentes de même nature accompagnées de coliques ; la toux persiste sans expectoration ; mauvais sommeil, agitation continuelle, la peau très-chaude offre une faible desquamation furfuracée. Pouls 120. Sous-nitrate de bismuth 10 grammes.

Le 6. Les selles sont aussi abondantes et conservent le même caractère malgré le sous-nitrate de bismuth que l'on retrouve au fond du vase sous forme de matières blanchâtres ; langue rouge, dépouillée, gluante ; soif continue, ventre aplati, peu douloureux ; coliques fréquentes, amaigrissement, prostration et délire. Pouls insensible, 122.

Le 8. La diarrhée continue avec les mêmes caractères, insomnie, dépérissement énorme.

L'enfant meurt pendant la nuit.

Autopsie.— La partie supérieure de l'intestin grêle paraissait saine, les plaques de peyer étaient normales. Dans la portion inférieure, à trente centimètres environ de la valvule iléo-cœcale, la muqueuse intestinale offrait dans l'étendue de $0^{m},15$, une coloration d'un rouge vif et de nombreuses granulations pressées les unes contre les autres. Dans toute la région de la valvule iléo-cœcale, la muqueuse avait les mêmes caractères : granulations rouges, saillantes, pressées les unes contre les autres. Les parois du gros intestin étaient épaisses, les différentes couches qui la composent hypertrophiées, la couche fibro-celluleuse était bleuâtre, lardacée. La muqueuse était boursouflée, mamelonnée, plissée, criblée de points noirs correspondant aux follicules. Vers la partie inférieure près du rectum, elle présentait des ulcérations. Les ganglions mésentériques étaient tuméfiés, rouges, les autres organes n'avaient rien de particulier.

Trente-unième observation. — *Ste-Eugénie. Service de M. Bouchut.*

Rougeole. Ophthalmie catarrhale. Diarrhée. Leucorrhée.

Eugénie L..., trois ans, entrée le 4 juin 1857. Père bien portant, la mère a eu plusieurs maladies de poitrine ; sept enfants dont cinq sont morts de différentes affections ; vaccinée, pas de gourmes, glandes au cou depuis trois mois. Il y a trois mois, l'enfant a eu une angine avec fièvre pendant trois semaines, c'est à la suite de cette angine que sont survenues ces glandes. Depuis ce temps, l'enfant a toujours toussé ; assez bon appétit, pas de vomissements ni de diarrhée ; fièvre surtout l'après-midi, mauvais sommeil.

Le 11 Juin. Depuis hier l'enfant paraît mal à l'aise, est abattue et n'a pas mangé ; pas de vomissements ni de diarrhée, elle tousse beaucoup plus ; dans la soirée elle a le corps couvert d'une petite teinte rouge qui a disparu le matin ; en ce moment l'enfant paraît abattue, la langue est jaune, papillaire et poisseuse. Il n'y a pas d'éruption sur le corps, l'enfant tousse toujours, sans éternuement et sans rougeur des yeux; il y a un peu de râles sibilants dans la poitrine. Pouls 92.

Le 12. La toux continue plus fréquente, les yeux sont un peu rouges et semblent fuir la lumière. L'enfant paraît avoir de la peine à avaler; il se fait une éruption légère de pointillé rouge sur la face et les mains, mais non encore apparente sur le corps. Le fond de la gorge est un peu rouge et les amygdales volumineuses, pas de vomissement. Trois garde-robes en diarrhée. Pouls 124.

Le 13. L'éruption devient un peu plus apparente au visage et sur les mains, elle se développe aussi sur le tronc sous forme de taches rouges, assez larges et d'inégale dimension. L'enfant est assoupie, ses yeux sont collés et suppurent, le nez coule, pas d'éternuement. Il y a difficulté pour avaler, toux fréquente, rauque, râles soufflants et muqueux des deux côtés de la poitrine; un peu de diarrhée, trois selles par jour; il y a aussi un peu de leucorrhée.

Le 14. L'éruption ne s'est pas étendue, elle est livide et comme hémorrhagique; accablement considérable, cris, toux très-fréquente, bonne résonnance de la poitrine. Râles sous-crépitants des deux côtés. Pouls 136.

Le 16. L'éruption a un peu pâli et sa couleur est moins livide; yeux encore chassieux, pas d'éternuement, toux assez fréquente, moins rauque; râles sibilants et muqueux des deux côtés de la poitrine. Pouls 96. Looch blanc.

Le 17. L'éruption a en partie disparu, et laisse des taches cuivrées après elle. Pouls 101. Looch blanc.

Le 18. L'éruption pâlit et s'efface, la diarrhée diminue, langue blanche, soif fréquente, elle tousse beaucoup moins. Pouls 120. Bouillon coupé.

Le 19. L'éruption s'efface ; la toux persiste avec des râles sibilants et sous-crépitants des deux côtés de la poitrine ; bouche rouge ; langue blanche, soïf fréquente, pas de vomissements, diarrhée. Pouls 120. Eau de riz.

Le 23. L'éruption de rougeole a disparu, encore un peu de toux ; la diarrhée persiste. Les yeux sont très-malades, les paupières gonflées, rapprochées, suppurent abondamment. Les conjonctives sont très-rouges, il y a de la photophobie et il est impossible de voir la cornée. Laver les yeux avec du vin aromatique.

Le 26. On ne voit pas de traces de rougeole, et il n'y a pas de desquamation ; l'enfant tousse toujours ; un peu de râles ronflants et muqueux des deux côtés de la poitrine, diarrhée assez abondante, deux selles par jour en marmelade, yeux toujours malades, paupières gonflées, rapprochées l'une de l'autre, l'œil s'ouvre difficilement.

Le 27. L'état de l'enfant est le même, la diarrhée persiste. Bismuth.

Sort en voie de guérison le 10 juillet 1857.

STOMATITE.

La stomatite simple est une complication rare de la rougeole. MM. Rilliet et Barthez l'ont observée très-rarement, M. Kapeler l'a observée plus souvent. La stomatite avec gangrène est au contraire relativement fréquente. On a observé aussi une glossite caractérisée par une rougeur et un épaississement considérable de la langue. Nous admettons trois formes de stomatite :

Stomatite érythémateuse ;
Stomatite pseudo-membraneuse ;
Stomatite gangréneuse.

La *stomatite erythémateuse* est caractérisée par une rougeur plus ou moins intense, se manifestant avec l'éruption et persistant longtemps après la disparition de l'exanthème ; les gencives, la face interne des joues et des lèvres sont le siége de l'inflammation. Souvent la muqueuse gingivale présente une surface lisse, mollasse, turgescente, sensible au toucher et facilement saignante. Souvent les glandules de la face interne des joues et des lèvres font saillie sous la muqueuse enflammée. La langue est couverte d'un enduit limoneux à son centre, rouge à ses bords et à sa pointe. Haleine exhalant une odeur fade plus ou moins fétide.

Durée huit à dix jours.

Pendant la convalescence, chez des enfants débiles, chétifs, dans de mauvaises conditions, il n'est pas rare d'observer le muguet. On a vu aussi des cas de sialorrhée très-abondante, très-longue et fort pénible.

Traitement : collutoires émollients, miel rosat, borax, ou si la maladie persiste, collutoires aluminés, ou application de la teinture d'extrait de ratanhia.

La stomatite pseudo-membraneuse est caractérisée par des ulcérations plus ou moins profondes recouvertes d'une exsudation pseudo-membraneuse d'un gris-blanchâtre ou d'un gris foncé, formant une croûte facile à enlever. Ce n'est pas de la diphthérite, mais cela a plutôt la forme d'un aphthe à bords taillés à pic. La partie centrale, siége de la sécrétion membraneuse, est profondément déprimée en raison de la tuméfaction de la muqueuse environnante. Un liseré d'un rouge vif circonscrit le pourtour de l'ulcération si l'on vient à enlever la matière qui recouvre le fond de la plaie, on met à nu une surface très-rouge, boursouflée, excoriée, d'où s'échappe de la sérosité sanguinolente et qui, abandonnée à elle-même, se recouvre d'une nouvelle exsudation pseudo-membraneuse. La chute de la matière pultacée est suivie d'un écoulement sanguin fourni par de petits vaisseaux divisés. Les joues et les lèvres sont tuméfiées au niveau des points affectés. Les ganglions sont engorgés, l'haleine est d'une fétidité repoussante, mais n'a pas l'odeur gangréneuse. Les ulcérations ont constamment une tendance à s'accroître. Elles se développent sur tous les points de la muqueuse, lorsqu'elles se développent au niveau du collet des dents, elles les ébranlent et peuvent en provoquer la chûte.

Dans tous les cas, c'est une complication sérieuse et dont il faut se préoccuper, elle emprunte surtout son danger à une autre affection co-existante (pneumonie, entérite). M. Hecquet, dans une épidémie de rougeole qui a sévi à Abbeville, l'année dernière (1859), en a observé vingt-sept cas. Chez dix-huit enfants, la maladie siégeait à la face des joues, sur les lèvres et les gencives. Chez cinq enfants, elle occupait les gencives seules. Chez un autre, la face interne des joues.

Elle a débuté trois fois le quatrième jour de la rougeole, une fois le cinquième, une fois le sixième, ordinairement elle se montre beaucoup plus tard, après le premier, le deuxième, le troisième septenaire, vers la fin de la convalescence.

Onze fois, la maladie s'est montrée pendant le cours et vers le déclin de la pneumonie, deux fois avec une entéro-colite, trois fois avec la délitescence de l'érythème, neuf fois pendant la convalescence.

Sur les vingt-sept enfants atteints de cette affection, neuf sont morts pendant le cours de la stomatite, huit ont succombé à la pneumonie, un à l'entérite, les dix-huit autres ont guéri, mais très-lentement.

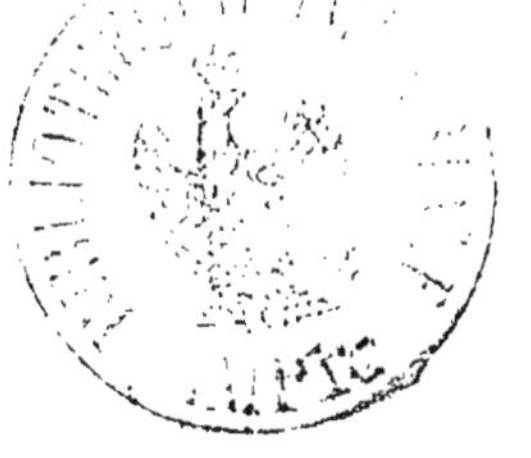

Trente-deuxième observation.

Stomatite ulcéro-membraneuse développée pendant le cours de la pneumonie morbilleuse. Mort.

Après vingt-quatre heures d'agitation fébrile, C... (Ch.), âgé de 6 ans, d'un tempérament lymphatico-sanguin et d'une assez bonne constitution, est pris de vomissements convulsifs dans la soirée du 21 mars 1857. Des cataplasmes sinapisés, promenés sur les membres inférieurs, un lavement purgatif destiné à combattre la constipation qui existe depuis trois jours, ainsi qu'une potion avec douze grammes de sirop d'éther, calment les accidents cérébraux.

Le 22 mars. Les mouvements convulsifs, qui avaient cessé depuis huit heures du soir, se sont montrés de nouveau entre quatre et cinq heures du matin et ont été remplacés plus tard par de l'assoupissement. Fièvre intense, peau brûlante, pouls à 102. La rougeur à la face, l'injection des yeux, l'état fluxionnaire de la muqueuse buccale, fournissent des signes avant-coureurs non équivoques de l'invasion de la rougeole. Prescription : nouveaux sinapismes mitigés aux pieds; potion calmante avec sirop d'éther; boissons adoucissantes.

Le 23 mars. Chaleur brûlante âcre de la peau, pouls à 115. Les mouvements convulsifs ont encore reparu hier à quatre heures du soir et se sont reproduits trois fois à de longs intervalles pendant la nuit. Ce matin, l'assoupissement est moins considérable, l'enfant a répondu aux questions adressées par sa mère. La constipation existe toujours, ainsi que le mouvement fébrile qui tend plutôt à augmenter qu'à diminuer. Prescription : on continue la potion, lavement avec miel de mercuriale, 30 grammes ; sinapismes conditionnels.

Le 24 mars. Il est survenu dans la nuit une légère diaphorèse qui a été suivie de l'apparition des premières taches morbilleuses sur la face, le cou et le thorax; pouls à 118, respiration 28. Expectoration.

Le 25 mars. L'éruption a envahi toute la surface du corps, les plaques morbilleuses sont d'un rouge plus vif sur le menton que sur les joues et sur le front. Toux sèche, fréquente, pénible, rien à la percussion, râles sibilants des deux côtés du thorax à l'auscultation, même état fébrile, langue un peu sèche vers son milieu, rouge à ses bords et à sa pointe, muqueuse buccale un peu rouge, soif vive. Prescription : boissons adoucissantes, lavements émollients.

Le 26 mars. L'éruption a complétement disparu, pouls assez développé, donne 136 pulsations. Dyspnée, 52 respitions par minute, aucun changement dans la sonorité du thorax, expansion pulmonaire plus faible à gauche, râles sibilants dans toute l'étendue de la poitrine, mêlés à des râles sous-crépitants fins. Prescription : sinapismes, 80 centigrammes de poudre d'ipéca à prendre en trois doses jusqu'à effet vomitif.

Les 27 et 28 mars. L'éruption n'a point reparu, l'ipéca a provoqué deux vomissements de mucosités filantes, épaisses et deux selles liquides, au milieu desquelles se trouvaient quatre lombrics. Bruit respiratoire plus dur à gauche ; de ce côté, on entend dans la fosse sous-épineuse du râle crépitant. Ce râle est plus abondant, plus distinct pendant la toux, le pouls est à 144, la dyspnée est très-intense, 46 inspirations par minute. Prescription : quatre sangsues sont appliquées aux malléoles, potion avec oxyde blanc d'antimoine, 4 gr. dans 120 grammes de potion gommeuse renfermant 10 grammes de sirop de digitale ; boissons gommeuses.

Le 29. Nuit agitée, une toux fréquente, quinteuse, a tourmenté le malade et l'a empêché de reposer, les sangsues ont bien saigné. Une des piqûres a coulé jusqu'à minuit.

Pouls à 146, la dyspnée est la même, le râle crépitant est remplacé par un souffle voilé qui semble être très-éloigné de l'oreille, râles sibilants et muqueux dans le reste de la poitrine. Une ulcération pseudo-membraneuse existe sur les gencives au collet de la deuxième incisive supérieure droite. L'état du pouls nous permettant d'avoir recours à l'émétique, nous prescrivons une potion contro-stimulante avec 15 centigrammes de tartre stibié dans 120 grammes de véhicule.

Les 30 et 31 mars. Pas de changement notable.

Le 1er avril. Pouls faible, très-fréquent, battant de 146 à 150 fois par minute, le souffle continue à se faire entendre à gauche et à gagner en étendue, tout en conservant son timbre voilé, la dyspnée est toujours très-grande. Une nouvelle ulcération pseudo-membraneuse s'est développée sur la commissure droite. Prescription : potion avec 4 grammes d'oxyde blanc d'antimoine, cautérisation des ulcérations pseudo-membraneuses avec le nitrate d'argent.

Le 3 avril. Face pâle, pouls petit, très-fréquent, dyspnée intense, haleine fétide, les lèvres encroûtées d'un vernis sec, fendillé, brunâtre, la face est pâle, exprime l'abattement, légère diarrhée, l'ulcération pseudo-membraneuse de la commissure s'étend jusqu'au niveau de la canine du même côté. Deux autres ulcérations existent sur la mâchoire supérieure, au collet de la canine droite au-dessous de la deuxième incisive supérieure gauche. Prescription : cautérisation avec le nitrate d'argent, collutoire avec liqueur de Labarraque. On continue la potion avec l'oxyde blanc d'antimoine.

Le 5 avril. Pouls petit, accéléré, 150 pulsations, même dyspnée ; 46 respirations par minute, accompagnées de la dilatation et du resserrement alternatif des ailes du nez. Le souffle reste le même, quoique plus difficile à bien apprécier ; les ulcérations pseudo-membraneuses font des progrès, la diarrhée continue. Prescription : emploi topique du chlorure de chaux sec, vésicatoire au mollet, potion à l'oxyde de blanc d'antimoine.

Les 6 et 7 avril. Même état, même traitement.

Le 8 avril. Prostration profonde, le pouls s'accélère de plus en plus, la dyspnée est extrême, l'haleine est d'une grande fétidité. L'état grave de l'enfant ne nous permet pas d'ausculter.

Une petite plaque pseudo-membraneuse s'est développée depuis hier soir sur le côté gauche de la langue, près de la pointe, de sorte que toute la cavité buccale se trouve envahie par toutes ces ulcérations pseudo-membraneuses.

Applications topiques de chlorure de chaux sec, on entretient les vésicatoires.

Le 10 avril. Depuis le matin, la peau s'est recouverte d'une sueur froide, le pouls est difficile à compter en raison de sa petitesse et de son extrême fréquence, la pâleur du visage, la décomposition des traits indiquent une terminaison funeste et prochaine ; les lèvres sont entièrement recouvertes d'une matière noirâtre et sèche, elles sont entr'ouvertes et animées de petits mouvements, diarrhée fétide.

L'enfant expire à sept heures du soir. (Hecquet).

Trente-troisième observation.

Rougeole. Délitescence de l'exanthème coïncidant avec le développement d'une stomatite ulcéro-membraneuse.

Victorine R...., âgée de six ans, d'un tempérament lymphatique très-prononcé et d'une chétive constitution, est affectée, le 12 mars 1857, d'une rougeole dont le début n'offre rien de particulier. La fièvre et les symptômes catharraux sont modérés, l'éruption suit un développement régulier, tout enfin semble se réunir pour faire espérer une heureuse terminaison, lorsque, le 17 mars, la délitescence de l'exanthème a lieu sans cause appréciable, trente-six heures après l'apparition des premières taches morbilleuses.

Le 18 mars, neuf heures du matin. Nuit un peu agitée, peau chaude, pouls à 90, toux sèche voilée. L'auscultation nous révèle l'existence de râles sonores mêlés à quelques râles muqueux. Du côté des voies digestives, la langue est recouverte d'un enduit limoneux assez épais, haleine fétide, la muqueuse buccale est d'un rouge vif, les gencives sont tuméfiées, saignantes et un peu sensibles. Il existe une petite plaque blanchâtre au collet de l'incisive médiane inférieure droite, et plus profondément, nous apercevons à gauche sur la face interne de la joue, au niveau des arcades dentaires, une ulcération ovalaire à fond grisâtre ; une diarrhée assez abondante s'est, de plus, déclarée depuis hier (il y a huit selles liquides de six heures du soir à neuf heures du matin). Prescription : des sinapismes mitigés sont promenés sur les membres inférieurs, lavements émollients, diète, cautérisation avec le nitrate d'argent.

Le 19 mars. L'ulcération de la joue a gagné en profondeur et en surface, ses bords très-élevés sont cernés par un cercle d'un rouge sombre, la joue gauche tuméfiée ne parait pas sensible à la pression, la langue est toujours très-chargée. La diarrhée persiste et fatigue beaucoup la petite malade, l'haleine est de plus en plus fétide ; application topique du chlorure de chaux sec, dont je recommande expressément l'emploi trois fois par jour, je prescris en outre du sous-nitrate de bismuth et des lavements avec tête de pavot.

Les 21 et 22 mars. Pas de changements notables dans les symptômes locaux et généraux. Même traitement.

Le 24 mars. Pouls à 72, la langue se nettoie, l'appétit

renait, l'enfant demande avec instance des aliments, cependant la diarrhée persiste mais avec moins d'intensité ; l'ulcération de la gencive a diminué de moitié. Une partie de la pseudo-membrane qui recouvre l'ulcération de la face interne de la joue s'est détachée. Prescription : on continue l'application topique de chlorure de chaux et de l'administration du sous-nitrate de bismuth trois fois par jour. Bouillon.

Le 26 mars. L'ulcération des gencives est presque complétement effacée ; ses bords, toujours un peu sensibles et saignants, sont affaissés et presque de niveau avec le fond. L'ulcération de la joue marche plus lentement, l'enfant crie famine. Quant à la diarrhée elle a complétement cessé. On continue l'application du chlorure de chaux sur l'ulcération de la face interne de la joue. Bouillons, potages.

Le 28 mars. La surface de l'ulcération de la joue, complétement détergée, devient rouge et vermeille, des bourgeons charnus s'élèvent de tous les points, le tissu gingival est rouge, un peu gonflé, facile à faire saigner dans toute son étendue. Prescription : application topique de la teinture d'extrait de ratanhia. On continue à donner des aliments.

Le 30 mars. La muqueuse est reproduite sur la face interne de la joue, il ne reste plus de trace d'ulcération, les gencives sont toujours rouges, molles et sensibles. On continue pendant plusieurs jours l'application topique de la teinture d'extrait de ratanhia.

Trente-quatrième observation.

Stomatite ulcéro-membraneuse développée vers la fin de l'éruption.

Les trois enfants de V..., ouvrier cordonnier, demeurant faubourg Montmartre, furent successivement atteints de la rougeole. Ambroisine V..., âgée de onze ans, d'une bonne constitution, éprouve, le 26 février 1857, tous les symptômes précurseurs de l'épidémie. L'éruption se déclare sur le tronc et les membres avant de se montrer à la face. A part cette irrégularité, tous les phénomènes de la rougeole se succèdent convenablement. Vers la fin de l'éruption nous observons une rougeur vive de la muqueuse buccale au-dessous de laquelle on voit quelques petites glandules faire saillie. Les gencives sont rouges et tuméfiées. Des collutoires émollients calment un peu l'ardeur et l'inflammation de la bouche.

Le 9 mars on aperçoit une plaque blanchâtre de très-petite dimension sur le collet de la canine supérieure droite. Température normale de la peau, pouls 68. Prescription : miel rosat et alun employé en collutoire, bouillons et potages.

Le 11 mars. Une nouvelle ulcération pseudo-membraneuse s'est développée sur la face interne de la joue droite au voisinage de la commissure. Ces ulcérations sont cernées par un cercle d'un rouge vif. Prescription : cautérisation avec le nitrate d'argent. Même régime.

Le 13 mars. Les ulcérations pseudo-membraneuses ont fait depuis quarante-huit heures de rapides progrès. L'ulcération de la face interne de la joue, de forme oblongue, a trois centimètres d'étendue dans son diamètre antéro-postérieur et quinze millimètres dans le sens vertical. Ses bords sont élevés, taillés à pic, et son fond, profondément déprimé, se trouve recouvert par une fausse membrane peu épaisse, d'un gris blanchâtre. L'ulcération des gencives, de forme arrondie, présente le même aspect. Joue droite légèrement tuméfiée, ganglions engorgés, haleine fétide. Prescription : nouvelle cautérisation avec le nitrate d'argent. On continue à donner des aliments.

Le 15 mars. les produits morbides qui recouvrent les gencives ont diminué d'étendue. Les bords de l'ulcération sont moins tuméfiés, l'ulcération de la face interne de la joue est également moins profondément déprimée. Haleine extrêmement fétide. Collutoire avec la liqueur de Labarraque et la teinture de quinquina.

Le 21 mars. Il ne reste plus de trace de pseudo-membrane sur les gencives, l'ulcération de la joue diminue de plus en plus, la joue droite est moins tuméfiée, haleine fétide; je cautérise encore une fois cette dernière ulcération, afin d'activer la résorption. On continue l'emploi du collutoire et un régime tonique.

Le 24 mars. L'ulcération de la joue est complétement détergée, la muqueuse, très-rouge dans le point corespondant, saigne très-facilement, la fétidité de l'haleine commence à diminuer. Prescription : vin de quinquina, pour le reste ut supra.

Le 27 mars. La cicatrisation est complète ; il ne se produit point de nouvelles ulcérations.

Trente-cinquième observation.

Stomatite ulcéro-membraneuse développée pendant la convalescence.

Angélique M..., âgée de six ans, d'un tempérament lymphathique, est affectée le 1er avril 1857 d'une rougeole qui parcourt ses périodes sans accident.

Le 8 avril, pendant la convalescence, on remarque une légère tuméfaction à la joue gauche. L'enfant continuant de se livrer à ses jeux sans se plaindre, la maladie est abandonnée à elle-même jusqu'au 12 avril. A cette époque, Angélique se plaint de douleurs dans la région sous-maxillaire, les ganglions de cette partie sont gonflés et douloureux. En examinant l'intérieur de la cavité buccale, j'aperçois deux ulcérations pseudo-membraneuses, la première occupe la partie moyenne de la face interne de la lèvre inférieure, envahit le repli gingivo-buccal et le tiers inférieur du tissu gingival correspondant ; la deuxième se trouve placée sur la face interne de la joue droite. Les bords de ces deux ulcérations sont élevés, taillés à pic, leur fond est recouvert de plaques grisâtres peu épaisses, faciles à diviser ; les gencives sont rouges, boursoufflées, l'haleine est fétide ; pouls normal, point de chaleur à la peau ; l'appétit est un peu diminué. Prescription : cautérisation avec parties égales de miel rosat et d'acide chlorhydrique ; bouillons et potages.

Les 13 et 14 avril. Les plaques pseudo-membraneuses occupent la même étendue, toutefois les ulcérations sont moins profondément déprimées ; la joue droite et la lèvre inférieure sont toujours tuméfiées ; il existe depuis deux jours une salivation assez abondante, l'haleine est d'une odeur repoussante. Je cautérise de nouveau, mais cette fois avec de l'acide chlorhydrique pur. Collutoire avec liqueur de Labarraque, vin de quinquina.

Le 16 avril. La plaque pseudo-membraneuse qui recouvrait la face interne de la lèvre inférieure et de la gencive s'est détachée dans la plus grande partie de son étendue ; la surface de cette ulcération, d'un rouge foncé, est douloureuse : le contact des liquides ou d'un corps quelconque y provoque de la douleur et augmente la salivation qui est cependant moins abondante que les jours précédents, l'ulcération de la face interne de la joue a sensiblement diminué. Continuation de l'application du chlorure de chaux sec sur les parties malades ; vin de quinquina, même régime tonique.

Le 18 avril. La lèvre inférieure n'est plus gonflée ; quant à la tuméfaction de la joue, elle existe encore, mais elle a considérablement diminué. Toutes les plaques grisâtres ont disparu ; les ganglions sont toujours tuméfiés, mais moins douloureux. Les points de la muqueuse correspondant aux ulcérations sont rouges, excoriés, faciles à faire saigner ; même prescription.

Le 22 avril. La muqueuse commence à se reproduire, mais une nouvelle ulcération se développe sur la mâchoire inférieure, au niveau de la première molaire gauche. Combattue par les mêmes moyens, la malade n'est complétement guérie que le 4 mai; c'est seulement à partir de cette époque qu'il ne se reproduit plus de nouvelles ulcérations.

Trente-sixième observation. — *Ste-Eugénie. Service de M. Bouchut.*

Rougeole Stomatite ulcéreuse.

Adolphine L..., cinq ans, entrée le 13 juin 1857; père assez souvent malade, mère morte des suites de couches; sœur maladive. Vaccinée, gourmes et glandes; sujette à la diarrhée et au rhume; elle est malade depuis huit jours; céphalalgie, abattement, toux. Pas d'appétit, soif très-grande; le 12, pendant la nuit, l'enfant a vomi; garde-robe involontaire.

Le 14. L'enfant est pâle, abattue; visage peu animé; lèvre supérieure hypertrophiée, scrofuleuse, pas de sommeil, pas de délire, langue rouge dépouillée, soif très-fréquente, pas de vomissements depuis l'entrée à l'hôpital; un vomissement la veille; diarrhée abondante, fréquente, formée de matières jaunâtres, ventre souple, indolent, sans gargouillement, pas de taches lenticulaires. Toux très-fréquente, sans expectoration, bonne résonnance de la poitrine, un peu de râles sibilants des deux côtés, mais on entend également le murmure vésiculaire naturel, peau modérément chaude. Pouls 100. 75 cent. d'ipéca; 10 grammes de citrate de magnésie.

Le 15. Selles nombreuses, nausées sans vomissements. Il est apparu hier une éruption caractérisée par des taches rouges, séparées par des intervalles de peau saine, discrète sur le tronc; l'éruption est plus confluente sur le visage et sur les mains.

Le 16. L'éruption s'est développée et existe sur le visage, le tronc et les membres; elle est formée de plaques rouges, peu saillantes, assez régulières, d'inégale étendue, ne disparaissant pas sous la pression du doigt; les yeux sont encore rouges, éternuements. La langue est très-rouge, soif, pas de vomissement, un peu de diarrhée. Le voile du palais est piqueté de rouge, les gencives sont fongueuses, tuméfiées et leur bord libre est couvert d'une petite ulcération grisâtre; toux très-fréquente, bonne résonnance de la poitrine, râles sibilants des deux côtés accompagnés de quelques bulles de râles crépitants. Pouls 96. Looch blanc. Laver la bouche avec 5 grammes de chlorate de potasse, eau 100 grammes.

Le 17. L'éruption de rougeole a presque disparu et laisse des traces cuivrées après elle; la toux est moins fréquente, voix rauque un peu éteinte. La bouche est rouge et les gencives tuméfiées, rouges sans ulcération aujourd'hui. Encore un peu de diarrhée. Pouls 80, bouillon coupé, chlorate de potasse pour laver la bouche.

Le 18. L'éruption a en partie disparu, les gencives sont moins malades.

Le 19. L'éruption a complétement disparu. Pouls 76. La stomatite diminue, les gencives s'affermissent, sont moins rouges et moins gonflées. Plus d'ulcération.

Le 20. La rougeole ne se voit plus et la stomatite a cessé, les gencives sont fermes et roses. Chlorate de potasse 10 gr. Eau 250 grammes. Julep 100 grammes; 4 grammes de chlorate de potasse.

Le 5 juillet. Les gencives conservent du gonflement, et en quelques points il existe une petite ulcération au bord libre; le chlorate de potasse n'a rien fait, chlorure de chaux.

Le 8. Les ulcérations ont complétement disparu et il ne reste qu'un peu de rougeur et de gonflement des gencives.

Le 10. Cette nuit l'enfant a été prise de malaise, à vomi. Diarrhée assez abondante. Pouls 116.

Le 11. L'enfant a encore vomi naturellement, elle a des ganglions engorgés sous l'angle de la mâchoire à droite; l'amygdale droite est volumineuse. 60 centigrammes d'ipéca.

Le 12. Plusieurs vomissements. Ce matin les amygdales sont très-volumineuses, rouges, et les ganglions droits sont très-engorgés. Pouls 120; 60 centigrammes d'ipéca, gargarisme, sirop de mûres.

Le 13. Plusieurs vomissements; hier l'état de la gorge est le même.

Le 16. Eau de riz.

Sort guérie le 20 juillet 1857.

Trente-septième observation. — *Ste-Eugénie. Service de M. Bouchut.*

Rougeole. Stomatite ulcéreuse. Diarrhée. Chlorate de potasse.

Joséphine D..., quatre ans, entrée le 14 juin 1857. Père mort de la poitrine après avoir été longtemps malade; mère délicate. Ni gourmes, ni glandes; toux presque continuelle. L'année dernière seulement l'enfant a eu au genou une tumeur blanche qui a duré huit mois; elle a pris alors la scarlatine. Depuis cette époque l'enfant a conservé les yeux rouges. Depuis quatre jours elle tousse beaucoup, elle éternue et a mal à la gorge, fièvre et envie de vomir sans vomissements, ni de saignement de nez.

Le 16. L'enfant paraît avoir un commencement d'éruption de rougeole apparente sur le visage, avec quelques pointillés sur le corps. Les yeux sont rouges, éternuements, toux fréquente; pas de râles dans la poitrine; la langue est très-rouge ainsi que le voile du palais; les gencives sont très-rouges, tuméfiées, et à leur bord il se présente quelques ulcérations grisâtres; nausées, pas de vomissements, beaucoup de diarrhée, quatre selles liquides jaunes, pouls 120. Looch blanc. 3 grammes chlorate de potasse pour la bouche, eau 100 grammes.

Le 17. L'éruption s'est étendue sur le tronc et sur les membres, et reste discrète, sous forme de taches irrégulières et d'inégale étendue. La bouche est très-rouge, ainsi que les gencives gonflées et ramollies. L'ulcération a disparu. Un peu de diarrhée, toux très-fréquente ; pouls 132. Gargarisme avec le chlorate de potasse. Looch.

Le 18. L'éruption est confluente et très-rouge, toux, bonne résonnance de la poitrine ; râles sous-crépitants des deux côtés de la poitrine ; langue blanche, soif fréquente, beaucoup de diarrhée, gencives moins rouges et moins tuméfiées. Looch blanc ; gargarisme au chlorate de potasse.

Le 19. L'éruption est moins rouge ; toux fréquente, encore de la diarrhée ; pouls 88, gencives toujours très-rouges, un peu moins tuméfiées et sans ulcération.

Le 20. L'éruption laisse des taches jaunes, un peu de toux ; la diarrhée persiste et les gencives sont encore tuméfiées et rougeâtres, pas de fièvre.

Le 23. L'éruption de rougeole laisse de petites taches jaunes par derrière. Langue naturelle, bon appétit ; pas de fièvre ; la toux cesse et la diarrhée a disparu.

Sort en convalescence le 1er juillet 1857.

Trente-huitième observation.

Rougeole anomale. Stomatite ulcéro-membraneuse. Gangrène des gencives nécrose partielle de l'os maxillaire inférieur. Guérison.

Artemise N...., âgée de 4 ans, éprouve, le 2 mars 1857, de la céphalalgie avec fièvre et perte d'appétit ; le lendemain 3 mars, les yeux deviennent larmoyants, la fièvre continue, une toux rauque se déclare, enfin tout présage l'arrivée prochaine de la rougeole.

Le 4 mars au matin, on aperçoit sur le thorax et le cou les premières plaques morbilleuses.

Le 5 mars. L'éruption se développe sur les membres et la face, fièvre modérée, toux fréquente; rien à la percussion ni à l'auscultation. Boissons émollientes.

Le 6 mars. L'éruption a complétement disparu, et l'on voit survenir immédiatement une stomatite ulcéro-membraneuse, haleine fétide, gencives d'un rouge sombre, tuméfiées, mollasses, saignant au moindre contact; langue blanche, rouge sur les bords; diarrhée (quatre selles liquides depuis hier). Cautérisation nitrate d'argent, boisson gommeuse, sinapismes promenés sur les membres.

Le 7 mars. L'ulcération pseudo-membraneuse s'agrandit, elle occupe la face interne de la joue droite, depuis la commissure jusqu'à la deuxième molaire. Tuméfaction de la joue droite, engorgement des ganglions sous-maxillaires, haleine fétide, rien à la percussion, quelques râles.

Le 8 mars. La fausse membrane voisine de la commissure s'est détachée. Les bords de l'ulcération sont élevés, taillés à pic et font paraître le centre de l'ulcération très-déprimé. La muqueuse correspondante saigne facilement. Cautérisation, gargarisme avec la liqueur de Labarraque et teinture de ratanhia. Bouillon et potage.

Les 9 et 10 mars. Amélioration.

Le 12 mars. Il ne reste plus de trace de pseudo-membrane à la face interne de la joue, mais une nouvelle ulcération pseudo-membraneuse s'est développée à la mâchoire inférieure, elle s'étend depuis le collet de la canine et de l'incisive inférieure droite jusqu'au milieu de la gencive. Cautérisation.

Le 16 mars. L'ulcération a été en augmentant, diarrhée, ganglions sous-maxillaires tuméfiés. Cautérisation.

Le 18. Chlorure de chaux.

Le 21. Sécrétion salivaire abondante et fétide, l'oreiller et les draps en sont souillés, bords de l'ulcère rouges, violacés, centre gris, gonflement des lèvres. Chlorure de chaux.

Le 26. Le fond de l'ulcération est réduit en putrilage gris foncé, odeur gangréneuse à distance. Quinquina. Diarrhée.

Le 1er avril. La chute d'une partie des tissus gangrénés laisse à nu une portion de la face externe de l'os maxillaire; la première canine inférieure droite est tellement ébranlée qu'on peut l'enlever avec les doigts.

Malgré des cautérisations répétées avec l'acide chlorhydrique, une nouvelle plaque gangréneuse développée vers l'incisive gauche fait de rapides progrès.

Le 6 avril. Le maxillaire inférieur gauche est complétement dénudé dans une étendue de $0^{m},02$ de haut sur $0^{m},01$ de large. Couleur gris noirâtre. Chlorure de chaux, quinquina, tisane amère, vin de quinquina. Régime tonique.

Le 30 avril. La portion du maxillaire nécrosée la première, est séparée des tissus sains dans toute sa circonférence par un petit sillon. La diarrhée cesse quelques jours pour se reproduire.

Le 16 mai. Toujours engorgement des ganglions sous-maxillaires. L'élimination se fait lentement ; le séquestre du côté droit, toujours adhérent à l'os par sa partie centrale et son extrémité inférieure, est recouvert en cet endroit par la muqueuse gingivale tuméfiée. Collutoire avec quinquina et liqueur de Labarraque.

Le 6 octobre. On peut, à l'aide du davier, enlever le séquestre du côté droit. Cicatrisation rapide. Séquestre noirâtre, aminci sur les bords, 0,027 de haut, 0,001 de large, forme losangique à la face interne. Arêtes. Vestige des cloisons alvéolaires.

Décembre. La chute du séquestre, du côté gauche, n'a

lieu qu'au commencement de ce mois, il est plus petit que le précédent, 0,018 de haut sur 0,001 de large.

Vers la fin de ce mois, on voit une cicatrice déprimée, solide à droite et à gauche, correspondant à l'endroit où existait le séquestre.

Trente-neuvième observation.

Rougeole compliquée d'entérite typhoïde. Gangrène de la bouche. Nécrose partielle du maxillaire inférieur. Guérison.

Marie F...., âgée de cinq ans, blonde, d'un tempérament lymphatico-sanguin, née de parents sains. Cette enfant, confiée depuis longtemps aux soins d'un de mes collègues, était déjà affectée de gangrène de la bouche lorsque j'ai été appelé en consultation.

Voici les renseignements que j'ai recueillis à cette époque sur la marche et le développement de la maladie.

La petite Marie F...., après avoir éprouvé tous les symptômes d'une rougeole compliquée d'entérite typhoïde, était arrivée au vingt-huitième jour de sa maladie et semblait entrer en convalescence, lorsqu'on s'aperçut que des ulcérations pseudo-membraneuses s'étaient développées simultanément sur les gencives et sur la joue. Ces ulcérations, traitées d'abord par l'application topique de l'alun et des collutoires avec la teinture de quinquina, avaient été plus tard cautérisées avec le nitrate d'argent. Ce traitement n'ayant pu entraver la marche de la gangrène, la maladie avait continué à faire d'effrayants progrès. Aujourd'hui 24 mai, je constatai l'état suivant: l'os maxillaire inférieur gauche était dénudé dans une étendue de quelques millimètres au niveau du bord alvéolaire de la première molaire et de la canine inférieure gauche. Le tissu gingival, gangréné en cet endroit dans une étendue de trois centimètres environ, était d'un gris foncé sale, tandis que le tissu gingival environnant était d'un rouge sombre un peu violacé. La joue était perforée, les bords de la solution de continuité offraient en dehors un aspect tanné, brunâtre, un cercle inflammatoire d'un rouge vif cernait ces parties. La bouche exhalait une odeur gangréneuse, fétide; cautérisation, lotions chlorurées et gargarisme avec la liqueur de Labarraque.

Ayant perdu de vue cette malade, il eut les renseignements suivants :

La gangrène de la joue et des gencives cessa sous l'influence de ce régime, les plaies se détergèrent, des bourgeons charnus sécrétèrent du pus de bonne nature. Mais la nécrose du maxillaire retarda longtemps la cicatrisation qui ne se fit que quelques mois après, attendant la chute de la partie nécrosée.

Le maxillaire supérieur droit ayant été frappé d'une nécrose partielle, il y eut ulcération et, plus tard, perforation de la joue. La plaie resta fistuleuse plusieurs mois, et la cicatrisation qui n'eut lieu qu'après la chute de la partie nécrosée. Aujourd'hui, on voit de chaque côté du menton une cicatrice profonde déprimée, capable de loger la pulpe du doigt; la face n'est point trop difforme. La commissure gauche est un peu plus basse que la droite. Le tissu cicatriciel forme à l'intérieur de la bouche, et surtout à gauche, une bride qui s'oppose énergiquement au complet écartement des mâchoires. Cet écartement ne peut avoir lieu, avec beaucoup d'effort, que dans une étendue de 0,02, cependant la préhension des aliments et la mastication peuvent encore s'exécuter, quoique moins facilement.

STOMATITE GANGRÉNEUSE.

L'histoire de cette forme de stomatite nous semble si intimement liée à celle des gangrènes, que nous avons pensé qu'il valait mieux ne pas l'en isoler, qu'il était préférable de traiter immédiatement de la gangrène, et alors tout naturellement la gangrène de la bouche trouvera sa place.

GANGRÈNE.

A la suite de la rougeole on voit souvent survenir chez les enfants les gangrènes de la bouche et de la vulve. Ces accidents sont très-fréquents dans les hôpitaux consacrés aux maladies du jeune âge. Les religieuses attachées au service de l'hôpital des enfants en ont une crainte perpétuelle. Aussi redoublent-elles de propreté pour les petites filles surtout. Quand ces soins sont négligés, on voit de petites excorations survenir à la vulve. Elles se produisent avec d'autant plus de facilité que la muqueuse des parties génitales n'échappe pas plus que les autres aux influences de la rougeole, et que si dans ces conditions la malade est dans un foyer épidémique de diphthérie, comme le fait est ordinaire dans les hôpitaux d'enfants, l'excoriation de la vulve va devenir le point d'inoculation de cette redoutable affection. On comprend dès lors que les affections gangréneuses doivent être plus fréquentes à l'hôpital que dans la pratique de la ville.

La gangrène se montre ordinairement dans les rougeoles déjà compliquées d'une autre affection, et elle se montre du treizième au trentième jour, quelquefois même plus tard. Il résulte de ce fait que l'on pourrait regarder les gangrènes comme la conséquence des autres maladies survenues pendant le cours de l'exanthème, et non comme la suite de la fièvre éruptive elle-même. (Rilliet et Barthez.)

Mais cette proposition n'est pas complétement acceptable : parce que les gangrènes surviennent dans le cours des complications de la rougeole, c'est vrai, mais très-rarement à la suite de ces mêmes maladies quand elles sont indépendantes de l'action morbilleuse ; et enfin aussi parce qu'on voit quelquefois les gangrènes se développer à la suite de la rougeole chez des enfants qui ne sont atteints d'aucune complication importante.

La rougeole a par elle-même une tendance très-grande à produire cet état cachectique dont la gangrène est le résultat. Voici une preuve de ce que nous avançons :

Sur 106 cas de gangrène de la bouche, M. Tourde a trouvé 41 fois la rougeole comme point de départ.

Sur 46 cas de gangrène de la bouche, 40 fois la rougeole a précédé (MM. Caillaut et Bouley).

Sur 11 cas de gangrène de la bouche, 3 fois elle a été précédée par la rougeole (Mahieux, *thèse*).

Ainsi sur 163 cas de gangrène de la bouche, lorsqu'on trouve 84 fois la rougeole dans l'étiologie, on ne doit pas nier que cette maladie n'exerce réellement une influence très-grande dans l'altération de toute l'économie, ce qui nous sera confirmé lorsque nous rapprocherons ces faits des hémorrhagies, de l'adynamie, de l'hypertrophie des ganglions, etc. Les causes prédisposantes sont outre la mauvaise alimentation, la malpropreté, l'encombrement, l'habitation dans un endroit froid et humide, toutes causes qui s'ajoutent à une action débilitante. Les causes déterminantes sont une maladie intercurrente grave, comme pneumonie, entérite, etc.

Ainsi M. Hecquet a vu dix cas de gangrène, sept de la bouche, trois de la peau. Six ont paru pendant une pneumonie compliquant la rougeole, une coïncidant avec une entérite à forme typhoïde, deux avec une entéro-colite ayant produit déjà un grand dépérissement.

Dans quatre cas la maladie a été limitée aux gencives, dans trois cas de gangrène de la face, elle a débuté deux fois par les gencives, une fois elle a exclusivement occupé la face interne des lèvres. Sur ces sept cas il y a eu cinq morts et deux guérisons. La mort est arrivée du septième au treizième jour à partir de l'invasion de la gangrène. Dans les deux cas de guérison, une partie de l'os maxillaire inférieur ayant été nécrosée, la cicatrisation après la chute du séquestre n'a été obtenue qu'après plusieurs mois.

M. Hecquet a observé trois cas de gangrène de la peau occupant, la face chez un enfant de dix-sept mois atteint de pneumonie ; la fesse, chez un autre âgé de deux ans, atteint également de pneumonie ; enfin la peau de l'abdomen chez un troisième âgé de quatre ans et atteint d'une entérite, tous les trois sont morts.

Ainsi le plus ordinairement, c'est la bouche qui en est le siége, soit les gencives et le repli-gengivo-labial correspondant, soit un point quelconque de la face interne des joues. Elle peut s'étendre à la peau et gagner une portion plus ou moins étendue de la face, elle peut aussi débuter par la peau.

Le poumon est souvent envahi par la gangrène, soit d'emblée, soit à la suite d'une pneumonie. Elle peut se développer aussi dans le pharynx et le larynx. Dans ce dernier organe elle occupe les ventricules, ains que le docteur Guibert en a publié deux observations dans la *Nouvelle Bibliothèque médicale*, t. IV.

MM. Rilliet et Barthez ont eu onze enfants atteints de gangrène rubéolique et ont observé :

La gangrène de la bouche. . .	8	fois.
— du poumon	4	—
— du pharynx	3	—
— du larynx	1	—
	16	fois.

Plusieurs organes étaient pris à la fois sur le même sujet, voilà pourquoi seize cas de gangrène sur onze malades. Nous ne décrirons pas ces gangrènes qui sont décrites en détail dans tous les traités ; ici nous rapportons seulement ce qui est utile pour notre sujet. Nous allons rappeler rapidement quelques points de la gangrène de la bouche, de la vulve et de la peau.

Nous avons observé six fois la gangrène de la bouche dans le cours de la rougeole, quatre fois mortelle, deux fois suivie de guérison, une fois laissant à sa suite une nécrose du maxillaire inférieur. Sur les quatre morts, nous trouvons encore la pneumonie, une autre fois des symptômes typhoïdes, une autre fois un affaiblissement graduel.

La gangrène de la vulve a été observée quatre fois, deux fois suivie de mort, deux fois de guérison. La mort a été produite une fois par la broncho-pneumonie et la diarrhée. Une autre fois un état cachectique et la scrofule n'avaient laissé que peu de chose à faire à la gangrène pour amener la mort.

Les deux cas de guérison ont été complets, c'est-à-dire sans cicatrice vicieuse, ni aucune difformité.

La gangrène s'est montrée cinq fois à la peau, une fois sur le ventre, une fois au bras, une fois à la fesse, deux fois à la face, ces deux derniers cas suivis de mort : une fois avec la coïncidence de la diarrhée, l'autre fois avec la pneumonie.

En comptant tous ces cas de gangrène de la bouche, de la vulve, de la peau, nous trouvons quinze cas sur lesquels huit morts, sept guérisons ou sur deux cas de gangrène un de mort, un de guérison. Mais rappelons-nous que ces gangrènes sont le résultat de l'état antérieur des enfants, de mauvaises conditions hygiéniques (alimentation, habitation, etc.), circonstances qu'on trouve dans la clientèle d'hôpital et rarement dans celle de la ville, c'est aussi à l'hôpital que la gangrène se voit le plus souvent.

Quarantième observation.

Rougeole anomale. Pneumonie. Gangrène. Mort.

Théodore M..., deux ans, bien constitué, tempérament lymphatique. Son père paralysé du bras droit à la suite d'une fièvre typhoïde ne peut entretenir la maison qu'avec une gêne voisine de la misère.

25 mars. Après quelques jours de diarrhée alternant avec de la constipation, cet enfant est pris de fièvre avec accablement, rougeur des conjonctives, larmoiements, etc.

Le 28. Eruption rubéolique discrète, inégalement répartie sur le tronc, la face et les membres.

Le 30. Eruption disparue; peau chaude, sèche, fièvre intense. Pouls à 130, 32 inspirations par minute, rien à la percussion, râles sonores mêlés de râles sous-crépitants, langue blanche au milieu, rouge vers la pointe; gencives rouges, tuméfiées. Sinapismes, sirop d'ipéca avec $0^{gr},40$ de poudre d'ipéca.

1er avril. Pouls à 140, plus fréquent encore le soir. Sonorité normale, râles sous-crépitants des deux côtés mêlés à des râles sonores Nouveau vomitif.

4 avril. *Id.* Potion avec oxyde blanc d'antimoine.

Le 5. Pouls à 148. 40 inspirations par minute, mêmes râles. Deux sangsues à chaque malléole, même potion.

Le 6. *Id.* 2 grammes d'oxyde blanc d'antimoine.

Le 8. Une ulcération pseudo-membraneuse grisâtre, part du collet des incisives supérieures et recouvre la gencive dans les trois quarts de son étendue. Haleine fétide, râles sous-crépitants en avant et en arrière. Pouls 146. Face pâle à droite, rouge à gauche.

Le 11. Pouls faible, petit, dépressible, 148 p. par minute, respiration fréquente, dilatation et resserrement des ailes du nez. Légère matité à gauche, l'auscultation fait entendre du râle sous-crépitant des deux côtés. Cautérisation avec l'acide chlorhydrique, collutoire chloruré, oxyde d'antimoine 0,15 dans 120 grammes de potion.

Le 15. Les deux incisives médianes sont tombées, odeur caractéristique de la gangrène. Ulcération grisâtre sur les gencives, brunâtre sur la face interne de la lèvre supérieure qui est énormément tuméfiée et comme transparente. Pouls faible, 150 pulsations, mêmes râles sous-crépitants des deux côtés, langue sèche un peu brunâtre. Ventre douloureux à la pression. Diarrhée. Sirop de quinquina dans les boissons, chlorure sec de chaux trois fois par jour, chlorate de potasse, $0^{gr},50$ dans 120 gr. de véhicule.

Le 16. Une partie de l'eschare voisine du bord libre de la gencive est tombée et laisse à nu le bord des alvéoles des deux incisives médianes ; respiration, 60 fois par minute, pouls petit, impossible à compter, prostration profonde, diarrhée ; potion avec le chlorate de potasse.

Le 20. Dyspnée de plus en plus grande. Pouls filiforme. Mort.

Neuf heures après, toute la lèvre supérieure est recouverte d'une teinte d'un noir verdâtre, sur sa face interne détritus gangréneux, bruns noirâtres, mêlés à un peu de sang écoulé de la bouche. L'os maxillaire est dénudé dans une petite étendue.

Quarante-unième observation.

Rougeole anomale. Fièvre muqueuse. Gangrène de la bouche. Mort.

La femme D..., avait trois enfants, deux filles, un garçon. Au mois de février tous trois sont pris de rougeole. L'aînée ,

Marie D. ., douze ans, lymphatique, à la suite d'une rougeole anomale présente tous les symptômes d'une fièvre muqueuse ; épistaxis, fièvre intense avec exacerbations, le soir vomissements, évacuations alvines glaireuses, ventre douloureux, météorisé, etc. L'enfant est soignée à l'hôpital, elle sort convalescente trois semaines après. La convalescence est longue, pénible, les digestions difficiles, souvent suivies de diarrhée. Elle est d'une humeur sombre, jalouse, vit à l'écart, semble fuir son frère et sa sœur. La nourriture grossière, insuffisante, augmente l'entérite. Le sous-nitrate de bismuth, des lavements avec le pavot, les boissons gommeuses, calment les accidents, malheureusement l'hygiène reste la même, les désordres reparaissent, la diarrhée devient persistante.

Le 1er juillet. Il la voit pour la première fois, il apprend que depuis trois semaines l'appétit a toujours été en diminuant, et qu'il est nul aujourd'hui ; outre la diarrhée il y a des nausées, suivies de vomissements muqueux. Amaigrissement très-prononcé, face pâle, haleine fétide, ventre souple douloureux à la pression, diarrhée abondante. Pouls petit à 98. Sous-nitrate de bismuth, deux lavements avec 4 gouttes de laudanum.

Le 4 juillet. Diarrhée un peu moins intense, selles moins fréquentes, ventre toujours tendu ; pouls de 90 à 100. Rien à l'auscultation ni à la percussion, langue un peu humide.

Le 7. Plaque grisâtre sur la joue gauche, au niveau de la commissure dans l'étendue de 0m,015. Tuméfaction de la joue. Cautérisation avec le nitrate d'argent. Gargarisme.

Le 8. L'ulcération augmente, le fond est d'un gris sale un peu foncé, haleine fétide, tuméfaction de la joue augmentée, peau sèche, rugueuse, diarrhée, nausées sans vomissements. Cautérisation avec le nitrate d'argent, chlorure sec de chaux trois fois par jour, sirop de quinquina.

Le 11. L'ulcération a mauvais aspect, les bords sont taillés à pic, le fond de l'ulcère semble plus déprimé, la coloration gris noirâtre et l'odeur ne laissent plus de doute sur la nature gangréneuse. Nausées et diarrhée, pouls à 88. Un bourdonnet de charpie trempé dans une décoction d'écorce de chêne et saupoudré de poudre de quinquina est placé entre les joues et la mâchoire pour empêcher l'absorption des détritus putrilagineux, on le change plusieurs fois par jour.

Le 13. L'ulcération de la joue, recouverte d'une matière putrilagineuse, infecte, présente de l'induration à son centre et au voisinage de la commissure; la joue est très-tendue, luisante, non douloureuse à la pression. Cautérisation avec l'acide chlorhydrique fumant. Potion avec deux grammes de chlorate de potasse.

Le 15. L'ulcération de la face interne de la joue paraît profondément creusée; des lambeaux gangrénés, noirâtres, d'une odeur infecte, recouvrent sa surface, ses bords sont irréguliers, déchiquetés, de couleur brun foncé; l'intelligence et les sens sont intacts, la prostration profonde; l'enfant est immobile, les yeux à demi-fermés; selles et urines involontaires. Chlorure de chaux, sinapismes aux jambes, la gangrène de la peau a fait beaucoup de progrès depuis deux jours, la commissure est gangrénée dans toute son épaisseur, dans une étendue de 0m,02 environ; les bords de la plaie sont tuméfiés, d'un rouge brun, inégaux. La tuméfaction de la gauche contraste avec la forme et la pâleur du côté opposé. La peau qui recouvre les environs de l'ulcère est livide et paraît frappée de gangrène dans toute son épaisseur. L'odeur gangréneuse se fait sentir dans toute la chambre, et nécessite l'emploi de fumigations chlorurées. Pouls filiforme, à peine sensible, prostration extrême; extrémités froides.

Mort à 1 heure du matin.

Quarante-deuxième observation. — *Ste-Eugénie. Service de M Bouchut.*

Gangrène de la bouche, suite de rougeole. Mort.

Louise S..., quatre ans, entrée le 4 juillet 1857 ; père et mère bien portants ; l'enfant a toujours eu des gourmes, des glandes et de l'humeur partout. Elle n'a jamais eu d'autre maladie, mais souvent la diarrhée. Il y a un mois, rougeole et muguet en même temps ; diarrhée fréquente. Il y a dix-huit jours que la gangrène a commencé.

Le 5. La joue droite est le siége d'une tuméfaction considérable, rouge, avec mortification au centre large de 6 cent., l'eschare noire commence à se détacher ; elle atteint la commissure droite des lèvres et est distante d'un centimètre de la narine droite Morte le 11 juillet à une heure après-midi.

Autopsie le 12 juillet. La gangrène a envahi tout le côté droit de la face. L'eschare n'est pas encore détachée et exhale une odeur d'une épouvantable fétidité. Tous les tissus compris entre la muqueuse et la peau paraissent également affectés de gangrène. L'artère faciale présente des parois blanchâtres, épaissies, elle est encore perméable. Tout autour de la gangrène, il y a un engorgement dur, lardacé, s'étendant presqu'au-dessous du bord inférieur du maxillaire inférieur. Le maxillaire supérieur droit est dénudé en entier ; toutes les dents qui y correspondent sont branlantes ; le tissu cellulaire sous-arachnoïdien présente une infiltration assez considérable; il y a aussi un peu de liquide épanché dans les ventricules latéraux ; injection générale de la substance encéphalique sans ramollissement notable. Épanchement considérable dans le péricarde. Les plèvres ne renferment pas de liquide. Le poumon gauche présente de la pneumonie bornée au lobe inférieur. La muqueuse du gros intestin est un peu épaissie et mamelonnée ; les reins sont un peu anémiés dans la substance corticale.

Quarante-troisième observation. — *Ste-Eugénie. Service de M. Bouchut.*

Carie du sacrum. Nécrose. Rougeole. Stomatite gangréneuse. Mort.

Herminie P..., cinq ans, entrée le 29 décembre 1856, malade depuis quatre ans.

Le 25 mars 1857. Début de la fièvre le 23 mars, pas de larmoiement ni d'éternuements, pas de toux, pas de diarrhée. Ce matin l'éruption paraît sans autres phénomènes prodromiques ; elle est assez confluente. Accablement considérable.

Le 26. L'éruption a pâli, pas de diarrhée, l'enfant est tranquille, un peu de toux.

Le 27. L'éruption a tout à fait disparu. L'enfant a été prise de gangrène à la partie interne de la joue droite au niveau de la jonction de la joue avec le maxillaire supérieur, joue gonflée ainsi que toute la face de ce côté ; haleine fétide.

Morte le 27 avril 1857.

Autopsie le 28 avril. La seconde et la troisième vertèbres du sacrum sont cariées ; le disque intervertébral est complétement détruit ; il existe à son niveau un trajet fistuleux qui établit la communication entre l'abcès situé en arrière du corps des vertèbres et l'abcès prévertébral. L'abcès situé en arrière des deux corps des vertèbres cariées est tapissé d'une fausse membrane épaisse qui le limite du côté du canal vertébral. A droite, l'affection osseuse est allée jusqu'à l'os coxal qui est déjà malade ; plusieurs séquestres à l'état de liberté se trouvent dans le foyer ; la queue de cheval, ainsi que tous les nerfs qui en partent, parait saine. A partir de l'orifice antérieur du trajet fistuleux, l'abcès est situé au devant du ligament vertébral commun antérieur. A la partie antérieure du coccyx, se trouve un nouvel abcès contenant quelques séquestres libres. De la partie antérieure du coccyx, l'abcès se dirige à travers la grande échancrure sciatique au côté externe de la hanche droite, un peu au-dessus du grand trochanter, où il s'ouvre à la surface de la peau. Au résumé, destruction du disque invertébral; destruction de presque tout le corps de la seconde pièce du sacrum, surtout à sa partie antérieure ; destruction surtout de la partie postérieure de la troisième pièce du sacrum ; destruction enfin de la partie antérieure de la dernière vertèbre sacrée et du coccyx. Ce même abcès partant du canal du sacrum et s'ouvrant à la hanche droite au-dessus du grand trochanter relie toutes les lésions ; des séquestres à l'état libre sont renfermés en plusieurs points de cet abcès à long trajet. Mais nulle part on ne trouve trace de matière tuberculeuse, la destruction de toute la partie antérieure du corps de la seconde vertèbre sacrée rend bien compte de la légère saillie que présente le sacrum en arrière. Le maxillaire supérieur droit présente un séquestre volumineux encore adhérent. C'est autour de ce séquestre que les parties molles se sont gangrénées. Les deux poumons sont sains ; ils présentent seulement quelques taches de purpura et un peu de congestion dans les lobes inférieurs. Nulle part on ne trouve de tubercules.

Le foie est volumineux ; pas d'apparence d'état graisseux. La rate est volumineuse, sans ulcération. Les intestins sont un peu congestionnés. Les reins présentent à leur surface de larges traces anémiées.

Quarante-quatrième observation.

Rougeole. Gangrène de la bouche.

Fille âgée de quatre ans, au commencement de l'année 1857, rougeole normale, bénigne, pas de toux spécifique avant l'éruption. Dans la convalescence, l'enfant allant parfaitement, il est survenu un peu de fièvre, d'anorexie, et l'enfant s'est plainte de douleurs dans la bouche, l'empêchant de manger. A l'examen fait vingt-quatre heures après le début des accidents, on trouve à la mâchoire supérieure, au niveau de la dernière incisive et de la canine gauche un ramollissement de la gencive, pultacé, jaunâtre, peu odorant; les dents déchaussées, mobiles; mêmes phénomènes à droite, à la mâchoire inférieure, au niveau de la canine et de la petite molaire. On touche vigoureusement avec l'acide chlorhydrique. Alimentation. Potion au chlorate de potasse, 4 gr. pour 100 grammes de véhicule.

Le lendemain, état stationnaire. On extrait avec des pinces des lambeaux de détritus jaunâtre, dents mobiles. Expectation, collutoire détersif au miel rosat.

Etat général satisfaisant. Appétit.

Le surlendemain, aspect rosé des gencives, dents encore mobiles.

Guérison apprise depuis.

La gangrène de la bouche débute, comme nous l'avons dit, après l'éruption morbilleuse, par une ulcération, par des aphthes ou par un œdème de la partie où se développera la mortification. A ce moment la figure est pâle, l'haleine fétide, la fièvre peu intense. L'enfant est triste, mais il ne se plaint pas de souffrir de la bouche.

L'ulcération, petite d'abord et à fond grisâtre, située sur la face interne de la bouche, ou bien dans le repli gingivo-buccal ou labial, se recouvre bientôt d'un détritus putrilagineux grisâtre, fétide, à odeur caractéristique. En même temps, il se fait une infiltration de la joue malade ou de la lèvre; cet œdème est mou, assez régulièrement circonscrit, bientôt il devient plus intense; ce signe est important, et quand on le perçoit il faut se tenir sur ses gardes ; il se forme profondément à son centre un noyau dur, régulier, arrondi ; alors la joue est tendue, luisante, pâle ou marquée de marbrures violacées, plus apparentes sur la partie saillante de la tumeur. A l'intérieur de la bouche, l'eschare a pris une couleur brune, elle s'est étendue, a gagné les gencives. L'enfant peut encore jouer ou bien il est sans forces et indifférent à ce qui l'entoure.

Une salive sanguinolente ou déjà noirâtre s'écoule de ses lèvres entr'ouvertes. Il demande à manger et avale tout à la fois sa nourriture et les détritus putrilagineux qui se détachent des parties gangrénées.

Du troisième au sixième jour, une eschare se déclare sur le point le plus saillant de la tumeur, soit sur la joue, soit sur la lèvre. Petite, noire et sèche, cette eschare s'étend de jour en jour et quelquefois parvient à des dimensions considérables, envahissant un côté presqu'entier de la face, ou même descendant sur le cou, dont le volume est augmenté par le gonflement des ganglions ; en même temps celle de la muqueuse se propage à l'intérieur.

L'aspect de l'enfant est horrible. Tantôt arrachant des lambeaux gangrénés de l'intérieur de sa bouche, tantôt abattu, il laisse écouler sur lui avec indifférence une sanie fétide et noirâtre. Lorsque l'eschare tombe, elle laisse une perforation à travers laquelle on aperçoit les dents déchaussées et vacillantes, et les maxillaires dénudés et noircis. L'odeur est infecte, l'enfant a encore des forces et demande à manger, ou bien il est dans le dernier état de prostration refuse toute nourriture, sa soif est vive, il a du dévoiement, il maigrit, la peau est sèche, le pouls petit, devient insensible et la mort arrive.

Elle peut venir même sans attendre autant de désordres.

Lorsque la guérison arrive, elle peut avoir lieu dans la

première période, avant la manifestation de l'eschare de la peau et par la chute de la portion de la muqueuse modifiée.

La guérison a lieu aussi dans la dernière période après la chute de l'eschare extérieure. Dans le premier cas, la mortification se limite, les parties se détachent peu à peu, il reste des ulcérations à fond grisâtre, le gonflement diminue, puis disparaît, les symptômes généraux s'amendent, la guérison s'obtient sans difformité apparente.

Dans le second cas, les bords de la perforation s'affaissent, se nettoient, la gangrène se limite à l'intérieur comme à l'extérieur, une suppuration de bonne nature s'établit, les portions osseuses nécrosées s'exfolient, la plaie se rétrécit et la guérison s'obtient au bout d'un temps plus ou moins long. Mais il reste des difformités graves. La gangrène des gencives non-seulement détruit les dents qui étaient déjà venues, mais elle corrompt dans les alvéoles les rudiments de celles qui doivent pousser. Du reste, on l'a vu, la guérison est rarement obtenue.

GANGRÈNE DE LA VULVE.

Quarante-cinquième observation. — *Ste-Eugénie. Service de M. Bouchut.*

Chorée. Rougeole. Inflammation folliculeuse. Gangrène de la vulve. Acétate de plomb. Glycérine. Hémorrhagie.

Marie B..., sept ans, entrée le 22 mai 1857. Père bien portant, mère souvent malade ; sœur bien portante ; vaccinée. Pas de gourmes ni de glandes ; l'enfant tousse assez souvent. Il y a deux mois, elle a eu une pneumonie qui a duré de huit à dix jours. Il y a un mois environ que sont apparus des mouvements désordonnés, faibles au début ; ils se manifestèrent seulement aux mains, et il y eut embarras de la voix.

Aujourd'hui les mouvements involontaires et désordonnés sont très-prononcés dans tous les membres ; la figure grimace continuellement et la langue sort de temps en temps de la bouche ; la parole est perdue ; l'enfant ne peut ni boire ni manger seule ; l'intelligence est conservée ; bon appétit, pas de fièvre ni de toux.

26 mai. 3 pilules de vératrine.

Le 30. Les pilules ont provoqué dès la première fois des vomissements, pas de garde-robes. Le lendemain il en a été de même.

Le 31. Des nausées sans vomissements, et le 1er juin l'enfant a digéré les pilules. Son état s'est amélioré, elle parle un peu, sa figure est moins stupide, elle marche seule et il y a moins d'agitation choréique dans les bras et les jambes.

Le 1er juillet. La chorée a entièrement disparu.

Le 8. Depuis deux jours l'enfant avait des malaises et de la fièvre ; on l'a couchée hier, et des rougeurs ont paru sur le corps. Aujourd'hui la figure est très-rouge et couverte de plaques d'érythème séparées par des portions de peau blanche ; éternuements, yeux rouges et chassieux ; pareille éruption sur la voûte palatine, le tronc et les membres ; elle est plus confluente ; la rayure du doigt fait une raie rouge ; un peu de dévoiement, toux fréquente, râles sibilants et muqueux des deux côtés de la poitrine. Tilleul. Looch blanc.

Le 9. L'éruption a augmenté sur le tronc et sur les membres, toux fréquente, accompagnée de râles sibilants et muqueux. Pouls 132. Looch.

Le 10. L'exanthème ne s'est pas étendu mais il a changé de couleur, il est devenu brun foncé, ecchymotique, comme dans les cas de rougeole hémorrhagique. Gencives rouges, tuméfiées, saignantes ; dentition irrégulière, toux fréquente, râles sibilants et muqueux des deux côtés de la poitrine. Pouls 128. Bouillon coupé.

Le 11. La teinte rouge et livide de l'éruption se prononce

davantage, les plaques ne disparaissent pas sous la pression du doigt ; les gencives sont également tuméfiées et saignantes; toux fréquente, pas de gêne de la respiration. Pouls 120.

Le 12. L'éruption est dans le même état, les gencives scorbutiques saignant au moindre contact. Dans les grandes lèvres, les follicules s'ulcèrent ; plusieurs d'entre eux réunis les uns aux autres font une ulcération assez étendue dont les bords sont taillés à pic, et le fond noirâtre. Le clitoris est très-gonflé. Deux bains entiers d'une heure.

Le 13. L'ulcération n'a pas fait de progrès mais le gonflement des parties génitales est considérable. L'éruption tend à disparaître. Pouls 120. Deux bains de deux heures chacun.

Le 14. L'éruption tend à disparaître, elle est infiniment moins colorée. Les gencives sont en meilleur état et saignent peu. Le facies a bonne expression et l'état général est excellent. Les ulcérations des parties génitales se sont réunies et ont fait une large eschare peu odorante, qui a détruit la moitié droite du clitoris et de la grande lèvre correspondante. Deux bains de deux heures chaque. Vin aromatique. Sort guérie le 18 août 1857.

Quarante-sixième observation. — *Ste-Eugénie. Service de M. Bouchut.*

Rougeole. Gangrène de la vulve et de l'anus.

Louise L..., trois ans, entrée le 4 juin 1857. Père et mère bien portants ; vaccinée, gourmes passées depuis trois semaines ; il reste encore des glandes au cou. L'enfant serait malade depuis deux ou trois jours ; les yeux sont rouges depuis hier ; coryza et toux depuis huit jours. Diarrhée il y a quatre ou cinq jours pendant quarante-huit heures. La face présente une éruption caractérisée par des taches rouges; il apparaît déjà sur le devant de la poitrine quelques petites taches rouges.

8 juin. L'éruption limitée au visage commence à s'étendre sur le corps.

9 juin. L'éruption couvre le tronc et les membres, le teint est livide, toux pas fréquente, visage toujours rouge, les yeux sont rouges et chassieux. Agitation considérable, peu de sommeil. Pouls 128.

Depuis hier il existe aux parties génitales et au pourtour de l'anus des eschares superficielles noirâtres d'odeur gangréneuse, de peu de profondeur. Julep 100 grammes. Bromure de potassium 2 grammes; acide chromique.

Sort dans le même état le 9 juin 1857.

Quarante-septième observation. — *Ste-Eugénie. Service de M. Bouchut.*

Scrofule des doigts des pieds. Rougeole. Gangrène de la vulve. Mort.

Cécile M..., trois ans et demi, entrée le 24 mars 1857. Elle est malade depuis très-longtemps; elle a déjà subi l'amputation du petit doigt de la main droite pour affection scrofuleuse. Le doigt annulaire de la même main est devenu malade depuis. Ophthalmie double.

Le 20 avril. L'enfant est un peu plus malade depuis deux jours; elle a été prise hier de rougeole, l'éruption est sortie cette nuit sur le tronc très-confluente, tandis que les membres inférieurs ne sont pas occupés. Looch blanc.

Le 21. L'éruption s'est affaiblie sur le tronc et commence à gagner les jambes. L'enfant a été prise de diarrhée et est morte le 29 avril à cinq heures du soir.

Autopsie le 1er mai 1857. L'encéphale est d'une consistance normale; le tissu cellulaire sous-arachnoïdien est infiltré d'une sérosité assez abondante, les ventricules contiennent une certaine quantité de liquide. Au niveau du temporal droit, la dure-mère est tapissée à sa face externe d'une couche de pus très-adhérente ; le tissu même de la dure-mère parait altéré, quoiqu'elle soit saine à sa face interne. C'est que le temporal droit est en partie détruit dans sa portion pierreuse et mastoïdienne ; il est transformé en une cavité contenant un pus extrêmement fétide et quelques séquestres encore adhérents ; il y a même un point où la cavité n'est plus limitée que par la dure-mère altérée, et sur un autre point par une lamelle osseuse excessivement mince ; il ne reste rien du conduit auditif externe ni de l'oreille moyenne. L'oreille interne est encore intacte. Tout le pourtour du pavillon de l'oreille est altéré dans sa partie adhérente au temporal. Au niveau de toutes ces lésions la substance cérébrale n'offre pas la plus petite modification appréciable de consistance ou de coloration.

L'avant-dernière phalange de l'annulaire de la main droite est cariée à son extrémité postérieure ; le reste de la phalange est dur comme éburné. Tout le corps de la première phalange du même doigt est mou, spongieux ; la lamelle superficielle se plie facilement. Toutes les parties externes de la génération, grandes lèvres, etc., ainsi que l'anus, sont frappées de gangrène ; il s'en échappe une odeur très-fétide; partout le tissu pulmonaire est crépitant, à peine un peu de congestion dans les parties déclives. Le foie volumineux a subi la dégénérescence graisseuse dans toute son étendue. La rate est volumineuse, huit centimètres de hauteur, quatre centimètres de largeur, deux et demi d'épaisseur. Elle est d'une couleur jaunâtre ; sa surface paraît hérissée d'une multitude de petits points rouges qu'on retrouve à la surface d'une section faite à la rate ; ces grains ont le volume d'une tête d'épingle et l'énucléation se fait avec la plus grande facilité.

Tous ces grains sont séparés par des cloisons jaunâtres, dures et criant sous le scalpel. Les follicules isolés de l'intestin grêle sont hypertrophiés et la muqueuse vascularisée. La muqueuse du gros intestin est épaissie, ses follicules hypertrophiés sont ulcérés sur beaucoup de points. Les ganglions mésentériques sont volumineux, mais pas d'infiltration tuberculeuse.

Quarante-huitième observation. — *Ste-Eugénie. Service de M. Bouchut.*

Adénite cervicale. Abcès froid du dos terminé par résorption. Herpès circinné du menton. Rougeole. Broncho-pneumonie. Diarrhée. Gangrène de la vulve. Mort.

Adelphine B..., cinq ans, entrée le 8 août 1856. Abcès du dos à droite, scrofule du cou, herpès circinné du menton.

Le 11 mars 1857. L'enfant a été prise d'éternuements, de larmoiements et de toux fréquente.

Le 22 au matin, apparition de quelques taches rouges, encore rares.

Le 13. L'éruption est générale ; toux fréquente, dévoiement, yeux rouges, larmoiement.

Le 14. L'éruption s'est étendue beaucoup sur le visage qu'elle couvre complétement, et sur les membres où elle est discrète. L'enfant est très-abattue, a du délire et tousse; peau très-chaude ; pouls 124 ; efforts de vomissements, plusieurs selles en diarrhée. Looch blanc. Sirop diacode 10 grammes.

Le 15. L'éruption a fort augmenté, elle est très-confluente, très-rouge et couvre tout le corps ; le visage est bouffi, violacé, toux fréquente, lèvres sèches, résonnance de la poitrine, râles sous-crépitants des deux côtés ; agitation très-grande la nuit, délire, on a été obligé d'attacher l'enfant. Un peu de diarrhée, pas de vomissements. Pouls 136. Looch blanc. Sirop diacode 10 grammes.

Le 16. L'éruption a presque entièrement disparu et laisse des vergetures violacées sur tout le corps ; la peau est brûlante et la respiration très-haute et très-embarrassée ; pas de délire ni d'agitation cette nuit. Ipéca 50 centigrammes hier soir, ont produit un vomissement, pas de diarrhée. Looch blanc. Vésicatoire au devant de sternum.

Le 17. L'éruption n'est pas revenue et la face conserve une teinte livide ; abattement considérable, sommeil la nuit, pas d'agitation ni de délire ; respiration beaucoup moins gênée ; murmure vésiculaire des deux côtés, résonnance normale. Pouls 140.

Le 18. Julep, sirop diacode 10 grammes, sirop d'ipéca 5 grammes.

Le 19. L'éruption n'est pas revenue ; l'enfant a meilleur aspect. La peau a cessé d'être livide et est devenue plus rose et chaude. L'enfant est cependant très-abattue. La respiration est moins gênée et l'enfant tousse beaucoup moins. La voix est éteinte ; on ne voit rien au fond de la gorge ni sur les amygdales ; la peau est chaude. Pouls 132. Aux parties génitales, à la face interne des lèvres, au clitoris et à l'entrée de la vulve, existe un certain nombre d'ulcérations circulaires ; les unes très-petites, les autres un peu plus grandes, qui paraissent formées par l'ulcération des follicules ; plusieurs de ces ulcérations ont une aréole inflammatoire bien marquée et un fond grisâtre de mauvaise nature ; d'autres reposent sur un fond blanc et n'ont pas d'aréole inflammatoire. Cautérisation au nitrate d'argent, application de glycérine, même potion.

Le 21 mars. Diarrhée abondante, huit à dix garde-robes dans la journée. Toux un peu moins fréquente, gêne de la respiration assez forte ; la résonnance de la poitrine n'est pas changée ; à gauche, râles crépitants dans toute la hauteur et surtout à la base. Les ulcérations des parties génitales se sont un peu étendues, et au milieu de chacune d'elles il s'est fait une petite eschare noire. Le travail de la mortification s'est un peu étendu. 60 centigr. de poudre d'ipéca ; applications locales de glycérine.

Le 22. 50 centigrammes d'ipéca.

Le 23. L'enfant est agonisante à huit heures du matin, et meurt à cinq heures du soir.

Autopsie. Le 24 mars. Les deux poumons sont congestionnés ; il y a quelques points de pneumonie catarrhale avec dilatations bronchiques ; pas de tubercules. Les ganglions bronchiques ne sont pas non plus tuberculeux. Le foie est un peu volumineux, décoloré et graisseux. L'intestin grêle présente une arborisation considérable qui, par place, lui donne une couleur rouge uniforme. Cette congestion est surtout considérable au niveau de la valvule iléo cœcale, où se trouvent quelques points ulcéreux. Les plaques de Peyer sont tuméfiées, rouges sans ulcérations. La membrane muqueuse est un peu épaissie et présente comme un aspect mamelonné. Il y a aussi des follicules isolés tuméfiés, mais c'est surtout dans le gros intestin que les follicules isolés paraissent tuméfiés avec un point ulcéreux au milieu, sur quelques-uns du moins. Les ganglions mésentériques sont volumineux, rouges, non tuberculeux ; au niveau de l'angle inférieur de l'omoplate du côté droit se trouve dans le tissu cellulaire sous-cutané, une petite cavité, un peu aplatie, contenant une matière jaunâtre, gazeuse ; il y a eu là un abcès froid dont la partie liquide a été résorbée ; du reste, cet abcès froid n'est symptômatique d'aucune affection des parties voisines, osseuses ou autres. Dans le dos se trouvent deux croûtes volumineuses, recouvrant des ulcérations scrofuleuses. Les deux grandes lèvres et toutes les parties externes des organes génitaux sont frappées de gangrène, mais seulement dans leur partie tégumentaire. La gangrène a envahi la partie de la muqueuse située à l'entrée du vagin.

La *gangrène de la vulve* reste d'abord inaperçue, elle peut avoir fait des progrès considérables lorsque l'attention est forcément attirée vers ce nouvel accident ; à moins que par des soins et une prévoyance bien rares, on se soit inquiété dès le début. Mais cette vigilance éclairée et si utile manque souvent, et le plus ordinairement le médecin est averti trop tard.

Il se forme à la face interne des grandes lèvres et aux nymphes une tache circonscrite d'une couleur rouge pâle ; bientôt après, un engorgement très-dur accompagné d'une rougeur vive des téguments, qui envahit toutes les parties voisines, s'étend dans le pli génito-crural et remonte jusqu'au mont de Vénus. En entr'ouvrant la vulve on découvre des plaques diphthéritiques, grisâtres, d'une odeur fétide, se prolongeant quelquefois jusqu'à l'anus. Ces plaques sont limitées par un cercle rouge pâle. Dans les cas où l'on ne parvient pas à enrayer la marche de la maladie, la couleur grise des taches se change en noir, et la gangrène s'étend d'un côté au périnée et à l'anus, et de l'autre remonte jusqu'à la commissure supérieure de la vulve. L'excrétion de l'urine, qui était déjà douloureuse, devient de plus en plus difficile. Les symptômes généraux se manifestent, le pouls est petit et fréquent, les traits de la face se rétrécissent, la diarrhée devient colliquative et les enfants succombent par épuisement, ou bien la gangrène, envahissant le vagin, pénètre jusqu'au péritoine et la mort arrive encore plus rapidement.

Quand on réussit à arrêter la destruction, il se forme sur le cercle rouge une ligne de démarcation, l'inflammation augmente tout autour d'elle, l'eschare se rétrécit, la tuméfaction diminue, et la suppuration devenant de bonne nature élimine l'eschare. Après cette élimination, la vulve présente une déformation qui correspond à la perte de substance produite par la destruction de la paroi interne des grandes lèvres, des nymphes et même de l'orifice du vagin. Quelquefois la tuméfaction s'est tout à fait affaissée, les tissus détruits se réparant avec une prodigieuse rapidité, la cicatrisation se fait sans qu'il y ait une difformité considérable.

A l'occasion du traitement, je rappellerai un fait dont j'ai été témoin à l'hôpital des enfants et qui s'est passé dans le service de M. Trousseau, fait dans lequel, après une gangrène considérable de la vulve s'étendant jusqu'aux fesses, la cicatrisation s'est faite sans aucune difformité. On avait employé les cautérisations avec le fer rouge.

GANGRÈNE DE LA PEAU.

Quarante-neuvième observation.

Rougeole anomale compliquée de pneumonie. Gangrène de la peau. Guérison.

Alexandre G...., âgé de dix ans et quatre mois, blond, d'un tempérament un peu lymphatique, est assez bien développé pour son âge. Le 27 février 1857, cet enfant est atteint d'une rougeole dont les évolutions furent tout à fait anomales. Développée d'abord sur les membres et le tronc, l'éruption disparaît le troisième jour sans cause appréciable, et se trouve remplacée immédiatement par une inflammation du tissu pulmonaire.

Le 21 mars, vers le déclin de la pneumonie, au moment où notre jeune malade allait entrer en convalescence, il apparaît au pli de la fesse gauche une plaque d'un rouge obscur, ayant environ 6 centimètres dans le sens transversal et 4 centimètres en hauteur. Lotions camphrées ; poudre de quinquina.

Du 21 au 28 mars. La plaque un peu agrandie dans tous les sens, prend une teinte de plus en plus foncée et arrive au noir violacé. A cette époque, la maladie est parfaitement caractérisée; il ne peut rester aucun doute sur sa nature. Un léger gonflement se manifeste autour de l'eschare. L'auscultation nous fait entendre de gros râles de bronchite ; constipation. Lotions avec eau-de-vie camphrée ; poudre de quina ; bouillon ; potion avec sirop de quina.

Le 5 avril. La plaque gangréneuse n'a pas fait de progrès en surface ; elle occupe aujourd'hui une étendue de 8 cent. de long sur 6 de hauteur. On peut enfoncer une aiguille à 3 ou 4 millimètres dans les tissus gangrénés sans provoquer la moindre douleur. Une odeur gangréneuse se fait sentir dans la pièce où l'enfant est placé. Un cercle inflammatoire d'un rouge vif sépare les parties mortes des parties vivantes. Le travail d'élimination marche régulièrement jusqu'à la chute complète de l'eschare ; celle-ci se rétrécit de jour en jour de la circonférence au centre ; enfin, réduite à la moitié de son étendue primitive par suite de la fonte putride de ses parties, elle se détache à son centre et tombe le 19 avril laissant à nu une perte de substance considérable en surface et en profondeur. En effet, la gangrène a détruit la peau, le tissu cellulaire, l'aponévrose et la partie la plus superficielle du premier plan musculaire, la plaie offre, au reste, des bourgeons charnus qui fournissent un pus de bonne nature; l'abondante suppuration inséparable d'un travail inflammatoire aussi considérable n'a pas peu contribué à débiliter profondément notre malade et à le jeter dans un état de faiblesse et de maigreur extrême. Enfin, grâce aux soins intelligents et assidus de sa mère, et aussi à la médication tonique et au régime diététique, la cicatrisation est complète le 22 mai.

Le 9 juillet. La cicatrice de la région fessière a la forme d'un 7 renversé, elle occupe exactement le pli de la fesse, et l'on sent en cet endroit un tissu inodulaire profondément situé , formant une bride dure, résistante , cette cicatrice à 0^m,08 d'étendue. L'enfant marche très-bien, les mouvements peu étendus s'exécutent librement, mais les mouvements exagérés d'extension et de flexion ne peuvent se produire.

Cinquantième observation.

Rougeole anomale Pleuro pneumonie. Épanchement dans le côté droit. Gangrène de la face débutant par la peau. Mort.

L..., ouvrier tisserand, occupe avec sa femme et ses trois enfants une maison assez spacieuse mais très-humide. Une rue de 3 mètres de large au plus sépare la maison d'un petit cours d'eau.

Les deux aînés ont déjà eu le rougeole il y a quelques années. Le 5 avril, L.... Hipppolyte, âgé de dix-sept mois , gros, replet, d'un tempérament sanguin, refuse les aliments, devient grognon, brûlant, et ressent de la fièvre. La langue, blanche au milieu, est un peu rouge à la pointe. Rien à la percussion ni à l'auscultation. Boissons adoucissantes.

Le 6 avril. Le mouvement fébrile persiste, les symptômes catarrhaux s'établissent; pas de selles. Boissons adoucissantes ; deux lavements émollients.

Le 7 avril. Nuit agitée , criailleries. A la visite du matin , j'aperçois une éruption de petites taches rouges proéminentes sur le thorax et l'abdomen. Pouls à 116 ; peau chaude, sèche ; 28 respirations par minute ; assoupissement; l'enfant porte souvent la main à la tête ; langue blanche, ventre souple. Cataplasmes sinapisés aux pieds ; mêmes boissons.

Le 8 avril. Toute la surface du corps se recouvre d'une éruption confluente ; la face et le cou présentent seuls un petit nombre de taches éruptives ; on voit en effet sur ces parties d'assez grands intervalles blanchâtres entre les plaques morbilleuses. Toux sèche, sans expectoration ; râles sonores, mêlés à quelques bulles de râles muqueux ; constipation. Sirop de chicorée, 40 grammes ; même tisane ; diète.

Le 10 avril. Pas de changement.

Le 11 avril. L'éruption a presque complétement disparu. Pouls à 130, assez développé ; sonorité normale des deux côtés du thorax ; râles sous-crépitants plus abondants. Cataplasmes sinapisés ; lavements laxatifs avec miel de mercuriale 20 grammes, pour combattre la constipation, dont le sirop de chicorée n'a pu triompher.

Les 13 et 14 avril. Dyspnée moins forte ; même état du pouls et des autres symptômes. Expectation.

Le 15 avril. La nuit a été mauvaise et agitée ; l'enfant, tourmenté sans cesse par une toux sèche, n'a pu dormir. La dyspnée est plus intense, les inspirations sont courtes et comme empêchées. La percussion donne un son obscur à la partie inférieure du poumon droit, résonnance parfaite à gauche, dans toute l'étendue de la poitrine ; bruit respiratoire plus faible à droite ; râles sous-crépitants mêlés à des râles muqueux à grosses bulles ; pouls à 135 ; peau sèche, brûlante, pommettes injectées ; face pâle dans le reste de son étendue. Deux sangsues aux malléoles ; sirop d'ipéca mélangé à 50 centigr. de la poudre du même nom.

Le 17 avril. Depuis avant-hier soir, on a remarqué que la joue gauche commençait à s'enfler. Une tache d'un rouge foncé, de forme semi-lunaire, existe dans le sillon qui sépare l'aile du nez de la joue. La muqueuse buccale, examinée avec le plus grand soin, ne présente aucune tache grisâtre, aucune trace de stomatite pseudo-membraneuse ; les gencives sont seulement un peu rouges à droite. Le son devient de plus en plus obscur ; dans la partie inférieure droite du thorax, expansion pulmonaire à peine sensible ; bruit respiratoire obscur ; à gauche, sonorité normale ; respiration fréquente ; pouls à 140 , peu développé. 5 centigrammes de tartre stibié dans 150 grammes d'eau, à prendre par cuillerée à café , d'heure en heure ; ce médicament a été administré , non comme contro-stimulant, mais comme éméto-cathartique.

Le 19 avril. Même état. Nous remplaçons la potion stibiée par l'oxyde blanc d'antimoine à la dose de 1 gramme dans 120 grammes de véhicule.

Le 20 avril. 38 respirations par minute ; toux fréquente. On entend comme la respiration bronchique à droite ; au-dessous de l'angle inférieur de l'omoplate ; son mat dans le tiers inférieur du thorax ; en couchant l'enfant sur le côté gauche , la matité diminue sur les parties latérales droites ; l'enfant ne peut garder longtemps cette position ; il fait tous ses efforts pour se remettre sur le dos. A gauche, absence de matité et de respiration bronchique ; même état de la poitrine à gauche. La tuméfaction de la joue gauche a beaucoup augmenté. On continue la potion avec l'oxyde blanc d'antimoine.

Le 21 avril. Dans le sillon qui sépare le nez de la joue , nous trouvons un point noir ayant à peu près la forme triangulaire, dont la base, de 4 à 5 millimètres d'étendue, correspond à la narine gauche, et le sommet à la partie supérieure de l'aile du nez du même côté. La joue gauche et la lèvre inférieure sont très-tuméfiées, on ne trouve aucune trace de lésion à la face interne de la lèvre inférieure. Si l'on saisit entre deux doigts l'épaisseur de la lèvre, on sent alors que les tissus sont rénitents , élastiques , et qu'ils se laissent déprimer difficilement. Cette résistance est plus considérable et présente une certaine dureté au pourtour de l'aile du nez. Rien de changé dans les phénomènes stéthoscopiques. On applique un vésicatoire sur le thorax.

Je me disposais à cautériser avec le fer rouge ; mais les

parents n'ont pas voulu y consentir ; je me suis alors borné à des lotions camphrées et à la poudre de quina.

Du 21 au 24. L'eschare fait d'effrayants progrès, elle occupe un tiers de l'aile du nez, $0^m,02$ de la joue, un cercle rouge sépare les parties mortes des parties vivantes. Matité dans tout le côté droit, absence complète de murmure respiratoire; on n'entend plus de respiration bronchique. Dyspnée très-grande, 45 inspirations avec dilatation des ailes du nez. Pouls faible très-fréquent. Nouveau vésicatoire, même boisson, même application topique.

Le 26. La moitié de l'eschare se détache et tombe; la peau et les tissus sous-jacents, frappés de gangrène dans toute leur épaisseur, laissent après leur chute une ouverture semi-lunaire ; cette ouverture située au-dessous de l'aile du nez communique avec la cavité buccale. Les bords de la plaie, déchiquetés, irréguliers, couverts de détritus brunâtres, infects, sont entourés par un bourrelet de trois nuances, un premier liseré d'un rouge intense, un cercle pâle, puis un rouge sombre. Plus loin la peau offre une teinte pâle, livide ; la tuméfaction de la face a augmenté ; les paupières du côté gauche ferment complétement l'œil. Pouls faible, dyspnée très-intense. Lotions chlorurées pour désinfecter.

Le 28 avril. La gangrène envahit de plus en plus la joue ; les bords de la plaie se détachent en lambeaux brunâtres, infects. Le pouls est très-petit ; il s'accélère le soir ; la respiration devient plaintive et saccadée ; enfin la mort arrive à à dix heures du soir.

Cinquante-unième observation. — *Ste-Eugénie. Service de M. Bouchut.*

Rougeole. Diarrhée. Abcès ganglionaire gangréneux. Impétigo gangréneux de l'oreille. Mort.

Marie S..., deux ans, entrée le 16 juin 1857 ; ophthalmie chronique, malade depuis quatre jours; ses yeux ont pleuré davantage, elle a toussé, a eu de la fièvre, pas d'appétit, soif, mauvais sommeil. Diarrhée. L'éruption est apparue hier et couvre aujourd'hui toute la surface du corps de petites taches roses irrégulières, légèrement saillantes.

Le 17 et le 18. L'éruption persiste ; diarrhée modérée.

Le 19. L'éruption a pâli beaucoup ; la diarrhée continue.

Le 24. L'éruption a tout à fait disparu ; l'enfant est assez calme, mais sa peau reste chaude.

Le 27. Depuis trois ou quatre jours elle a sur la joue gauche au devant de l'oreille un empâtement inflammatoire, circonscrit, ramolli aujourd'hui et formant un abcès qu'on traverse avec un fil ; issue de pus abondant.

Le 29. Induration nouvelle sous le menton ; peau assez fraîche.

1er juillet. On passe un fil dans l'abcès du menton ; sortie considérable du pus.

Le 3. Impétigo ulcéreux du pavillon de l'oreille droite ; l'enfant est amaigrie et se plaint continuellement.

Le 14. Les plaies formées par le séton et celle de l'impétigo de l'oreille droite sont devenues gangréneuses et se couvrent d'une petite schare ; la peau tout autour des points du séton est noirâtre, entourée d'un cercle livide rouge ; la joue de ce côté est tuméfiée ; l'œil est fermé par le gonflement consécutif des paupières ; l'état général est grave.

Le 15, l'enfant meurt.

Autopsie. La face est élargie par la tuméfaction des régions sus-hyoïdiennes et parotidiennes ; les orifices des abcès sont grisâtres, mous, gangréneux, et conduisant dans des cavités un peu régulières, tapissées par une fausse membrane, verdâtre, pultacée, baignée par une suppuration fétide. Lorsqu'on fait des incisions, on trouve le tissu cellulaire engorgé de sérosité, et lorsqu'on arrive sur des ganglions on les reconnait facilement à leur coloration rouge, livide, acajou, à une légère augmentation de volume ; ils sont du reste assez fermes ; tous les ganglions cervicaux sont dans le même état. Les enveloppes du crâne sont tuméfiées, œdémateuses, surtout le tissu cellulaire qui double en dehors le péricrane ; le cerveau est mou, œdémateux. Le cartilage de l'oreille droite est mis à nu par la gangrène de la peau, dans une étendue de près de 1 centimètre. Les autres organes ne présentent rien de spécial ; les poumons sont un peu congestionnés et sur une très-petite étendue, l'un d'eux offre de la pneumonie lobulaire.

Cinquante-deuxième observation.

Rougeole anomale. Entérite. Gangrène de la peau.

Jean-Baptiste G..., âgé de quatre ans et demi, d'une bonne constitution, d'un tempérament bilioso-sanguin et d'une stature élevée pour son âge, est pris le 20 mars 1857 de céphalalgie avec fièvre et diarrhée. Les symptômes catarrhaux arrivent et ne tardent pas à être suivis de l'éruption exanthémateuse. Celle-ci se montre d'abord sur les membres supérieurs et au cou. L'exanthème suit les phases ordinaires jusqu'au 26 mars, où nous voyons survenir une abondante diarrhée accompagnée de céphalalgie, de fièvre, de rougeur et de sécheresse de la langue, de douleurs abdominales. Le mouvement fébrile, très-irrégulier, présente des exacerbations fréquentes.

Le 15 avril, c'est-à-dire trois semaines environ après le développement et la persistance de cette diarrhée, qui a déterminé chez notre malade de l'amaigrissement et de la débilité, on voit une tache d'une teinte lie de vin se développer sur la paroi abdominale, entre l'ombilic et le pubis.

Cette tache, de forme irrégulièrement arrondie, peut avoir de 7 à 8 centimètres de diamètre. Du 15 au 21, elle varie de couleur et tend à prendre une teinte violacée, noirâtre, et finit enfin par se convertir en une eschare sèche, parcheminée et de couleur noire. Un cercle inflammatoire s'établit autour des parties gangrénées, et seize jours après ce travail éliminatoire, l'eschare se détache et laisse à nu des bourgeons charnus de bonne nature. Il nous est alors facile de reconnaître que la gangrène, restée superficielle, n'a pas dépassé les limites du derme.

Le 11 mai, la cicatrisation est complète, l'enfant finit par entrer en convalescence et par se guérir radicalement. Dans le lieu occupé par l'eschare, il reste une cicatrice indélébile, présentant dans certaines parties de son étendue une surface gaufrée et quelques brides légèrement saillantes, d'une teinte plus pâle que la peau environnante.

Quant au traitement, des cataplasmes émollients, des bains de siége, des lavements, des sangsues; en un mot, le traitement antiphlogistique a été employé contre l'inflammation intestinale. Pendant la période d'élimination de l'eschare, du sirop de quina, des bouillons ont été administrés. Comme traitement topique de la gangrène, de l'eau-de-vie camphrée, de la poudre de quinquina, et vers la fin du travail éliminatoire des compresses trempées dans la liqueur de Labarraque étendue d'eau, ont été les moyens mis en usage. On s'est également servi de l'onguent styrax pour activer le travail éliminatoire et faciliter la chute des parties mortifiées.

La *gangrène de la peau*, plus rare que les précédentes, occupe tous les points du corps, face, abdomen, fesses, etc.; elle débute par une tache rouge-brun de couleur uniforme, ou des marbrures lie de vin, d'un rouge violacé. Cinq à huit jours après, la teinte est de plus en plus foncée, il se forme une eschare sans phlyctène ni excoriation. Cette eschare augmente rapidement. Sèche à son début, elle se ramollit plus tard. La partie mortifiée s'infiltre de liquides noirâtres et fétides avant de se détacher. Si la guérison doit arriver, il se forme un cercle éliminatoire, l'eschare se détache, la plaie se rétréeit chaque jour et se cicatrise, sinon, la gangrène envahit de jour en jour. L'eschare de la joue entourée non pas par un cercle phlegmoneux mais par un bourrelet œdémateux, la gangrène envahit alors toute l'épaisseur des bords de la plaie qu'elle convertit en détritus brun noirâtre, car le bourrelet œdémateux n'est que le précurseur de la mortification, il survient alors de la prostration, de l'affaissement, de la diarrhée. Le pouls petit devient de plus en plus faible et l'enfant meurt.

HÉMORRHAGIES.

Elles ont lieu ordinairement par les muqueuses, mais aussi quelquefois par la peau; le plus souvent, elles résultent du mouvement fluxionnaire qui se fait sur ces membranes. C'est alors que l'on observe, dans la première période, d'abondantes épistaxis et des taches de purpura consécutives à l'éruption. Dans ces cas là, les hémorrhagies n'ont rien d'alarmant, c'est un accident local qui disparait avec la cause qui l'a produit. Dans d'autres cas, il n'en est plus de même; l'accident local peut, par son intensité, acquérir une grande importance et devenir le phénomène prédominant.

La rougeole qui produit les hémorrhagies très-abondantes est accompagnée de symptômes ataxiques ou adynamiques qui indiquent une altération profonde du sang. On a considéré comme dépendant de la forme adynamique, les hémorrhagies cutanées et muqueuses; MM. Rilliet et Barthez n'admettent pas cette explication et ils croient qu'on peut les observer aussi dans les rougeoles à forme ataxique, et ils expliquent ainsi la différence d'opinion ; ils disent : si la rougeole hémorrhagique se développe chez un enfant fort et bien portant, elle sera ataxique, tandis que si elle survient chez un enfant déjà malade, elle sera adynamique. Ils établissent donc une différence entre les rougeoles hémorrhagiques primitives ou secondaires. Ce dont nous venons de parler constitue une forme de la rougeole avec hémorrhagies, mais Willau a décrit une rougeole hémorrhagique, rougeole noire, dont voici les traits principaux : vers le septième ou le huitième jour de l'éruption, les taches rubéoliques présentent une couleur lie de vin, violette ou noire, ne disparaissent pas sous la pression du doigt et se convertissent en véritables ecchymoses analogues à celles du purpura ; souvent il survient en même temps des hémorrhagies par le nez, la bouche, les gencives, l'estomac, les intestins, les reins, la vessie. Cette forme est extrêmement grave ; après la mort, on trouve dans la plupart des organes des ecchymoses et des infiltrations sanguines, qui indiquent une altération du sang.

En général la rougeole hémorrhagique se montre chez les individus faibles, d'une mauvaise constitution, épuisés par la misère ou par des maladies antérieures. M. Rayer l'a observée plusieurs fois chez des enfants atteints de tubercules pulmonaires, de colites chroniques et épuisés par la diarrhée et la fièvre hectique.

Nous avons observé quatre fois des hémorrhagies abondantes, du reste sans grande gravité.

Une métrorrhagie à la fin de l'éruption . . . . guérison.

Une hémorrhagie par la bouche dans un cas de gangrène . . . . guérison.

Une épistaxis. . . . . guérison.

De nombreuses taches de purpura . . . . . . guérison.

ANASARQUE.

Cinquante-troisième observation.

Coqueluche. Rougeole. Diarrhée. Anasarque.

Gustave C..., âgé de deux ans, d'un assez bon tempérament, était convalescent d'une coqueluche quand le 20 janvier 1857, après huit jours d'incubation, il contracte la rougeole. L'éruption est discrète, elle se borne à la face et au tronc, marche assez régulière, toux peu pénible, mais le 27 apparaît une diarrhée abondante qui fatigue horriblement l'enfant pendant plusieurs jours.

Des cataplasmes sur le ventre, des quarts de lavements amylacés et la décoction blanche de Sydenham l'arrêtent enfin.

6 février. Ventre ballonné, douloureux, plus de diarrhée.

8 février. La face, les jambes, tout le corps gonfle ; l'hydropisie est générale, sauf les pieds et les mains.

Fluctuation très-sensible dans la partie inférieure de l'abdomen. Urines peu abondantes, albumineuses, langue blanchâtre, un peu de toux de temps à autre ; pouls fréquent.

Frictions avec la teinture de scille et digitale sur l'abdomen et sur les cuisses. Tisane de chiendent nitrée à deux grammes par litre.

Le 15. Peu d'amélioration dans les symptômes.

On ajoute la potion suivante :

Pr. Sirop d'asperges } de chacun, 40 grammes.
Oxymel scillitique }
Nitrate de potasse. . . . . 5 décigrammes.
Décoction de chiendent . . . . . . 100 grammes.

A prendre quatre cuillerées par jour.

Le 20. Changement notable, urines abondantes, l'albumine diminue, ventre plus souple, pouls moins fréquent. Encore de la fluctation.

Le 28. Mieux très-sensible ; l'hydropisie disparait progressivement. Selles nombreuses. La potion est supprimée.

15 mars. G. C. est complétement guéri.

L'anasarque et les épanchements séreux appartiennent à la scarlatine et sont rares dans la rougeole. Cependant on peut les y constater, nous en rapportons une observation. Dans ce cas, elle est survenue quinze jours après le début de la rougeole qui elle-même avait succédé à la coqueluche, l'hydropisie fut générale ; MM. Rilliet et Barthez en ont observé six exemples. Chez trois de ces enfants l'anasarque se développa du douzième au vingt et unième jour, elle dura de trois à douze jours et parut évidemment être sous la dépendance de la rougeole. Chez les trois autres, la rougeole fut moins évidente, ils avaient eu tous les signes de la rougeole, il n'y avait pas de desquamation. L'anasarque dura huit, douze et même soixante-six jours ; deux moururent, l'un avait une néphrite albumineuse très-évidente qui s'était compliquée d'une double pleurésie et d'une pneumonie. Chez l'autre, il n'existait pas de néphrite et la mort survint par suite de maladies intercurrentes.

M. Lombard a vu deux cas d'anasarque morbilleuse ; les urines étaient albumineuses et comme dans l'anasarque suite de scarlatine, elles avaient une couleur noirâtre ou brune très-foncée. Presque tous avaient de quatre à sept ans, un avait neuf ans, une fois la maladie parut dépendre d'une sortie trop hâtive.

M. le docteur Gendron a publié dans la *Gazette médicale* 1833, une observation d'anasarque morbilleuse suivie de convulsions. Le malade était dans la période de desquamation, il commit l'imprudence de se lever la nuit pieds nus. L'impression du froid fut rapidement suivie d'une infiltration presque générale, l'œdème résiste aux boissons sudorifiques et diurétiques, des convulsions violentes arrivent après cet écart de régime; le malade est sur le point de succomber; on a recours aux évacuations sanguines qui réussissent à ramener le calme et dissiper l'infiltration qui avait résisté aux sudorifiques et aux diurétiques.

NÉPHRITE.

C'est une maladie très-rare dans la rougeole. M. Rilliet a observé un cas de la maladie décrite par Willau sous le nom d'*Eschuria renalis* et considérée par M. Rayer comme une néphrite. Voici le fait dont je résume la description.

Garçon de 3 ans, robuste, bien portant, urine facilement et n'a pas d'incontinence habituelle. Le 18 avril il contracte la rougeole qui suit son cours normal. Le 28 il était en convalescence lorsque tout à coup il prend une fièvre intense, acompagnée d'une grande anxiété, sans délire; il ne souffre pas de la tête et ne vomit pas; la respiration n'est pas accélérée; mais il se plaint de douleurs de ventre assez vives, la constipation est opinâtre et les urines sont très-rares, très-difficiles, jumenteuses; depuis le 29, il ne rend guère que deux cuillerées à soupe d'urine dans les vingt-quatre heures et reste quelquefois de dix-huit à vingt heures sans uriner.

Le 3 mai. M. Rilliet voit l'enfant avec M. Lombard. Le petit malade est dans une agitation désordonnée, crie, se plaint sans cesse; la peau n'est pas très-chaude, le pouls est fréquent, la respiration n'est pas accélérée. Pas de matité, langue humide, l'abdomen aplati, rétracté, douloureux, la vessie n'est pas distendue et cependant depuis vingt-quatre heures l'enfant n'a pas uriné. Trois doses de calomel, de

15 centigr. chaque, à prendre de deux heures en deux heures ; elles produisent trois évacuations. Bain, cataplasmes. L'agitation continue toute la journée et toute la nuit.

Le 4. Pendant un court sommeil, pouls 96, régulier. Cris, agitation, le ventre est plat, dur, rétracté, douloureux, on ne sent pas la vessie, l'enfant n'a pas uriné. (Potion de 120 grammes avec teinture d'aconit et de digitale, un gramme et demi, deux bains, cataplasmes avec l'huile camphrée.) Dans la soirée, il rend trois quarts d'un verre d'urine sédimenteuse.

Le 5. Même état.

Le 6. Un verre d'urine ; moins d'irritabilité. Même traitement. Bains alcalins.

Du 6 au 12. Amélioration progressive, urines augmentant d'abondance, évacuations revenues naturelles, douleurs et rétraction du ventre disparues. Appétit. Guérison.

Cinquante-quatrième observation.

Abcès ganglionaire, suite de Rougeole.

Chez madame C..., un enfant de deux ans, de bonne constitution ayant deux frères bien portants, est pris le 11 juillet 1857 de toux avec éternuements, fièvre. Le 12, pouls à 108, 112, la peau chaude, la toux incessante et sèche avec quelques râles ronflants dans la poitrine ; les yeux sont larmoyants, le nez coule abondamment, en présence de pareils symptômes on porte le diagnostic : rougeole probable.

Le 14. Quelques taches apparaissent au visage et le 15 le corps est entièrement couvert d'une éruption rubéolique très-caractérisée. La fièvre continue et le pouls est toujours aussi fréquent, la toux est devenue grasse ; on trouve encore dans la poitrine des râles sonores, mais à la base de chaque côté, il existe des râles muqueux abondants. Looch blanc, 60 grammes, kermès 5 centigrammes.

Sous l'influence du kermès, qui donne lieu à deux vomissements de mucosités épaisses, la poitrine se dégage et l'enfant, peu après, entre en convalescence.

Le 20. On constate un léger engorgement ganglionaire du côté droit au-dessous de l'angle de la mâchoire. Cataplasmes, frictions avec l'onguent napolitain. Malgré cela, l'engorgement augmente et le 26 il est devenu énorme, de la grosseur d'un œuf. La fluctuation est manifeste. J'emploie alors pour donner issue au pus un procédé que j'ai vu souvent réussir dans les mains de M. Guersant, je traverse la tumeur à l'aide d'une aiguille courbe munie d'un fil ciré. Les deux piqûres faites sont à trois centimètres l'une de l'autre, je noue les extrémités du fil et je laisse ce petit séton en place en recommandant de tirer le fil plusieurs fois dans la journée. Quelques gouttes de pus se sont écoulées au moment de la ponction.

Dans la journée, l'écoulement du pus est abondant, le lendemain la tumeur a notablement diminué de volume. Les plaies ne sont nullement ulcérées ; on continue l'emploi des cataplasmes.

Le 2 août. Je retire le petit séton, la pression ne donnant lieu qu'à un suintement de pus insignifiant et le gonflement ayant presqu'entièrement disparu.

Le 8 août. Je vois le petit malade, les petites plaies sont cicatrisées, l'engorgement a complétement disparu, la guérison est parfaite.

Depuis ce temps, j'ai eu l'occasion de revoir le petit malade, on distingue deux petits points blancs indices des piqûres, la guérison ne s'est pas démentie.

M. Maingault insiste sur ce procédé qu'il a employé deux fois chez deux petites filles chez lesquelles les cicatrices au col sont si redoutées des parents, le résultat a été aussi satisfaisant que chez le malade dont il a été question.

Les *névralgies* sont fort rares, cependant on en trouve quelques exemples pendant la rougeole, quelques enfants en ont été atteints, soit pendant les prodrômes, soit pendant la convalescence.

MM. Rilliet et Barthez en citent deux cas. Dans le premier, une jeune fille de sept ans fut prise dix jours après l'éruption d'une douleur vive siégeant au côté gauche. L'accès dura trois heures, il parut tous les deux jours et revint ainsi pendant huit jours, puis il disparut sans autre remède que les cataplasmes.

L'autre est un enfant de deux ans convalescent de rougeole, chez lequel il survint pendant trois jours, à onze heures du soir, de violentes douleurs abdominales sans gonflement du ventre, ni augmentation de douleur à la pression, sans diarrhée. Trois accès. Guérison.

M. Imbert a publié dans les *Annales de la Flandre occidentale*, 1857, page 129, quatre faits de névralgie de la face s'étant montrés à la suite de la rougeole.

Nous n'insistons pas, mais nous rapprochons ces faits de l'otalgie que nous avons signalée au début de l'exanthème.

Phlegmons. Les phlegmons ne sont pas rares à la suite de la rougeole, ils se terminent par la suppuration, ainsi que nous en trouvons plusieurs exemples. Un enfant de deux ans eut un abcès à la partie moyenne et supérieure du cou, le douzième jour de la convalescence d'une rougeole compliquée de pneumonie. Un enfant de quatre ans eut un abcès gros comme une noix à la partie inférieure du menton le dix-neuvième jour d'une rougeole. Un enfant de trois ans un à la région mastoïdienne. Un enfant de deux ans et demi à la partie externe et supérieure du sourcil droit ; une fille de huit ans derrière l'apophyse mastoïde. Ils surviennent à la fin ou pendant la convalescence de la rougeole, arrivent à suppuration, siégent dans le tissu cellulaire ou dans les ganglions, c'est pourquoi nous en reparlerons à propos des diathèses déterminées par la rougeole.

On a observé le *pemphigus* aigu confluent comme complication de la rougeole. M. Chapel, à Saint-Malo, en a rapporté plusieurs faits dont voici deux entre autres :

Deux enfants étaient d'une constitution débile, appartenant à des familles pauvres; pendant la durée de la rougeole, on vit chez ces enfants se développer au cou, sur la poitrine, sur les épaules et sur les fesses, des bulles de pemphigus entourées d'un léger cercle érythémateux. Il y eut une fièvre ardente, de l'insomnie et une soif intense. Au bout de deux jours les bulles se rompirent en laissant écouler un liquide transparent, légèrement visqueux. La surface dénudée se couvrit de croûtes peu épaisses.

Sur cinq malades observés par le docteur Chapel, quatre succombèrent à la diarrhée qui accompagnait ordinairement le pemphigus.

Iléus. Nous avons rapporté plus haut une observation d'Iléus ; cet accident se produit quelquefois dans le cours de la rougeole. MM. Rilliet et Barthez en ont recueilli deux cas, moins graves que le nôtre, en voici le résumé :

1° Un garçon de sept ans est atteint, pendant les prodrômes de la rougeole, d'une douleur épigastrique des plus intenses, accompagnée de constipation et de vomissements, ceux-ci se répètent sans interruption pendant quarante-huit heures. La gastrite a duré en tout treize jours. La guérison a été complète et obtenue au moyen de légers minoratifs, de lavements émollients, de vésicatoires à l'épigastre.

Dans un autre cas, l'inflammation s'est montrée sous une forme différente.

Une fille de quatre ans, l'éruption disparue, fut prise d'une constipation extrêmement opiniâtre, résistant aux purgatifs qui étaient tous rejetés par les vomissements; le ventre était considérablement ballonné, sans douleur très-vive. Tous les symptômes disparurent comme par enchantement avec le rétablissement des évacuations.

ÉTAT ADYNAMIQUE.

Cinquante-cinquième observation. — *Ste-Eugénie. Service de M. Bouchut.*

Rougeole. Cachexie. Mort.

Amélie D...., dix-huit mois, entrée le 8 juillet 1857, a eu la rougeole il y a trois semaines, et la diarrhée depuis quelques jours; elle est pâle et chétive, amaigrie, un peu froide, les yeux égarés. Depuis son entrée, elle a vomi plusieurs fois et a des selles fréquentes. Pouls 96. Sous-nitrate de bismuth 6 grammes; la diarrhée diminue.

Les 12 et 15, l'enfant dépérit à vue d'œil; le 17 elle est presque à l'agonie; ses yeux se convulsent, la percussion est moindre par toute la poitrine et la respiration obscure. Dans la journée elle a eu quelques mouvements convulsifs et elle est morte dans la soirée.

A l'autopsie, rien de particulier que quelques lobules hépatisés çà et là.

On a décrit, sous le nom de rougeole maligne, adynamique, les rougeoles irrégulières, malignes, et dans lesquelles après la mort on ne constate aucune lésion. Pendant la période d'invasion il y a de l'abattement, de la courbature, des douleurs dans les membres, des vomissements, de la diarrhée, des troubles cérébraux, l'éruption est pâle ou d'un rouge très-foncé, parsemé de pétéchies, de sudamina. La langue est sèche, fendillée, noirâtre, les dents fuligineuses, les lèvres excoriées et tapissées par une croûte sanguine, desséchée et noirâtre. Le malade est dans la prostration, on voit se manifester un véritable état typhoïde et la mort ne tarde pas à survenir à la suite de selles involontaires ou dans un état comateux.

COINCIDENCE OU SUCCESSION DE FIÈVRES ÉRUPTIVES.

Cinquante-sixième observation.

Rougeole. Scarlatine. Angine.

P..., âgé de six ans; cet enfant est très-fort, très-vigoureux, d'un tempérament sanguin, il a eu la rougeole à la fin de janvier 1857. Cette maladie a suivi une marche régulière, la guérison a été obtenue facilement et la convalescence n'a pas été entravée.

L'enfant sortit pour la première fois cinq semaines après le début de la maladie, la température ce jour-là était très-froide, il faisait beaucoup de vent.

Dans la nuit qui suivit cette première sortie, l'enfant fut pris d'une toux rauque qui inquiéta les parents et les engagea à donner tout de suite un vomitif. 5 centigr. de tartre stibié dans un quart de verre d'eau.

3 avril. Le lendemain l'enfant paraissait bien, mais il y avait un peu de fièvre.

Le 5. La fièvre est assez légère, continue et s'accompagne d'une légère couleur rouge, pointillée, existant sur tout le corps.

Le 7. Une exsudation analogue à du muguet parait sur le voile du palais et dans le pharynx. L'alun en poudre est porté sur toutes les parties atteintes, deux fois par jour. Le chlorate de potasse, à la dose de 5 grammes pour 150 gr.

de véhicule, est employé en collutoire et en potion. Miel rosat et eau d'orge en gargarisme.

Jusqu'au samedi 11 avril, l'enfant paraît aller assez bien. L'exsudation semble avoir cessé, le sommeil est plus calme, la fièvre un peu moindre, mais la peau reste très-chaude et très-sèche. On prescrit un bain à 29 degrés Réaumur, une demi-heure de durée. L'enfant se plaint d'y avoir froid. Le soir de ce même jour, l'exsudation de la gorge reparait plus prononcée, cependant le sommeil a été plus paisible cette nuit là que les précédentes.

Dans la journée du 12 avril, la voix commence à être altérée, l'aspect de la gorge est celui de l'angine scarlatineuse. Le soir une forte cautérisation au nitrate d'argent est pratiquée, le calomel à dose fractionnée (5 c. en dix prises), est administré alternativement avec la potion au chlorate de potasse.

13 avril. Ce matin peu de changement. Nouvelle cautérisation. Un bain entier à 36° centigr. Continuation du calomel administré de la même manière, après le bain il y a une moiteur générale qui dure assez longtemps, il y a eu trois selles caloméléés ; la respiration est égale, douce, trente inspirations, la déglutition se fait bien, le pouls est à 130-135.

M. Blache voit l'enfant, et, d'accord avec M. Lamouroux, il conseille : 1° continuer l'usage de la potion au chlorate de potasse assez abondamment pour qu'une potion soit employée en vingt-quatre heures ;

2° Continuer les mêmes boissons. Une dose de calomel toutes les quatre heures ;

3° Attendre pour en venir à l'emploi du vomitif qu'il y ait une indication plus marquée, soit dans l'embarras de la gorge, soit dans l'altération de la voix ;

4° Arriver le plus tôt possible à donner quelques boissons alimentaires, telles que du lait ou du bouillon de poulet.

14 avril. Nuit meilleure que les précédentes, plusieurs heures de sommeil assez paisible. La moiteur s'est maintenue à peu près toute la nuit, point de selles, urines rares, sédimenteuses, pas très-rouges. Pouls 115-120, langue sèche. L'état de la gorge assez satisfaisant, voix naturelle, déglutition facile.

1° Toutes les deux heures, gargarisme : décoction de kina 200 grammes, alun 10 grammes, miel 40 gramm.;

2° Même potion au chlorate de potasse dans les boissons ;

3° Deux doses de calomel à dix heures et à une heure et demie, ajouter une partie de lait à la tisane ;

4° Renouveler le cataplasme sur la poitrine et le ventre.

14 avril après-midi. L'état est un peu modifié, plutôt en mieux, toutefois, la luette et les piliers antérieurs du voile du palais sont encore couverts de matières blanc grisâtre sur une plus grande étendue que ce matin, mais un badigeonnage à l'alun enlève à peu près tout et laisse la muqueuse visible et d'une bonne couleur rose.

Pouls 120, au réveil voix bonne, toux rare, grasse, point de selles depuis hier, urines rares, normales.

1° Une dose de calomel vers quatre heures ;

2° Demi-heure ou une heure après, son lait coupé ;

3° Mêmes boissons selon la soif.

Huit heures et demie du soir. Pouls moins fréquent, 110 à 115, voix normale, toux grasse, langue notablement moins sèche et moins rouge. Peau assez moite et moins chaude. Etat de la gorge un peu moins net qu'après l'emploi de l'alun à quatre heures, mais notablement meilleur que tous les soirs précédents.

1° Deux doses de calomel à quatre ou cinq heures de distance l'une de l'autre ;

2° Le gargarisme toutes les deux heures, ne pas réveiller l'enfant ;

3° Soit après le gargarisme, soit après le calomel, donner sa boisson ordinaire avec la potion au chlorate de potasse;

4° Une seule fois le cataplasme sur le cou et sur la poitrine.

15 avril, neuvième jour de l'invasion de l'angine. Nuit meilleure que les précédentes, sommeil paisible, diminution sensible de l'exsudation diphthéritique. Ce matin (avant un badigeonnage à l'alun), pouls 118. Un quart d'heure après, pouls à 115. Inspirations 24, peau sèche, angine idem.

1° Tisane de pomme miellée;

2° Sirop de framboise et un peu d'eau pour rincer la bouche et se gargariser;

3° Mêmes doses de lait dans la journée.

15. Quatre heures. Peu de changement, un peu plus de netteté du pharynx. Pouls 115.

Le 19 avril. Peau douce, moite, pouls 90, inspirations 20. Langue sèche et rouge à la moitié antérieure, couverte, dans le reste de son étendue, d'un épais enduit muqueux blanchâtre, analogue à une exsudation.

L'amygdale, les piliers du voile du palais du côté droit sont tapissés par une exsudation plastique grisâtre, non fétide, autour, la muqueuse n'est pas très-rouge.

Bouillons, gargarismes.

Cinquante-septième observation. — *Ste-Eugénie. Service de M. Bouchut.*

Scarlatine. Angine couenneuse. Rougeole. Chlorate de potasse. Eau bromée. Mort.

D.... Marie, trois ans, entrée le 18 juin 1857. Père et mère, et un frère bien portants, vaccinée; elle a eu des convulsions il y a un an; dix-huit ans seulement; pas de gourmes. L'enfant est malade depuis trois jours; elle a eu des convulsions; elle a pris de l'émétique qui l'a fait vomir; pas de selles, toux fréquente; assez bon sommeil; l'éruption n'a paru qu'hier.

18 juin. L'éruption est caractérisée par un piqueté rouge confluent, formant une teinte rosée presque uniforme.

Le 19. Le matin, l'éruption a perdu une partie de sa couleur rouge; elle devient blanche par le frottement. Le visage est bon; langue blanche, rouge au bout; pas d'angine. Soif très-fréquente, un peu de diarrhée. Pouls 136.

20. L'éruption s'est étendue sur tout le corps et sur les bras; elle forme une teinte rouge, presque uniforme, formée par un piqueté très-confluent; langue blanche, rouge à la pointe, pas de difficulté de déglutition; la face a bon aspect, pas de vomissements ni de diarrhée. L'enfant tousse un peu, pas de râles dans la poitrine. Pouls 136.

21. L'éruption reste stationnaire, médiocrement colorée; l'impression du doigt y laisse une trace blanche; peau très-chaude, pouls 124.

22. L'enfant a moins bien dormi; la gorge est rouge, les amygdales gonflées et l'arrière-gorge remplie de mucosités. Eau d'orge 150 grammes, sirop de mûres 50 grammes.

23. L'éruption de scarlatine est à peine apparente, cependant la peau est encore rouge et laisse une rayure par le frottement. Le visage est toujours très-bon; l'enfant tousse, a de la peine à avaler, et porte la main à son cou; pas de vomissements ni de diarrhée. Les amygdales sont plus envahies, tuméfiées et se touchent presque par leur face interne qui est recouverte de chaque côté par une fausse membrane blanche, épaisse. Agitation la nuit, mauvais sommeil. Pouls 124. Julep 160, chlorate de potasse 4 grammes, une cuillerée toutes les demi-heures.

24. La peau a pâli et l'on ne reconnaît plus la scarlatine; pas de desquamation. Le pouls reste à 136. Langue blanche, soif fréquente, pas de vomissements, une selle moitié liquide. Les amygdales sont aussi volumineuses et celle du côté gauche offre des anfractuosités formées par des

ulcérations toutes récentes couvertes de matières pultacées et de pus grisâtre. L'amygdale droite est arrondie et couverte d'une couche grisâtre, pultacée ; pas de ganglions engorgés. Julep 100 grammes, chlorate de potasse 4 grammes. Les urines examinées par la chaleur ne donnent lieu à aucun précipité.

25. L'enfant ne paraît pas plus gênée à respirer que de coutume et son visage est très-bon. L'amygdale droite est aujourd'hui ulcérée, de sorte qu'elles sont toutes deux déchiquetées, ayant chacune une surface inégale, anfractueuse, avec des lambeaux flottants qui remuent dans l'expiration ; la peau offre encore une légère teinte rosée, pas de desquamation très-appréciable ; pouls 136 ; chlorate de potasse. Il n'y a pas de ganglions engorgés.

26. L'amygdale est à peu près dans le même état avec une rougeur moindre. Pouls 136. Chlorate de potasse.

27. Les amygdales conservent leur volume, les ulcérations de leur surface n'ont pas diminué ; il semble que la luette soit recouverte d'une petite pellicule blanche. Pouls 132. L'état général est bon. Julep, 10 gouttes d'eau bromée ; sirop de mûres.

Le 2 juillet. La rougeur de la gorge, de la luette et des amygdales disparaît ; les ulcérations sont moins profondes ; leurs bords déchiquetés s'arrondissent et paraissent en voie de cicatrisation ; ni vomissements, ni diarrhée. Pouls 120. Lait, eau bromée.

3. Le fond de la gorge va mieux ; il s'est fait une aphte à la partie postérieure de la lèvre inférieure.

4. L'état de la gorge est le même. L'enfant paraît un peu bouffie ; on remarque sur la peau une desquamation furfuracée très-fine.

8. La desquamation continue. Depuis trois jours, les conjonctives sont un peu malades; après avoir offert un peu

d'injection et d'écoulement muqueux, elles sont devenues granuleuses, et le tissu cellulaire palpébral s'est gonflé au point d'amener l'occlusion de l'œil. L'écoulement est assez considérable et il y a une photophobie très-prononcée ; il est difficile de voir l'état de la cornée.

11. L'ophtalmie continue ; les yeux sont toujours très-malades et fermés par les paupières tuméfiées. Il n'y a pas d'éternuements ; l'enfant tousse assez souvent et, déjà hier, elle a sur le tronc et sur les membres une éruption de petites taches rouges, d'inégale dimension, discrètes, séparées par des portions de peau saine. Dans les parties blanches, on voit encore la desquamation furfuracée de la scarlatine précédente. La rayure du doigt laisse une trace rouge ; peau chaude. Pouls 128.

12. L'éruption s'est généralisée, mais a pâli ; on reconnaîtrait difficilement les caractères aujourd'hui ; la rayure du doigt y produit une raie rouge. L'exanthème est encore formé par des taches rosées et séparées par des interstices de peau plus pâle, sur laquelle on voit encore les indices de la desquamation de la scarlatine. Les yeux sont toujours très-malades ; le nez enchiffrené coule abondamment. L'enfant tousse beaucoup ; la résonnance de la poitrine est bonne; pas de vomissements. Diarrhée fréquente, aqueuse, jaunâtre. Pouls 120.

13. Il n'y a plus de traces d'éruption ; les yeux sont complétement débarrassés, et les paupières revenues à leur état naturel ; pas de sécrétion muqueuse ; le nez coule et le mucus a excorié la lèvre supérieure. Aux parties génitales, il se fait une inflammation des follicules du clitoris et de la face interne des grandes lèvres ; les follicules forment des trous taillés à pic comme par un emporte-pièce, quelques-uns se réunissant aux voisins pour former une ulcération plus grande ; le clitoris plus volumineux est noirâtre,

comme s'il était menacé de sphacèle ; pas d'odeur ; deux bains ; eau blanche.

16. L'inflammation des parties génitales a disparu, les ulcérations folliculeuses sont recouvertes d'une pellicule blanchâtre due au lavage à l'extrait de saturne. Le nez coule abondamment et jette des mucosités épaisses, âcres, qui excorient la lèvre supérieure. La diarrhée diminue. Pouls 124. Deux bains; eau blanche.

18. La respiration a paru hier très-gênée, l'enfant ne tousse pas ; la résonnance de la poitrine est bonne et la respiration s'entend sans bruit anormal ; pas de vomissements ; un peu de diarrhée. La face est terreuse, altérée ; les yeux sont guéris, mais le nez coule toujours abondamment. Plus d'eau bromée. Looch blanc, lait.

Morte le 18 juillet, deux heures après-midi.

Autopsie le 20 juillet 1857.

Le larynx, la trachée et les bronches contiennent beaucoup de mucosités mêlées de débris purulents concrets, on dirait presque de fausses membranes détachées des bronches. Les deux poumons sont congestionnés dans leur lobe inférieur ; l'intestin grêle est un peu vascularisé ; les plaques de Peyer sont rouges et un peu tuméfiées. La muqueuse du gros intestin surtout est épaissie avec des rougeurs au sommet de ses plis. Le foie, assez volumineux, présente un commencement de dégénérescence graisseuse. Quelques taches de purpura à l'extrémité inférieure de chaque jambe.

Cinquante-huitième observation. — *Ste-Eugénie. Service de M. Bouchut.*

Rougeole. Scarlatine.

F...., 2 ans et demi, entrée le 23 avril 1857. La mère est gastralgique, le père est mort subitement, et un autre enfant de deux mois a le muguet en ce moment. Vaccinée, pas de maladie, boutons (clous) ; à sept ou huit mois, l'enfant a toutes ses dents. L'enfant est malade depuis deux ou trois jours ; l'enfant a pris 20 grammes de manne le 21 avril ; deux ou trois selles. L'enfant présente à la commissure des lèvres et au menton, une éruption qui date du 19 avril. Depuis hier, dans la journée, il est sorti une éruption caractérisée par des taches rouges, irrégulières, séparées par des intervalles de peau saine ; pas de larmoiement, ni d'éternuement ; sommeil agité ; pas d'appétit, soif modérée, pas de vomissements, ni de selles aujourd'hui ; un peu de toux, cette toux remonte déjà à un mois.

Le 24 avril. L'enfant, qui est assez bien développée, est maigre, a les cheveux chatains et la tête saine. La lèvre inférieure est couverte d'une éruption d'impétigo assez étendue ; langue blanche, poisseuse et collante ; peu de soif, appétit ; la surface de la peau présente une éruption plus marquée sur le tronc que sur les membres ; cette éruption est formée de taches rouges, petites, dont la couleur a passé et qui présente au milieu un petit point rouge plus noir ; cette éruption est peu apparente sur les bras et sur les jambes. L'enfant tousse assez souvent ; résonnance de la poitrine diminuée à gauche et en bas ; il y a partout du râle sous-crépitant, mais à gauche le râle est plus marqué et cache le murmure vésiculaire. Pouls régulier 104. Looch blanc.

26. L'éruption de rougeole avait disparu, et ce matin une autre éruption semble apparaître. La face est un peu gonflée, rouge, érysipélateuse. La partie antérieure et supérieure de la poitrine est également couverte d'une teinte rouge presque uniforme, semée de petits points miliaires plus nombreux ; la même chose existe dans le dos. Il n'y a pas d'éruption sur les jambes. L'enfant tousse beaucoup, un

peu de râles sibilants et ronflants des deux côtés de la poitrine ; pas de vomissements ni de garde-robes. Pouls 120. Eau d'orge, sirop de mûres, 60 grammes ; tisane chaude.

27. L'éruption apparente sur le visage et sur le sommet du tronc a perdu une partie de son intensité ; elle occupe ce matin les membres inférieurs qui sont rouges ; la toux persiste, et bien que la résonnance de la poitrine soit bonne, il y a un peu de râles sous-crépitants dans le côté droit ; pas de vomissements ni de diarrhée ; mauvais sommeil. Pouls 120. Looch blanc.

28. L'éruption a complétement disparu sur les pieds, et il ne reste qu'une teinte légèrement rosée de toute la surface cutanée, avec gonflement et une sorte de demi-transparence ; cette bouffissure générale garde très-légèrement l'empreinte du doigt. La toux est très-fréquente, sèche, férine, mais il n'y a pas de gêne de la respiration et le murmure vésiculaire est naturel. Pouls 120. Looch blanc. Sirop diacode 10 grammes, eau d'orge ; sirop de mûres.

29. La teinte rosée de la peau disparait entièrement, mais il existe encore un état de bouffissure transparente ; toux fréquente, férine, avec bruit anormal dans la poitrine. Un peu d'appétit ; tous les jours une selle solide. Lait coupé.

5 mai. Julep. 3 grammes de chlorate de potasse.

Sort en voie de guérison le 11 mars 1857.

Cinquante-neuvième observation. — *Ste-Eugénie. Service de M. Bouchut.*

Rougeole. Catarrhe suffocant. Scarlatine. Guérison.

Clémence F..., dix ans et demi, entrée le 2 février 1857. Le père est mort du choléra il y a deux ans. La mère est bien portante ; six enfants dont quatre morts ; la dernière morte de fièvre cérébrale et convulsions le 9 février. Gourmes et glandes ; vomit assez souvent depuis sa naissance ; sujette à s'enrhumer et à prendre la diarrhée, est presque toujours indisposée. Depuis deux ans l'enfant se plaint davantage du dos et de la poitrine.

Le 6 février, frissons, rougeurs à la figure et aux yeux qui sont devenus larmoyants, éternuements ; beaucoup de fièvre et de sueurs ; pas d'épistaxis, ni de vomissements. Même état jusqu'au 10, où elle a vomi de la bile et des glaires.

Le 10. La rougeole a commencé à paraître sur la figure et hier sur le corps.

Le 13. L'éruption couvre le corps où elle est confluente et formée de taches irrégulières, peu foncées en couleur et séparées par des portions de peau blanche ; elle est aussi très-confluente sur le visage, mais elle est moins prononcée sur les membres ; yeux larmoyants, pas de coryza ; toux très-fréquente, anhélation ; 76 respirations par minute, expectoration épaisse, verdâtre, puriforme, abondante ; assez bonne résonnance de la poitrine en arrière à la base ; un peu moindre au sommet ; la résonnance est également bonne en avant, sous les clavicules ; en ce dernier point, râles sous-crépitants peu prononcés ; en arrière du haut en bas râles sous-crépitants et muqueux, fins, peu abondants. Looch blanc ; à trois heures, 1 gramme d'ipéca.

Le 14. L'enfant a vomi assez abondamment des matières liquides avec quelques crachats ; ce matin respiration moins gênée ; une selle en diarrhée ; l'éruption a un peu pâli sur tout le corps et sur les membres. La toux est moins fréquente et il y a de l'expectoration muqueuse, purulente, mélangée de crachats spumeux et aérés. Bonne résonnance de la poitrine ; la respiration s'entend au sommet, très-pure ; il n'y a des râles sous-crépitants qu'à la partie inférieure en arrière ; fréquence de la respiration beaucoup moindre 64. Pouls 104 ; un peu de diarrhée ; ipéca 1 gramme, sirop 30 grammes. Looch blanc.

Le 15. Plusieurs vomissements ; toux moins fréquente ; expectoration moins abondante et moins muqueuse, quoique formée de pus. Respiration plus facile, 60 par minute ; plus de râles ; respiration naturelle ; langue blanche, un peu dépouillée. L'éruption a en partie disparu sur le corps, mais on en voit les traces sur le visage et en particulier sur les yeux qui sont très-rouges et remplis de sang ; pouls 120.

Le 16. Toux moins fréquente, expectoration peu abondante, moins épaisse, muqueuse et aérée ; 48 respirations ; pouls 104. L'éruption laisse après elle quelques taches jaunes, peu apparentes ; les yeux sont rouges et larmoyants.

Le 17. Une selle diarrhéïque.

Le 20. L'enfant est très-bien et la peau n'offre pas de desquamation, bon appétit, pas de fièvre. Une portion.

Le 3 mars. Une selle demi-solide, pas de vomissements. L'enfant s'est levée, a mangé comme de coutume une portion d'aliments ; elle ne paraissait pas malade ; vers minuit elle s'est plainte, a été prise de soif, d'étouffements ; ce matin elle est très-rouge, haletante, se mordant continuellement les lèvres ; les yeux sont chassieux et injectés de sang, et tout le corps couvert d'une teinte rouge peu foncée, au milieu de laquelle on aperçoit un pointillé rouge plus intense ; sur cette éruption la rayure du doigt fait une raie blanche. Langue rouge, sèche, difficulté d'avaler ; le voile du palais et le fond de la gorge sont rouges et présentent un piqueté semblable à celui de la peau ; les amygdales un peu tuméfiées offrent à leur face interne des points blancs rapprochés les uns des autres en apparence formés par des follicules en suppuration encore couverts d'épithelium. Accablement profond. Pouls petit 120. Tilleul sucré. Looch blanc. Boisson tiède.

Le 4. L'éruption scarlatineuse est aujourd'hui un peu moins intense et fait une rayure blanche ; plaintes continuelles. Agitation, pas de sommeil la nuit. L'enfant a vomi plusieurs fois ; diarrhée ; le fond de la gorge est très-rouge ainsi que les amygdales que l'on peut sentir sous l'angle de la mâchoire. L'altération mentionnée hier n'a pas fait de progrès. Le visage est rouge exprimant toujours l'angoisse ; les lèvres sont agitées par un mâchonnement continuel, les yeux rouges et larmoyants ; pouls 132.

Le 6. L'éruption couvre toujours la surface du corps, est très-rouge, couverte d'un peu de miliaire sur le ventre. La langue est rouge, dépouillée ; le mal de gorge a disparu et les amygdales ont diminué de volume ; les follicules suppurés qui étaient à la surface sont affaissés et ne se voient pas. La peau est très-chaude. Pouls 120.

Le 7. L'éruption est moins vive aujourd'hui ,moins éclatante, mais d'un rouge sombre. Langue rouge, dépouillée, la gorge ne fait plus aucun mal, toux assez fréquente, expecpectoration muqueuse, puriforme ; râles sibilants dans la poitrine. Un peu de diarrhée, pouls 112. Looch blanc.

Le 8. L'éruption pâlit et l'épiderme blanchâtre commence à se fendiller. Langue rouge, dépouillée, soif fréquente ; la toux est moins fréquente ; l'expectoration moins prononcée. Pouls 100.

Le 10. La desquamation par écailles se fait sur le tronc, les membres et le visage ; elle est encore peu prononcée.

Le 12. La desquamation continue et de larges plaques d'épiderme tombent aux mains et aux cuisses. Pouls 80. Plus de diarrhée depuis deux jours. Potages et un œuf.

Le 15. L'enfant va bien, la desquamation continue ; les urines traitées par la chaleur ne donnent aucun précipité.

Le 17. La desquamation continue ; les urines examinées chaque jour ne présentent pas d'albumine.

Le 2 avril. La desquamation est finie.

Le 10 avril. Depuis hier l'enfant se plaint de douleurs très-vives dans les jambes, principalement dans le mollet où elles sont vivement exaspérées par la pression. L'enfant qui pouvait marcher ne peut plus se tenir ; il n'y a pas d'œdème. Les cuisses ne sont pas douloureuses ; douleur au cou du côté gauche ; un peu moins d'appétit ; quelques nausées ce matin ; un peu de diarrhée ; langue un peu blanche, soif assez fréquente. Céphalalgie, hébétude, tremblement des lèvres, soubresauts des tendons de l'avant-bras. Pouls 112.

Le 11. Les douleurs des jambes sont moins fortes et le tremblement musculaire moins bien caractérisé ; elle a eu dans la journée des mouvements semblables à la danse de Saint-Guy. Pas de fièvre. Pouls 72.

L'enfant part en convalescence le 15 avril 1857.

Soixantième observation. — *Ste-Eugénie. Service de M. Bouchut.*

Eczéma de la tête. Rougeole. Scarlatine. Angine.

Eugène M..., sept ans, entré le 25 avril 1856. Eczéma du cuir chevelu ; mal au nez depuis plus d'un an. Le 5 janvier 1857, il est pris d'un mal d'yeux intense, sans coryza, un peu de toux. L'éruption rubéolique apparait quatre jours après ; aujourd'hui 19 janvier l'éruption a disparu sans amener de desquamation. L'ophthalmie a presque disparu ; plus de toux.

Le 22. La desquamation n'est pas faite.

Le 2 juin. Il y a une dizaine de jours, l'enfant a été pris de fièvre, mal de gorge, il est survenu à l'amygdale gauche une ulcération assez grave et profonde. Deux jours après, est apparue une éruption caractérisée par une teinte rouge uniforme de la peau, sur laquelle on aperçoit un pointillé nombreux. La rayure du doigt produit, soit une raie blanche, soit une raie rouge entre deux blanches.

Le 29 mai il y a une éruption de miliaire extrêmement nombreuse ; aujourd'hui la desquamation a commencé et se fait surtout abondante là où se trouvait la miliaire ; on aperçoit des squammes de tissu épidermique, peu étendues sur la peau qui reste encore rouge. L'ulcération de l'amygdale est en partie cicatrisée. Il reste encore un petit point. Gargarisme au sirop de mûres et eau d'orge. L'enfant se trouve bien. L'état général est bon ; appétit. Sort blanc, mais non guéri le 28 août 1857.

Soixante-unième observation. — *Ste-Eugénie. Service de M. Bouchut.*

Rougeole. Scarlatine. Cris hydrencéphaliques. Angine ulcéreuse.

Marie C...., sept ans et demi, entrée le 19 juillet 1857. Père bien portant, mère morte, un frère bien portant. Vaccinée ; aucun renseignement sur ses antécédents. L'enfant est malade depuis deux jours ; frissons ; pas de vomissements ; yeux rouges ; pas d'éternuements, toux, pas de diarrhée. Hier l'enfant a commencé à avoir de petits boutons, mais l'éruption n'est bien apparue que ce matin ; sommeil tranquille ; assoupissement.

Le 20. L'enfant est assez forte et assez bien développée ; facies rouge, couvert d'une éruption uniforme ; le corps est couvert de taches rouges inégales, assez confluentes, formant sur quelques points une coloration continue. Les yeux sont un peu rouges sans larmoiement ; pas d'éternuements, de coryza ni de bronchite. Langue blanche, soif fréquente ; pas de vomissements ni de diarrhée. Pouls 92 ; looch blanc.

Le 21. L'éruption a presque entièrement disparu. Langue blanchâtre, piquetée ; à peine de la toux ; une selle demi-molle ; pouls 68.

Le 22. L'éruption qui avait pâli hier parait aujourd'hui

très-rouge sous une forme différente; au lieu de taches espacées, il y a une teinte rouge uniforme avec un pointillé rougeâtre très-apparent, comme dans la scarlatine. Un peu de diarrhée; pas de toux ni de gêne de la déglutition. Les ganglions sous-maxillaires sont un peu gonflés; les amygdales sont rouges. La rayure de la peau donne une raie blanche et une raie rouge entre deux blanches. Eau 150 grammes. Sirop de mûres 6 grammes.

Le 23. La nouvelle éruption qui succède à la rougeole a augmenté depuis hier et couvre toute l'étendue du corps d'une teinte rouge et uniforme sur laquelle la rayure du doigt produit un strié blanc très-caractérisé durant plusieurs minutes.

Le fond de la gorge est rouge avec gonflement léger des amygdales sans fausses membranes ni gonflement sous-maxillaire; un peu de toux; pas de vomissements ni de garde-robes. Dans la journée d'hier l'enfant a poussé de grands cris hydrencéphaliques pendant plusieurs heures en portant les mains à la tête; les cris ont cessé dans la soirée, ont recommencé un peu dans la nuit. Agitation, délire; l'enfant a voulu sortir de son lit; elle avait les yeux fixes, immobiles; pas de convulsions; anesthésie presque complète; pouls très-petit, un peu irrégulier, 132. Potion 150 grammes. Sirop de mûres 40 grammes.

Le 24. L'enfant a encore un peu crié la nuit; l'éruption persiste encore; une selle involontaire.

Le 25. L'éruption commence à perdre de son intensité; elle est toujours générale sauf la rayure d'une raie blanche par le frottement. Le nez coule abondamment; il y a difficulté de la déglutition; les amygdales sont gonflées; l'une d'elles, à droite, fait saillie sous l'angle de la mâchoire; à l'intérieur elles sont rouges et ulcérées toutes deux; un peu de toux; pas de râles dans la poitrine; langue un peu blanche; pas de vomissements ; encore un peu de diarrhée ; un peu d'agitation la nuit ; quelques cris hydrencéphaliques beaucoup moins fréquents et moins prolongés. Glycérine sur la gorge.

Le 27. L'éruption a complétement disparu et la peau conserve une teinte rosée qui se marque de blanc sous le doigt. L'enfant a été agitée et a poussé de nouveaux cris hydrencéphaliques ; pas de vomissements, une selle demi-molle ; un peu de toux. Le nez coule toujours abondamment ; le fond de la gorge est rouge et l'amygdale gauche est le siége d'une ulcération grisâtre. Pouls 88 Glycérine.

Le 28. L'enfant ne crie que deux ou trois fois, et hors de ces moments elle est toujours endormie. Pas de vomissements ; un peu de diarrhée involontaire. L'éruption a complétement disparu, et sur la teinte rosée de la peau le doigt laisse encore une marque blanche. Le nez coule toujours et est obstrué ; même état de la gorge. Pouls 96. Injection dans le nez avec du lait. Bismuth.

Le 30. Les amygdales sont guéries, mais les fosses nasales sécrètent abondamment, et l'on voit le mucus purulent couler derrière le voile du palais.

Le 1er août, l'enfant va bien, la gène de la respiration est moindre ; le coryza diminue et l'angine est guérie. Le sommeil est revenu et il n'y a plus de cris hydrencéphaliques. Pouls 80.

Sort guérie le 17 août 1857.

Soixante-deuxième observation — *Ste-Eugénie. Service de M. Bouchut.*

Rougeole, diarrhée. Scarlatine, diarrhée.

Clémentine C..., cinq ans et demi, entrée le 23 juin 1857. Il y a huit jours elle a été prise de fièvre ; elle tousse d'habitude, mais depuis sa fièvre elle tousse davantage : soif vive, appétit, pas de diarrhée, constipation. Hier il lui est apparu des rougeurs sur tout le corps.

Le 24. Eruption de rougeole bien marquée : la langue est couverte d'un enduit muqueux blanc au centre; elle est rouge à la pointe et sur le bord ; peau chaude, 72 pulsations dont la vitesse varie; ainsi, on en compte tantôt 6, tantôt 9 dans l'espace de cinq secondes ; toux modérée.

Le 25. L'état est le même, et les parents l'emmènent le 28.

1er juillet. Depuis hier l'enfant a été prise de fièvre violente avec quelques difficultés pour avaler ; la peau a pris une teinte rouge, dès le soir même ; elle est chaude ; aujourd'hui la peau conserve encore une teinte rosée; l'enfant se plaint de mal à la gorge ; la langue est blanche, saburrale, selles diarrhéiques. Pouls 108.

2 juillet. L'éruption est assez générale, mais peu foncée en couleur ; le doigt y laisse une trace blanche ; la langue est blanche et épaisse et le fond de la gorge rouge sans fausse membrane. Soif peu fréquente, pas de vomissements. Diarrhée abondante, liquide et brune.

3 juillet. La coloration de la peau est d'un rouge intense; l'état général est le même ; diarrhée légère.

4 juillet. L'éruption pâlit un peu, mais couvre encore tout le corps; pouls lent, intermittent, 64; langue encore en partie couverte d'un enduit blanc épais.

Le 6 juillet. L'éruption a disparu, la diarrhée diminue beaucoup. La langue est blanchâtre ; pouls 76.

Le 10 juillet. Langue blanche, muqueuse ; pouls 108 ; peau chaude.

Le 11. Peau brûlante, pouls fréquent ; langue blanche ; arrière-gorge rouge, tuméfiée ; l'amygdale gauche est saillante et couverte de mucosités épaisses et purulentes ; derrière la mâchoire à droite il y a un ganglion volumineux et douloureux ; julep, chlorate de potasse.

Le 13. L'enfant est souffrante; peau chaude et sèche; langue couverte d'une épaisse exsudation blanchâtre; l'arrière-gorge est tuméfiée, les amygdales saillantes; dès qu'on l'examine, l'arrière-gorge se remplit de mucosités épaisses et purulentes; on n'aperçoit pas de fausses membranes; le paquet ganglionaire qui était hier tuméfié derrière l'angle de la mâchoire du côté droit a disparu et un groupe analogue a paru du côté opposé. Pouls 120.

Le 15. L'enfant se plaint de douleurs vives dans les jambes; on ne peut la toucher sans lui faire mal; elle maigrit depuis quelques jours; la peau est toujours chaude et sèche. L'enfant est triste, souffrante.

Le 16. Elle se plaint toujours de douleurs dans les membres, surtout aux jointures qui sont néanmoins peu gonflées; fièvre le soir; diarrhée depuis deux jours. Pouls 80. Les régions parotidiennes restent gonflées et on y sent les ganglions décrits plus haut. Bain.

Le 17 et le 18. La physionomie est meilleure.

Le 21. Desquamation sur le ventre et les membres.

Le 22. L'amélioration paraît se soutenir; la physionomie s'améliore de jour en jour.

Le 25. La desquamation persiste. Les glandes cervicales ne sont presque plus gonflées et la diarrhée a presque disparu. L'amélioration de la physionomie continue. Sous-nitrate de bismuth.

Le 27. La diarrhée a cessé; bonne respiration; l'enfant recouvre graduellement ses forces et sort en convalescence.

Il n'est pas rare de voir des *fièvres éruptives* se succéder à des intervalles plus ou moins rapprochés. MM. Rilliet et Barthez ont vu sept fois la *scarlatine*, douze fois les éruptions varioliques et trois fois l'érésipèle de la face se réunir à la rougeole. Ils regardent cette réunion comme ayant pour effet certain de donner aux deux exanthèmes une forme anormale, que ce soit la scarlatine ou la variole qui s'unit à la rougeole, il y aura dans tous les cas une double influence; les exemples qu'ils en donnent n'entraînent pas la conviction et je voudrais que le diagnostic des deux éruptions ne laissât aucun doute. Dans les cas où l'érysipèle de la face a coïncidé avec la rougeole on n'a pas pu retrouver les rougeurs morbilleuses sur la face, tandis que sur le reste du corps elles ont suivi une marche irrégulière.

Les autres symptômes doivent aussi éprouver des changements qui sont en rapport avec l'intensité relative de chacune des éruptions. Le plus ordinairement ces affections offrent un mélange de symptômes propres à chacune. Il arrive le plus souvent que l'intensité des complications est en raison inverse de celle des éruptions (ainsi, lorsque la scarlatine domine, la bronchite est plus grave; si, au contraire, c'est l'éruption rubéolique qui est la plus marquée, l'angine sera plus intense. Rillet et Barthez). Ces auteurs expliquent ce résultat singulier, par la raison qu'il existe une sorte de balance entre la phlegmasie de la peau et celle des muqueuses, si par une cause quelconque la première diminue, on voit s'accroître la seconde; en sorte que si la scarlatine fait disparaître la rougeole, la bronchite doit augmenter.

Dans le cas de coïncidence de plusieurs éruptions, le diagnostic est souvent difficile et peut laisser de l'obscurité, mais il est plus simple lorsqu'une éruption succède à une autre, ce sont ces cas qui ont le plus d'importance, ce sont ceux dont nous rapportons plus haut des observations (scarlatine et rougeole).

Mais d'autres observateurs ont vu des faits analogues et toujours des éruptions *successives* et non *simultanées*. MM. Boudin et Rufz ont vu cinq fois la *variole* paraître quinze ou vingt jours après la disparition de la rougeole. Elle vint deux fois après la scarlatine.

Ils ont vu la rougeole elle-même reparaître quinze jours après une rougeole ; les récidives ne sont pas rares, mais pas à un intervalle si court. M. le docteur Poulet (Plancher-les-Mines, Vosges), admet que plusieurs affections cutanées peuvent se mêler à la rougeole, les unes pour conserver une existence isolée et indépendante, les autres pour s'associer à la rougeole, l'accompagner, la précéder, la suivre, quelquefois la remplacer, mais il ne donne pas de faits à l'appui de son opinion. Il a vu la *varicelle* précéder trois fois la rougeole, cinq fois elle l'a suivie et s'est développée pendant la convalescence.

M. le docteur Chapel, à Saint-Malo, a vu chez quatre malades les symptômes de la *scarlatine* se déclarer aussitôt après la disparition de l'exanthème rubéolique, la scarlatine fut régulière accompagnée d'une fièvre très-forte et de prostration considérable. L'*érysipèle* de la face a été observé plusieurs fois à la suite de la rougeole. M. Duclos, de Rouen, cite le cas d'une jeune fille de 20 ans dont les frères et sœurs plus jeunes avaient la rougeole, elle avait eu la rougeole dans son enfance et plus tard un érysipèle de la face. Elle présenta les prodrômes de l'affection régnante, mais après une saignée, tout se jugea par l'apparition d'un érysipèle.

M. le docteur Chapel, a vu un certain nombre d'enfants avoir à la suite de la rougeole des *oreillons* qui arrivaient facilement à résolution, sans que l'on observât jamais ni métastase, ni terminaison par induration ou suppuration. Il a vu plusieurs fois les deux maladies se réunir sans exercer d'influence sur leur marche et n'avoir d'autre effet que d'augmenter l'agitation et la douleur.

Nous rapportons plusieurs observations de succession d'exanthème, surtout de scarlatine et de rougeole, on verra que le pronostic en est fort aggravé, du reste MM. Boudin et Rufz avaient déjà observé que ces éruptions successives épuisaient les malades et entraînaient assez souvent la mort.

La *convalescence* est toujours difficile, d'assez longue durée, souvent traversée par des accidents variés. Elle n'est pas toujours en rapport avec la gravité de la maladie. Souvent on a vu des rougeoles régulières ou irrégulières exemptes de complications, présenter des accidents à une période de la maladie où l'on pouvait croire les enfants à l'abri de tout danger. Il semble que le virus morbilleux n'a pas épuisé son action sur l'économie après l'éruption accomplie et se fait sentir à une époque éloignée de l'intoxication. Ainsi la persistance de la bronchite rend souvent la convalescence longue et pénible ; la phthisie succède à cette bronchite devenue chronique. La diarrhée se manifeste souvent à propos de l'ingestion d'aliments ou de mauvaise qualité, ou pris en trop grande abondance pour un intestin, qui ne peut en digérer qu'une très-petite proportion, et qui alors, les pousse avec rapidité d'une de ses parties dans une autre, de manière à les rendre presque tels qu'ils ont été pris ; ce qui constitue une sorte de lientérie.

Je ne m'étendrai pas sur tous les accidents qui peuvent troubler la convalescence, j'ai parlé des complications avec assez de détail pour que l'on puisse comprendre le rôle qu'elles peuvent jouer au moment de la convalescence ; je vais m'occuper seulement de deux accidents qui vont surgir et entraîner des conséquences de la plus grande gravité, je veux parler de l'hypertrophie ganglionaire et des tubercules.

Soixante-troisième observation. — *Ste-Eugénie. Service de M. Bouchut.*

Rougeole. Phthisie. Fièvre. Scarlatine. Mort.

Eugénie L..., quatre ans, entrée le 6 juin 1857. Enfant bien portante, étant saine jusqu'au moment où elle a eu la rougeole il y a trois semaines. Depuis une dizaine de jours elle tousse souvent, ne crache pas, dort mal et est agitée la nuit. Elle se plaint de la tête; inappétence, soif vive, langue blanche. Depuis trois semaines elle a deux ou trois selles liquides, aqueuses par jour. Elle est brûlante surtout la nuit à partir de cinq heures du soir.

Le 8. L'enfant est dans le même état, elle boit beaucoup ; la langue et les gencives sont blanches; l'auscultation et la percussion ne révèlent rien ; elle tousse un peu ; la peau est chaude, le pouls fréquent ; pas de diarrhée. 1 gramme d'ipéca.

Le 9. Peu de vomissements ; diarrhée abondante ; l'enfant tousse assez souvent, bonne résonnance de la poitrine ; un peu de râles sibilants, langue jaunâtre, villeuse ; soif fréquente ; la peau est chaude et semble se couvrir de papules rougeâtres.

Le 10. La diarrhée persiste abondante, liquide, séreuse, verdâtre ; la fièvre persiste avec une intensité moyenne, mais continue ; plaintes continuelles, langue blanche muqueuse. Julep; citrate de magnésie 8 grammes.

Le 11. Les selles abondantes d'abord se sont ralenties. Le matin une éruption érythémateuse pointillée peu marquée, couvre les cuisses et un peu le tronc ; le doigt laisse une trace blanche, langue rouge, dépouillée, sèche ; dents fuligineuses ; les yeux sont un peu rouges et larmoyants ; toux assez fréquente, un peu de râles muqueux dans les deux côtés de la poitrine ; le fond de la gorge est rouge sans fausse membrane, les amygdales un peu gonflées.

Les 12, 13 et 14. L'état général est à peu près le même ; deux selles en diarrhée. L'éruption scarlatineuse se prononce sur les cuisses.

Le 15. La diarrhée recommence, la fièvre continue, l'enfant dépérit ; elle boit sans cesse ; plaintes continuelles ; insomnies, l'auscultation ne révèle rien.

Le 17. La diarrhée reste verte mais diminue, deux selles en vingt-quatre heures.

Le 19. La fièvre diminue un peu.

Le 24. Même état. Soif continue ; la peau reste chaude, sèche, plissée ; le pouls est fréquent ; la physionomie souffrante se grippe, les lèvres sèches tendent à devenir fuligineuses ; l'enfant pleure dès qu'on l'examine. Insomnie. Sous-nitrate de bismuth.

L'enfant meurt le 6 juillet.

Autopsie. Le sommet du poumon droit est rouge, adhérent, solide, et lorsqu'on l'incise on trouve que le parenchyme est grisâtre, dense, non aéré et criblé de granulations grises pour la plupart ; cependant on y rencontre quelques tubercules jaunes, les uns durs, les autres ramollis. Dans le reste du poumon ainsi que dans le gauche on trouve de nombreux noyaux de matière tuberculeuse, autour desquels, le tissu du poumon est fortement coloré en rouge. Les ganglions autour de la trachée et des bronches, sont volumineux, jaunâtres et durs à la coupe. Le foie est gras et contient quelques granulations grises. La rate est criblée de granulations grises. Les ganglions mésentériques sont noirs, un peu plus gras qu'à l'état normal ; la muqueuse du gros intestin est pâle, grise, veloutée, criblée de follicules noirs, saillants, une ulcération transversale près la vulve iléo-cœcale ; la muqueuse de l'intestin grêle est grise, pâle également et présente plusieurs ulcérations circulaires, de l'étendue d'une lentille et siégeant toutes sur une plaque de Peyer.

« La rougeole, ainsi que la plupart des observateurs s'accordent à le dire, est si souvent suivie de tuberculisation pulmonaire ou de tuberculisation générale aigüe, et avec une manifestation tellement évidente du rapport de cause à effet que nous ne devons pas hésiter à considérer cette maladie comme ayant véritablement une valeur à part, une puissance toute spéciale dans la pathogénie de la sécrétion tuberculeuse. Sans doute, elle n'aboutit à produire un si triste résultat que chez les sujets déjà prédisposés à la tuberculisation par leur idiosyncrasie originelle ou autrement. Mais elle n'est pas là avec le simple caractère de cause occasionnelle banale, elle paraît avoir quelque chose de plus, quelque chose de particulièrement propre à renforcer et à faire éclore la prédisposition en question, quelque chose qui touche de près à la qualité de cause déterminante. » (Requin, *Pathologie*, tome 2.) « De toutes les maladies éruptives, dit Guersant, je n'en connais pas qui accélère davantage le développement des tubercules ; à tel point que dans des cas où l'on aurait des doutes sur l'existence de ces productions morbides, regardant presque la rougeole comme une pierre de touche, je me prononcerais pour la négative, si l'individu s'était complétement rétabli à la suite de cette éruption. » (*Dict. de méd.*, 1827.)

Depuis longtemps on avait dit et proclamé que la rougeole était quelquefois suivie de phthisie. Dans une épidémie observée par Kortum, les malades étaient souvent atteints de phthisie qui débutait d'une manière aigüe, bien que l'éruption eut été fort légère. Il n'est pas rare, dit Fleish, de voir la fièvre hectique ou une véritable consomption accompagner les accidents thoraciques qui succèdent à la rougeole. M. Rayer regarde la rougeole comme pouvant provoquer le développement des tubercules pulmonaires et souvent aussi en hâter les progrès.

D'après M. Gendron (Thèse, 1835), la rougeole n'est pas grave seulement pendant sa période d'acuité ; si à sa suite le malade a conservé de la toux, et si la convalescence se fait attendre on doit redouter, soit le progrès, soit le début de la phthisie pulmonaire. D'autres auteurs soutiennent que la rougeole ne peut, tout au plus, que donner lieu au ramollissement de tubercules préexistants ; d'autres ne voient entre la rougeole et les tubercules qu'une simple coïncidence.

M. Rufz croit qu'il n'y a pas dans la science de proposition plus hasardée que celle de l'influence de la rougeole sur le développement des tubercules. Il soutient cette opinion par plusieurs arguments. La marche de la pneumonie suite de la rougeole est lente, elle n'entraîne la mort qu'après vingt-cinq ou trente jours, c'est cette circonstance qui a fait croire que la rougeole favorisait le développement des tubercules.

Ainsi, continue-t-il, M. Boudin n'a trouvé que trois fois des tubercules sur une douzaine d'enfants, et lui, M. Rufz, dans une analyse de quatre-vingts cas de rougeole dont trente-huit suivis de mort n'a trouvé que huit fois des tubercules, ce qui est la proportion ordinaire. Et en outre, dans les cas où l'on rencontrait des tubercules, ils n'étaient pas plus ramollis ni plus nombreux et le tissu pulmonaire pas plus malade. (Analyse de la thèse de M. Boudin.)

MM. Rilliet et Barthez admettent que la rougeole tient une grande place parmi les causes de la tuberculisation, qui débute alors, tantôt d'une manière aigüe, tantôt d'une manière chronique. Dans le premier cas, l'enfant contracte la fièvre éruptive au milieu de la bonne santé, l'exanthème suit son cours ; la fièvre cependant persiste, intense et violente aussi bien que la toux. Loin de se terminer par la guérison, la maladie augmente, il survient des signes de pneumonie, ou bien une apparence typhoïde, et la mort au bout de quarante à cinquante jours. A l'autopsie, on trouve une tuberculisation le plus ordinairement générale, mais à forme aigüe. Dans ce cas, le rapport de cause à effet est évident. Ou bien, l'enfant est pris de la rougeole au milieu de la bonne santé, l'éruption se fait, la fièvre diminue à l'époque ordinaire, la toux persiste; l'enfant guérit, mais il reste faible, ne reprend pas d'embonpoint; la toux persiste, mais il y a un léger mouvement fébrile le soir; ces symptômes vont en augmentant et l'enfant meurt au bout de plusieurs mois après la rougeole. Dans ce cas, la rougeole semble bien avoir provoqué le développement de la tuberculisation.

MM. Rilliet et Barthez admettent non seulement que la rougeole aide au développement de nouveaux tubercules, qu'elle accélère la marche de ceux qui existent déjà et n'a aucune tendance à les faire passer à l'état crétacé. Ils appuient ces propositions sur les arguments suivants : Ils ont vu à la suite de l'exanthème les symptômes de la maladie chronique marcher avec plus de rapidité qu'avant la fièvre éruptive. Chez beaucoup d'enfants, l'autopsie faite quelque temps après la rougeole, a montré au milieu des tubercules anciens, des granulations grises ou jaunes, d'une date plus récente, parce qu'il est très-fréquent de constater à côté de ces granulations grises, des tubercules ramollis; et ils entendent par là, non pas des cavernes, mais des tubercules jaunes, commençant à perdre leur consistance ou tout à fait ramollis. C'est surtout à la suite de la rougeole qu'on trouve dans les poumons certaines excavations récentes qui renferment du pus crémeux mêlé de quelques débris tuberculeux. Enfin, sur quarante enfants morts de la rougeole ou de ses suites et à l'autopsie desquels ils trouvèrent des tubercules, quatre seulement en présentèrent à l'état crétacé.

Chez les enfants qui succombent aux suites de la rougeole,

on trouve souvent les ganglions bronchiques plus ou moins notablement engorgés, comme dans la scarlatine on trouve des engorgements ganglionaires du cou, comme dans la fièvre typhoïde on trouve les engorgements ganglionaires du mésentère ; dans la rougeole, ces adénites sont la conséquence du retentissement de la phlegmasie qui a occupé les bronches.

Si cette phlegmasie a longtemps duré, si le sujet était sous l'empire d'une diathèse scrofuleuse, ces engorgements ganglionaires revêtent le caractère d'une diathèse et à l'autopsie les ganglions sont convertis en une masse tuberculeuse, ce qui se voit chez l'enfant se voit également chez l'adulte et chez les uns comme chez les autres la rougeole devient la cause occasionnelle du développement des tubercules dont l'individu portait en lui le germe, et ceux-ci marchent avec une rapidité plus grande qu'ils ne l'auraient fait si la fièvre exanthémateuse n'en avaient pas hâté le développement.

Selle admettait une grande affinité entre la rougeole et la scrofule. Frank et d'autres auteurs ont combattu cette doctrine. MM. Rilliet et Barthez admettent que l'exanthème morbilleux détermine quelquefois l'hypertrophie des ganglions qui deviennent tuberculeux ou aggravent ces affections chez les sujets qui en sont déjà atteints. Ils ont vu chez quelques enfants des ganglions cervicaux acquérir un volume assez considérable après la rougeole et rester volumineux et indurés comme ils le sont chez les scrofuleux. Ils ont vu chez un enfant né de parents phthisiques une tuméfaction du coude dégénérer après l'éruption en une véritable tumeur blanche avec abcès fistuleux, en même temps que les ganglions cervicaux s'hypertrophiaient: M. Hecquet a observé un cas de tuberculisation des ganglions, suite de rougeole.

L..., d'un tempérament lymphatique, âgé de trois ans et demi, né de parents bien portants, habite un endroit humide: atteint le 29 avril d'une rougeole compliquée de pneumonie, cet enfant convalescent depuis deux mois avait conservé une toux grasse, une bronchite chronique qui n'inquiétait pas sa famille. Dans le courant du mois de juillet, on s'aperçoit que le cou de l'enfant devient volumineux, cependant comme il continue à jouer comme à l'ordinaire, on ne juge pas nécessaire d'appeler M. Hecquet. Cet état reste stationnaire trois semaines. Enfin, le 27 juillet à deux heures, il dit qu'il étouffe et expire. M. Hecquet n'a trouvé dans la gorge aucune trace de fausses membranes, le cou était énormément tuméfié, les ganglions cervicaux et sous-maxillaires engorgés faisaient saillie sous la peau. La face était bouffie et infiltrée. L'autopsie n'a pas été faite, ce qui est regrettable parce qu'on aurait pu s'assurer de l'existence de tubercules dans les ganglions bronchiques.

M. le docteur Chapel a vu cinq malades sur quarante-cinq offrir des symptômes non douteux de tuberculisation pulmonaire au moment de leur sortie de l'hôpital. Chez tous ces malades, la constitution, la facilité habituelle à s'enrhumer, pouvaient faire croire à l'existence préalable de la tuberculisation. La rougeole par la fluxion sanguine qu'elle détermine du côté du poumon favorise et accélère la marche de la phthisie tuberculeuse, mais on ne peut conclure que la rougeole peut donner lieu à la production de tubercules chez des individus qui ne présenteraient pas de traces préalables de ces produits morbides ou du moins une prédisposition héréditaire.

MORT SUBITE.

Enfin pour terminer tout ce qui a rapport à l'histoire de la rougeole, de ses complications et de ses terminaisons, citons deux cas de mort subite dont un a été observé par M. Bouillaud et est rapporté dans sa *Nosographie médicale* : « J'ai vu dans le cours de cette année (1844), mourir subitement une demoiselle d'une trentaine d'années, atteinte d'une rougeole qui, jusque là, s'était présentée sous les auspices les plus bénins. L'éruption d'abord bornée au visage, n'envahit que lentement le reste du sorps. Je venais de quitter cette demoiselle, que j'avais trouvée, comme à l'ordinaire, dans un état satisfaisant, et j'étais à peine de retour chez moi que l'on courut me chercher pour des *accidents* survenus après ma visite. Je me rendis sur le champ auprès de la malade, et je la trouvai morte. C'était une personne méticuleuse, un peu hypochondriaque. Circonstance digne de remarque, c'est que, la rougeole régnant chez un bon nombre d'individus avant l'époque où cette demoiselle fut atteinte elle-même, elle en avait conçu une assez vive frayeur, disant qu'à son âge la maladie devait être bien plus dangereuse qu'à un âge plus jeune. » (Bouillaud).

Soixante-quatrième observation. — *Ste-Rosalie.*

Rougeole maligne. Mort subite.

Louise C..., deux ans et demi, entrée le 8 mars 1857. Teigne de presque tout le cuir chevelu.

Le 25 mars. L'enfant a été prise de toux ; la fièvre ne s'est déclarée que le 23 ; diarrhée. Ce matin l'enfant a sur tout le corps une éruption très-discrète de taches rouges. Toux fréquente ; gros râle dans la poitrine ; diarrhée peu abondante.

Le 26. L'éruption n'a pas augmenté et est restée tout aussi discrète. Elle a disparu dans la journée. L'enfant est morte subitement au moment où l'on venait de lui donner à boire.

Autopsie le 27 mars. Les méninges sont congestionnées

ainsi que les sinus de la dure-mère qui sont remplis de sang. Très-peu de liquide dans les ventricules. La substance cérébrale semble un peu congestionnée. Les deux poumons sont engorgés, encore crépitants. Les bronches sont rouges et remplies d'un liquide spumeux ; pas de liquide dans les plèvres. Les cavités du cœur, ventricule et oreillette droits surtout sont exactement remplis de caillots d'un jaune grisâtre, et peu adhérents aux colonnes charnues du cœur. Le foie est très-foncé en couleur et la substance jaune semble avoir disparue ; à la coupe il s'écoule une quantité considérable de sang de toute la surface de la section. Les intestins sont un peu vascularisés et les plaques de Peyer sont rouges et tuméfiées.

Avant de terminer, rapportons quelques faits de rougeole *dont le début et la période d'invasion* ont présenté des *phénomènes insolites*.

Soixante-cinquième observation.

Rougeole boutonneuse.

Julie D..., vingt-un ans, domestique, entrée le 14 juin 1857, à l'hôpital Beaujon (service de M. Gubler).

Mercredi soir 10 juin, céphalalgie, *mal de reins*, froid, puis chaleur et sueur.

Jeudi, id., fièvre la nuit.

Vendredi, id., pas de toux, pas de mal aux yeux, pas d'enchifrènement.

Dimanche 14. Éruption à la figure.

Le 15. Éruption confluente à la figure et à la poitrine. Plaques disséminées aux membres, petites et élevées, boutonneuses, donnant l'idée d'une variole. Pas de conjonctivite, rougeur vive au pharynx, sans pustules. Éruption au commencement du quatrième jour (ce qui est tôt pour la rougeole). La malade a commencé à tousser cette nuit, toux grasse, crachats muqueux blanchâtres, très-petits à l'auscultation, respiration un peu rude, pas de râles sibilants ni sous-crépitants. Urines troubles. L'acide nitrique les trouble.

Le 16. L'éruption s'affaisse, pâlit à la poitrine; desquamation à la face ; confluente aux mains et aux bras ; pas de congestion aux yeux, ni d'enchifrènement ; hier soir douleurs abdominales. Ce matin les règles apparaissent ; elle les avait déjà eues il y a quinze jours (M. Gubler compare cette hémorrhagie à une épistaxis, *épistaxis utérine*. Peau sudorale. Pouls 60. Chaleur douce.

Le 17. L'éruption s'efface en laissant des taches ecchymotiques, pas de fièvre, peau moite, sudorale. Le sang des règles continue en diminuant et se supprime le soir. Ordinairement les règles durent quatre jours.

Le 18. Ni toux, ni expectoration.

Le 24. Sortie.

Soixante-sixième observation.

Rougeole anormale. Éruption très-tardive. Forme de fièvre typhoïde au début. Convalescence très-longue.

Salle Sainte-Agnès, le nommé D..., âgé de trente cinq ans, clerc d'huissier. Malade depuis six jours (1er juillet), entré le 6 juillet 1859, sorti guéri le 25 juillet 1859. Cet homme est à Paris depuis cinq ans, il n'a jamais été malade.

Il y a six jours, il a été pris de céphalalgie et il a eu quelques frissons irréguliers. Son état ne s'améliorant pas, il se décide à entrer à l'Hôtel-Dieu. Potage.

Il présente les symptômes suivants : Fièvre, 90 pulsations, insomnie depuis le début de la maladie. Il a eu deux épistaxis. Langue blanche à la base et rouge à la pointe. Pas de vomissements ; pas de diarrhée. La pression du ventre n'est pas douloureuse. Il n'a pas de taches exanthématiques, il ne tousse pas, il n'y a pas de râles dans la poitrine.

8 juillet. A la visite du matin, M. Trousseau a trouvé les yeux larmoyants, une grande douleur de gorge qu'il localise à la hauteur du larynx. Peu de fièvre. Orge.

La peau du tronc et des bras est couverte de petites taches rosées très-abondantes, et de petites pétéchies saillantes en petite quantité. Potage.

Céphalalgie ; pas d'épistaxis ; pas d'appétit ; pas de vomissements, ni de diarrhée. Il dit n'avoir vu personne ayant la rougeole. Pas de fièvre, 84 pulsations.

9 juillet. Larmoiement aussi prononcé. Il souffre toujours du larynx. L'éruption est tout à fait caractérisée, les taches sont grandes comme une pièce de 50 centimes, elles sont en étoiles. Les pétéchies sont livides, mais elles n'ont pas augmenté. Potage. Orge.

10 juillet. Fièvre, 92 pulsations. Mal de tête, épistaxis. Dans la journée d'hier son angine le fait beaucoup souffrir. L'éruption a pâli un peu. Potage. Orge.

11 juillet. L'éruption est complétement passée. Les yeux ne sont plus larmoyants. Il souffre beaucoup de sa gorge qui n'est que rouge. Les pétéchies ont laissé une petite tache bleue très-légère. Potages.

13 juillet. Toujours de la fièvre 88/98 pulsations ; la langue est encore rouge à la pointe, et blanche à la base ; les gencives ont un petit liseré blanc ; il n'a pas d'appétit ; pas de vomissements. L'éruption est entièrement passée. Potages.

15 juillet. Le malade va mieux, il n'a plus de fièvre, mais il ne reprend pas de forces, il n'a toujours pas d'appétit ; la langue est bonne. Potages.

18 juillet. Le malade s'est levé, il dit avoir faim. A partir de

ce jour cet homme est en pleine convalescence. Il demande à sortir le 25 juillet.

Soixante-septième observation.

Rougeole. Début insidieux.

Ce travail était achevé lorsque M. le docteur Pillon fils me fit part du fait suivant, qui est un exemple remarquable des anomalies que peuvent présenter le début ou les symptômes de la rougeole.

Mademoiselle C..., rue de l'Évêque, à Paris, sujette depuis l'âge de treize ans à des attaques d'hystérie qui ne cessèrent qu'à l'âge de dix-neuf ans, a comme antécédent une fièvre typhoïde il y a quatorze mois.

Le 29 juin 1859, à onze heures du matin, elle est prise d'une toux hystérique, se répétant sans interruption avec une grande violence pendant soixante-douze heures sans rémission.

M. Pillon, à cause d'un léger embarras gastrique, ordonna du citrate de magnésie, et contre la toux spasmodique des perles d'éther, et du sirop de pavot blanc.

Enfin il conseilla une promenade en voiture, pendant laquelle la toux cessa complétement après avoir duré trois jours. Il y eut alors des envies de vomir et un vomissement bilieux. La fièvre s'alluma et le vendredi 2 juillet on vit paraître une éruption de plaques rouges acuminées très-petites, semblables à un début de variole.

Le cinquième jour, 3 juillet, éruption parfaitement caractérisée. Il n'y avait pas de coryza, pas d'ophthalmie, pas de larmoiement.

L'éruption dura quatre jours, alors à la fin de l'éruption la toux qui avait été purement nerveuse au début reparut, mais avec le caractère catarrhal et s'accompagnant d'expectoration.

Soixante-huitième observation.

Rougeole boutonneuse.

Invasion sans prodrômes Éruption le deuxième jour ; desquamation presqu'immédiate et par larges furfurs ; bronchite généralisée très-intense. Période de déclin commençant le quatrième jour et coïncidant avec une épistaxis utérine. Persistance de la bronchite. Desquamation abondante. Taches jaunes (hémorrhagiques) succédant à l'éruption et persistant encore au dixième jour.

Flore P..., vingt-huit ans, blanchisseuse, entrée le 25 avril 1857, salle Sainte-Paule, service de M. Gubler.

Femme robuste, d'une santé habituelle parfaite. Dans la nuit du 22 au 23 sans aucun malaise préalable, elle est prise de fièvre et de toux très-fréquente ; sans point de côté.

Le 23. Courbature générale, pas de nausées, céphalalgie, fièvre.

Dans la nuit du 23 au 24 elle est réveillée par des démangeaisons intolérables, et le matin elle se voit couverte de la tête aux pieds d'une éruption des plus confluentes. La fièvre persiste, la toux augmente, il s'y joint du coryza et les yeux pleurent, la respiration est pénible, oppressée ; à son entrée on constate une éruption constituée au visage, au col, à la poitrine et aux mains, par une foule de petites saillies papuleuses très-confluentes, très-nettement appréciables au toucher, d'une coloration rouge, brunâtre, assez sombre. Sur tous les autres points on retrouve la même éruption, mais formant des saillies moindres, et disposées en groupes irréguliers, séparés par des intervalles de peau saine, et affectant de temps en temps la forme demi-circulaire ou en croissant; il y a sur les joues, sur le nez, sur le front, une desquamation par lamelles épidermiques assez larges et épaisses, ce qui joint à la forme papuleuse, à la confluence, et à la coloration de l'éruption lui donne de loin quelque ressemblance avec une variole récente en voie de cicatrisation avancée. La malade se plaint de démangeaisons très-vives, la peau est chaude et sèche, le pouls développé marque 90 ; la respiration est fréquente et haute ; la toux continuelle, l'expectoration abondante ; crachats muqueux, déchiquetés, petits, nageant dans un liquide filant et incolore.

La sonorité thoracique est obscure partout, et partout le murmure respiratoire est couvert par des râles ronflants et sibilants très-abondants, çà et là on entend quelques râles sous-crépitants très-rares. Tilleul, orange, ipéca, tartre stibié, lavement émollient.

Le 26. L'éruption pâlit, la desquamation couvre toute la face, l'épiderme se lève par larges écailles, la malade trouve qu'elle respire un peu mieux, mais la fréquence de la toux l'empêche encore de dormir.

Mêmes signes thoraciques. Pouls 82-84, moins développé.

La malade dit qu'elle a vu *ses règles* cette nuit, ce qui l'étonne beaucoup, attendu qu'elle les a eues il y a huit jours et qu'elles ont coulé comme d'habitude pendant trois jours. La menstruation est du reste chez elle parfaitement régulière et facile.

Le 27. Les yeux sont toujours un peu chassieux, le sang utérin s'est arrêté ce matin, la respiration est toujours un peu gênée, moins cependant, la sibilance commence à diminuer. Pouls 70. 1 portion.

Le 28. La desquamation toujours abondante est large au visage, au col, s'accompagne d'une sensation de cuisson très-pénible. L'éruption qui ne fait plus aucune saillie à la peau, reste visible sous forme de taches d'un brun jaunâtre, rappelant par leur teinte l'aspect de certaines ecchymoses en voie de résorption. La malade tousse toujours beaucoup, la nuit surtout. Les crachats ont toujours les mêmes caractères, on y remarque quelques mouchetures d'un sang vermeil qui paraît provenir d'un petit abcès gingival qui a percé la nuit dernière.

Le 30. La toux est beaucoup moins fréquente, les crachats beaucoup moins abondants, ils ne contiennent presque plus de liquide filant et ne consistent plus qu'en mucosités un peu aérés, cependant il y a encore un peu de gêne respiratoire, le murmure vésiculaire est toujours très-affaibli et il y a encore des râles sibilants et ronflants dans toute la poitrine. Les nuits sont meilleures. Deux portions.

Le 3 mai. La malade ne crache plus que quelques mucosités, cependant la sibilance persiste et la respiration est toujours un peu gênée. Huile de ricin, 30 grammes.

Le 4 mai. La malade demande à s'en aller. La résonnance thoracique est toujours un peu sourde dans toute la hauteur en arrière, elle est redevenue meilleure en avant, où on commence à entendre assez bien le murmure vésiculaire. Il y a toujours de la sibilance en arrière. Les taches brunâtres qui ont succédé à l'éruption sont encore visibles sur tout le corps, et à la figure elles ont encore une nuance violacée. La desquamation se fait encore à la face par larges écailles, elle est furfuracée et rare sur le restant des téguments.

Soixante-neuvième observation.

Rougeole.

Prodrômes, vingt-quatre heures; éruption le cinquième jour de l'invasion. Symptômes graves et persistants sur les muqueuses (bronchite, broncho-pneumonie, laryngite, angine pharyngée, gingivite, diarrhée).

Marie B..., vingt-quatre ans, journalière, entrée à la salle Sainte-Paule le 13 avril 1857. Quelques gourmes et glandes au col (non suppurées) dans l'enfance, pas d'ophthalmies, pas d'antécédents fâcheux chez ses parents, elle-même est d'une bonne santé habituelle; cependant elle a eu la fièvre tremblante, et il y a deux ans une maladie du coude gauche qui a duré six mois, et qu'on a traitée par des emplâtres, des frictions, des vésicatoires, elle n'en souffre plus aujourd'hui et les mouvements y sont parfaitement libres. Les autres articulations sont toujours restées saines ; bien réglée d'ordinaire, elle a eu un enfant il y a cinq ans et n'a pas été malade à la suite de ses couches. Elle est un peu sujette à s'enrhumer mais n'a jamais craché le sang.

C'est une femme de taille peu élevée, assez grasse et fraiche, œil gris, cheveux noirs, d'apparence assez robuste.

Le dimanche 5 avril, au milieu d'une promenade, ayant très-chaud, elle a bu de la bière très-fraîche, elle a immédiatement senti qu'elle prenait froid, et le soir elle a beaucoup éternué, elle a cru à un simple rhume de cerveau. Dans la nuit elle a beaucoup sué, le lendemain elle s'est levée avec de la courbature et du mal de tête; elle s'est sentie mal à l'aise toute la journée, douleurs lombaires, dégoûts et nausées. Vers le soir, elle a eu un frisson, suivi de chaleur et de sueurs, elle a pris le lit. Les jours suivants le rhume de cerveau a augmenté et elle a beaucoup toussé, les yeux étaient rouges et larmoyants.

Le 9, on l'a fait vomir et purger avec l'émétique, elle avait mal à la gorge et souffrait pour avaler sa salive.

Le 11, avant hier, une éruption s'est montrée sur tout le tégument.

13 avril. A son entrée, on constate une éruption rubéolique générale très-intense et parfaitement caractérisée, le mal de gorge est toujours prononcé. Tout l'isthme du gosier offre une rougeur vive avec un peu de gonflement des amygdales, les conjonctives très injectées ; un peu de larmoiement. Coryza intense, voix très-enrouée. Les vibrations des cordes vocales sont douloureuses, toux fréquente, crachats muqueux déchiquetés, analogues à ceux de la phthisie, mais plus petits et moins isolés, abondants, nageant dans un liquide incolore et visqueux. Céphalalgie intense; chaleur sudorale très-développée. Pouls 96, large, mou, respiration 40. A l'auscultation,

on entend des deux côtés de nombreux râles sibilants et ronflants. Le murmure vésiculaire est presque absent, submatité presque générale. La malade dit qu'à la suite de l'émétique elle a eu une diarrhée sans coliques, assez abondante mais qui semble arrêtée en ce moment, et des fleurs blanches très-abondantes, plus épaisses et plus jaunes que d'habitude ; elle est en effet sujette à un peu d'écoulement aux environs de ses règles; mais c'est beaucoup moins abondant et ses règles se sont arrêtées depuis le 6 avril. Gomme sucrée. Bouillon.

Les urines, outre une assez forte proportion d'acide urique, contiennent une très-petite quantité d'albumine, et par l'addition d'acide nitrique en excès donnent un diaphragme d'un gris bleuâtre.

Le 14. L'éruption pâlit, la fièvre tombe un peu et la respiration est moins gênée. Bouillons, potages.

Le 15. Le mieux continue. Le soir, la malade accuse un frisson vers midi, elle l'attribue à ce qu'on lui a donné à boire de la tisane froide (contrairement aux habitudes de la salle). Depuis elle a senti la fièvre redoubler. Il y a 100 pulsations.

La peau est chaude et sèche, l'enrouement persiste ; la toux est plus fréquente, l'expectoration n'a pas changé de nature, mais elle est moins abondante. La toux est plus petite, plus sèche, plus douloureuse ; la malade se sent très-oppressée, la respiration est toujours très-obscure et sibilante; il y a en outre une matité plus marquée dans la fosse sous-épineuse droite, et on entend en ce point des râles crépitants fins éclatant par bordées dans les grandes inspirations.

Le 16. La peau est chaude et moite, mêmes signes dans la fosse sous-épineuse droite. On constate quelques stries de fibrine colorées par du sang, au milieu des crachats. Le caractère général de l'expectoration reste muqueux. Pouls

70, peu développé. Julep diacode, sinapisme sur la poitrine.

Le 17. L'éruption a presque complétement disparu, elle a laissé seulement quelques taches d'un jaune brunâtre très-pâle, à la face palmaire des avants-bras, sur les cuisses et à la poitrine. La fièvre est tombée, la toux, l'enrouement persistent ainsi que la douleur à la gorge qui est toujours rouge ; crachats muqueux très-abondants avec une mousse savonneuse et pas de sang. On n'entend plus à la pointe de l'omoplate du côté droit que des râles sous-crépitants assez rares. Mais la sibilance est plus prononcée, ainsi que la submatité en ce point. La langue se nettoie, un peu d'appétit. Une portion.

Le 18. Pouls 64. Peau moite, même état.

Le 19. La malade conserve encore de l'enrouement, l'arrière-gorge est toujours rouge et les amygdales volumineuses. Elle se plaint d'un peu de céphalalgie, la toux est fréquente, grasse ; l'expectoration très-abondante, et au milieu de l'écume qui surnage le liquide gommeux et les mucosités déchiquetées on voit quelques petites mouchetures de sang d'un rouge briqueté. La malade a remarqué que son odorat était presqu'aboli. Sinapismes.

Le 20 avril. Même état.

Le 21 avril. Depuis quatre ou cinq jours la malade a remarqué qu'elle avait tous les soirs vers sept heures, une crise de quinte de toux très-forte, durant environ un quart-d'heure et les deux derniers jours à la suite de ces quintes, elle a vomi des aliments (eau de Vichy).

Le 22. Pas de quinte hier soir, la toux semble diminuer un peu, l'expectoration est moins abondante, il n'y a pas de sang, appétit. Deux portions.

Le 24. La malade demande à s'en aller, elle tousse encore beaucoup, l'expectoration est moins spumeuse et un peu moins abondante. L'état de la gorge reste le même ; la respiration obscure et sibilante partout s'accompagne aux deux bases de quelques râles sous-crépitants, la sonorité est sourde en arrière, plus à droite qu'à gauche, assez faible sous les clavicules ; elle est meilleure à trois travers de doigt au-dessous.

29 avril. La malade rentre dans le service. L'enrouement, le mal de gorge et la toux persistent ; les amygdales sont grosses, un peu rouges. Toute la muqueuse buccale et gingivale est elle-même un peu rouge et les gencives sont boursoufflées, sans être saignantes. L'expectoration est ce qu'elle était il y a six jours. La malade ne se sent pas forte, elle a un peu de diarrhée, deux à trois selles molles par jour. Gomme sucrée, julep diacode avec kermès, 0,10. Deux portions, rôti.

30 avril. Ce matin, elle a craché, en toussant, dit-elle, une bouchée de sang, c'est un gros crachat muqueux teinté de sang noirâtre ; le liquide où nagent les mucosités est un peu roux ; desquamation furfuracée au visage, au cou, aux épaules, aux bras, peu abondante. La malade reste dans cet état jusqu'au 9 mai, sans grande amélioration, de temps en temps le crachoir contient un peu de sang, mais il n'est pas facile de dire s'il vient des poumons, de l'arrière-gorge ou des gencives qui sont toujours un peu boursoufflées.

A partir de cette époque la toux diminue sensiblement, ainsi que l'expectoration ; l'enrouement et le mal de gorge persistent encore quelques jours et la disposition à la diarrhée disparaît complétement. Les forces reviennent et la malade se trouvant tout à fait bien le 14 mai demande de nouveau son exeat.

A cette époque, la rougeur de la muqueuse bucco-pharyngienne a disparu, les amygdales sont seulement un peu grosses, la respiration est généralement un peu obscure, mais toute sibilance a disparu. Il n'y a plus qu'un petit foyer de râles sous-crépitants fins dans la fosse sous-épineuse droite. La malade ne crache plus du tout et tousse à peine.

Soixante-dixième observation.

Rougeole.

Eruption le huitième jour.

Mademoiselle T. de G..., âgée de sept ans, pendant huit jours a une toux férine, incessante, d'un caractère croupal et un peu de fièvre. Aucun autre symptôme.

Enfin, le huitième jour regardant comme possible une fièvre éruptive, M. Cerise fait administrer un bain de moutarde. Le soir même l'éruption paraît et la toux diminue.

Tout se passe ensuite régulièrement et l'enfant guérit.

Soixante-onzième observation.

Rougeole.

Éruption arrivant trente-six heures après l'invasion. Bronchite légère. La fièvre tombe le troisième jour.

Bertrand St.-G..., âgé de seize ans, bijoutier, d'une excellente constitution, entre à l'hôpital Beaujeon, le 14 mai 1857, salle Saint-Jean, service de M. Gubler.

Le lundi 11 mai. Il se sentit mal à la tête, avec rhume de cerveau, larmoiement des yeux, courbature générale, nausées et quelques vomituritions. La veille il était parfaitement bien, il n'avait fait aucun excès, il se coucha, la fièvre le prit, sans frisson initial.

Le mardi soir, 12 mai. Apparition d'une rougeur disposée par petits groupes légèrement papuleux et couvrant tout le tégument.

Le 14 au soir. L'éruption est encore d'un rouge rosé assez vif. Il y a un peu d'enrouement, la toux est peu fréquente, les crachats sont aérés, grisâtres, peu abondants. L'enchifrènement persiste, la fièvre est tombée. Pouls 76. Peau souple, un peu moite, chaleur douce, langue molle, large et couverte d'un enduit jaunâtre peu épais. Les yeux sont encore un peu injectés, mais ne larmoient plus.

La respiration un peu obscure et étroite partout, est entremêlée de quelques râles sibilants, brefs, qu'on entend surtout en arrière, la résonnance est généralement obscure partout. Appétit. Tilleul, orange sucrée. Bouillons, potages.

Le 15. L'éruption a beaucoup pâli et prend une teinte jaune. Pouls 68. Peau fraîche, appétit. Une portion.

Le 16. Le malade tousse à peine et ne crache plus du tout.

Le 17. Il trouve qu'on ne le nourrit pas assez et demande sa sortie, il est du reste en très-bon état. La respiration est un peu rude, étroite et obscure, mais les râles ont disparu, les taches qui succèdent à l'éruption ont une teinte jaune un peu brune, comme bistrée, il n'y a pas encore la moindre trace de desquamation.

Soixante-douzième observation.

Prodrômes longs. Convulsions.

M. Zandyck a vu trois enfants avoir des convulsions ; chez tous les trois l'éruption n'a paru que le douzième jour après l'invasion de la fièvre. Elle n'a pas été générale, les jambes ont d'abord offert des rougeurs, puis la figure, puis le cou et les bras.

A peu près en même temps que l'éruption, la diarrhée a paru et a opéré une détente générale.

Soixante-treizième observation.

Rougeole.

Prodrômes longs.

La dernière fille de M. le général Ard..., rue des Capucines, est prise subitement de fièvre le 17 avril 1857, au matin.

Le pouls est fréquent 96-100, peau sèche, agitation, pas de toux. Cette enfant n'ayant que seize dents et rien n'expliquant la fièvre, on suppose que la dentition en est la cause: lavement de guimauve, bains de pied, bouillons de poulet pour tisane.

La journée se passe assez bien, le soir, l'enfant est un peu plus agitée et commence à tousser; le lendemain matin, l'enfant est gaie, il n'y a point de fièvre, la nuit a été assez bonne, mais il y a de la toux et chose remarquable, quoiqu'il y ait un an que l'enfant ait eu la coqueluche, la toux a tous les caractères d'une toux de coqueluche, avec sifflement. Looch blanc, bouillon de poulet, potages.

Le 19. L'enfant a eu de la fièvre, la veille au soir et pendant la nuit, la toux a été très-fréquente, sèche, les yeux sont larmoyants. Il y a du coryza, le pouls est à 108, la peau sèche, rien à l'auscultation. Je pense à une rougeole probable, M. Blache qui voit la petite malade le soir porte le même diagnostic. Le soir la fièvre a augmenté, le pouls est à 120.

Le 20. La journée a été meilleure. Le pouls à 100-104, la toux toujours fréquente, avec le caractère de quintes par moments.

Le 21. La nuit a été mauvaise. Pouls à 116. Peau sèche, toux incessante, quelques râles sonores, éternuements fréquents, agitation. M. Blache conseille un bain, le soir, l'enfant est beaucoup plus calme, la peau moins chaude, la toux moins fréquente, le pouls est à 100. Potion avec soixante centigrammes de carbonate d'ammoniaque.

Le même état persiste jurqu'au 24, jour où on aperçoit quelques traces d'une éruption qui se fait ensuite rapidement. La rougeole parcourt ses périodes sans aucun accident, sans aucun symptôme remarquable.

M. Maingault a vu avec M. Blache deux autres malades

chez lesquels l'éruption ne s'est faite que du sixième au au huitième jour, et cependant la maladie dans ces deux cas a été bénigne.

Cette année, il a observé le même fait et la fille d'un de nos confrères, M. Froissac, a eu une rougeole qui n'a paru qu'au neuvième jour.

DEUXIÈME PARTIE.

Accidents graves dans la Scarlatine.

La scarlatine est une des affections les plus curieuses à étudier, tout dans sa marche est imprévu, aussi doit-on être toujours sur ses gardes quand il s'agit de porter un pronostic; ainsi une scarlatine qui a eu la marche la plus bénigne peut dans sa convalescence présenter les accidents les plus graves et emporter les malades très-rapidement. Dans l'étude des complications de la rougeole nous avons pu suivre un ordre tout à fait opposé à la marche de la maladie, mais dans la scarlatine nous sommes obligé de suivre une autre méthode.

Nous allons étudier principalement les accidents par rapport à leur apparition pendant la marche de la scarlatine, ainsi nous aurons : 1° les complications de la période d'éruption ; 2° les complications de la période de desquamation et celles de la convalescence.

Cependant certains accidents peuvent survenir à ces deux périodes, aussi les décrirons-nous dans la période où ils se rencontrent le plus fréquemment.

Ainsi donc, nous allons étudier ces accidents dans l'ordre suivant :

Accidents de la période d'éruption :

Chaleur. — Accidents nerveux. — Angine. — Laryngite. — Bronchite. — Croup. — Hémorrhagie. — Parotides. — Entérocolites. — Rhumatisme. — Péricardite. — Pleurésie.

Accidents de la période de desquamation :

Anasarque. — Ascite. — Épanchement dans les grandes cavités séreuses.

Accidents pendant la période de desquamation :

OEdème de la Glotte. — Accidents nerveux. — Danse de St-Guy. — Rhumatisme. — Gangrène. Otite. — Abcès. — Furoncle. — Toux.

CHALEUR DE LA PEAU.

La scarlatine présente un phénomène des plus curieux que l'on puisse rencontrer, et qui par cela même a été noté par tous les auteurs, c'est une augmentation de la chaleur de la peau.

Dans toutes les pyrexies il y a bien augmentation de chaleur, le thermomètre monte de 1° à 1° 1/2 et c'est déjà considérable, mais dans la scarlatine on voit le thermomètre monter de 6 à 7 degrés, jusqu'à 41, 42 degrés ; ce phénomène a été peu expliqué, cependant nous croyons que vu la spécificité si remarquable de la scarlatine, il faut regarder ce phénomène comme complétement nerveux. Nous appuyons notre opinion sur les admirables recherches de M. Claude Bernard.

Ce savant physiologiste a prouvé qu'en coupant les filets du grand sympathique qui se rendent à une partie du corps, on voyait la température de cette partie s'accroître énormément.

Notre conviction sur la cause toute nerveuse de cette augmentation de température, est encore augmentée, quand nous voyons des accidents du début de la scarlatine, tels que la dyspnée, des vomissements, s'arrêter sous l'influence des anti-spasmodiques ou des affusions froides.

Dance a cité un cas où la température de la peau était telle qu'en approchant la joue des cuisses du malade on sentait un reflet de chaleur.

Nasse, à Balseld, en 1809, a cité un cas où la température monta jusqu'à 45 degrés centigrades.

M. Noirot, en parlant de la chaleur de la scarlatine, dit que la chaleur de la peau est proportionnelle à la fréquence des mouvements respiratoires, tandis qu'on remarque une diminution de la fréquence du pouls.

Ces deux phénomènes rentreraient complétement dans notre explication, qui les place sous l'influence du système nerveux ganglionaire ; car la physiologie vient à notre aide, au lieu d'aller invoquer l'électricité comme on l'a fait. Quelquefois le malade et le médecin croient à un excès de chaleur tandis qu'en réalité, la peau est tout à fait à l'état normal. D'après les recherches de M. Roger, la chaleur serait en rapport avec l'intensité de l'éruption.

ACCIDENTS NERVEUX.

La scarlatine plus que toute fièvre éruptive est accompagnée d'accidents nerveux, on les retrouve au début, pendant l'éruption et pendant la convalescence de cet exanthème.

Ces accidents sont quelquefois si alarmants que l'attention des médecins est seulement appelée sur ces manifestations, et on ne voit là qu'une affection cérébrale idiopathique au lieu d'une manifestation sur le système nerveux d'une maladie générale.

La maladie a un début très-difficile à saisir, car il présente les symptômes de la méningite aiguë, on voit les malades se plaindre de céphalalgie, de frissons, de vomisssements, et pris quelquefois de délire, de convulsions.

Ces symptômes généraux sont ceux d'une ataxie des plus

violentes, le malade a de la fièvre, des soubresauts de tendons; les dents sont fuligineuses, la langue sèche. Parfois, il survient des attaques d'éclampsie, quelquefois des mouvements carphologiques ; les malades alors tombent dans le coma et meurent rapidement. Ces accidents nerveux tels que le délire, les convulsions, peuvent persister pendant toute la durée de la scarlatine et cependant ne pas entraîner la mort du malade. Il est même étrange que quelques auteurs aient noté, que les cas qui s'étaient terminés d'une manière fatale, aient été, en général, ceux qui n'avaient présenté d'abord que des accidents convulsifs de médiocre intensité.

M. le docteur Constant, ancien interne de l'hôpital des enfants, a publié un cas fort curieux dans lequel la malade mourut après deux jours d'accidents nerveux. Cette observation mérite d'être rapportée pour la brièveté des accidents.

Soixante-quatorzième observation.

Pauline B... est prise dans la journée du 25 janvier d'un frisson suivi de fièvre, de douleurs dans les membres, de mal de gorge, de céphalalgie. Elle se couche et le soir même l'éruption de la scarlatine était des plus manifestes.

Le 26 janvier. Fièvre intense, l'éruption est générale ; le délire est si violent qu'on la transporte à l'hôpital, on la trouve dans l'état suivant :

27 janvier. Scarlatine prononcée, agitation extrême, réponses incohérentes, soubresauts de tendons, langue saburrale, amygdales rouges, haleine fétide, voix nasonnée, pouls petit, misérable, 150 pulsations.

Dans la nuit, agitation, délire, on lui met la camisole de force.

28 janvier. Somnolence, langue sèche, 140 pulsations, douleurs de ventre, stupeur, prostration. Mort à 2 heures du matin.

Autopsie faite 30 heures après la mort.

Crâne : dure-mère saine, caillot fibrineux dans le sinus longitudinal supérieur. Arachnoïde transparente, contenant une cuillerée de sérosité. Le tissu cellulaire sous-arachnoïdien un peu infiltré. Injection très-légère des vaisseaux. La substance du cerveau est intacte. Pas une goutte d'épanchement ventriculaire.

Thorax intact.

Abdomen : injection très-prononcée des follicules intestinaux.

La rate est ramollie comme dans le cas de fièvre typhoïde.

On peut voir par cette observation prise entre plusieurs combien ces accidents nerveux du début sont graves, et comme on est loin de cette innocuité que quelques auteurs attribuent aux accidents du début des fièvres exanthématiques et de la scarlatine en particulier. (M. Bouchut).

Les accidents nerveux peuvent se montrer longtemps après la disparition de l'exanthème et cependant être très-graves. Voici une observation publiée dans la *Gazette médicale*, où les accidents nerveux qui emportent le malade, quoique survenus après une anasarque, ne sont pas sous l'influence de l'albuminurie, comme nous en verrons plus loin des exemples.

Soixante-quinzième observation.

Un enfant âgé de dix ans, est pris le 1er septembre 1838 de frisson, et le soir il a une scarlatine très-manifeste. L'éruption disparaît en huit jours sans cause appréciable.

Quinze jours après, inflammation des ganglions du cou, l'enfant guérit de cette adénite.

Le 24 septembre, il se manifeste une anasarque générale. 1er octobre, délire, convulsions, forme ataxo-adynamique des plus prononcées. Pupilles contractées, dents fuligineuses, selles nombreuses, bronchite généralisée. Le 2 octobre l'œdème disparait et le 3 le malade meurt dans le délire.

A l'autopsie, on trouve le cerveau intact, pas d'injection, pas d'infiltration, les ventricules sans sérosité.

Le pharynx est très-rouge.

Intestins très-injectés.

Lorsque nous étudierons les accidents produits par l'albuminurie, nous verrons combien ces accidents diffèrent des accidents nerveux que nous venons de décrire.

On voit que le diagnostic peut être très-difficile, surtout dans le cas d'accidents nerveux du début, et si l'éruption ne venait pas en aide, on conçoit avec quelle facilité on ferait des erreurs de diagnostic.

Dans l'épidémie de Greisswald, en 1826, les accidents furent très-fréquents et dans ces cas, plus ils survenaient tard, mieux on s'en rendait maitre.

Ils n'étaient accompagnés ni d'angine, ni d'exanthème, quoiqu'il fût facile de reconnaître qu'ils étaient sous la dépendance de l'affection scarlatineuse.

L'anatomie pathologique démontre bien nettement que les accidents cérébraux ne sont le résultat d'aucune lésion de l'encéphale.

Une congestion sanguine même peu prononcée est la seule altération. Nous avons trouvé une fois un caillot dans un sinus de la dure-mère ; la substance cérébrale est à peine injectée, ce qu'il y a souvent de remarquable, c'est l'absence de sérosité dans les ventricules et dans les enveloppes du cerveau. Il faut expliquer ce fait par la brièveté des accidents.

ANGINE.

L'angine est un des symptômes de la scarlatine, cependant elle arrive si souvent à un tel degré d'intensité qu'elle se montre comme une maladie complétement à part; aussi a-t-on décrit une *scarlatina anginosa*, c'est cette espèce de scarlatine dont nous allons nous occuper.

L'angine débute en général avec les prodrômes de la scarlatine, quelquefois seulement avec l'exanthême; MM. Rilliet et Barthez ne l'ont vue débuter qu'après le second jour de l'éruption.

Le début de l'angine est peu violent, elle s'annonce par une douleur de gorge peu vive, augmentant lorsqu'on presse le cou au niveau des amygdales.

Certains auteurs ont noté, une très-grande faiblesse et un abattement d'esprit durant ordinairement pendant le cours de la maladie. Les malades se plaignent en général d'une assez vive douleur de gorge qui persiste tout le temps de la durée de la scarlatine; quelques malades n'éprouvent pas ce symptôme; d'autres, tout en se plaignant, ne le ressentent pas aussi violent que pourrait le faire supposer l'état local du pharynx. Quelquefois la douleur se fait sentir à la hauteur seulement du cartilage cricoïde, et l'examen local en rend compte par l'absence de rougeurs visibles. Certains auteurs ont pensé que cette douleur tenait à un laryngite, d'autres à une œsophagite supérieure.

Lorsqu'on examine la gorge on voit en général dès le début une rougeur assez notable, cependant on voit quelquefois les douleurs pharyngiennes précéder pendant deux jours la rougeur.

La rougeur couvre le voile du palais soit en totalité, soit seulement les piliers et la luette, mais elle gagne rapidement les amygdales et toutes les parties visibles du pharynx ; cette rougeur peut lorsque l'angine est simple s'accroître pendant 7 ou 8 jours, puis diminuer et disparaître vers le 12e jour.

La rougeur s'accompagne en général de tuméfaction, sensible surtout sur les amygdales et la luette, mais qui ne va pas cependant jusqu'à rapprocher les deux amygdales. La partie remarquable dans l'histoire de l'angine scarlatineuse, c'est la production des fausses membranes; cette production pseudo-membraneuse est précédée d'une exsudation purulente qui siége sur tout le pharynx et les amygdales ; les follicules de ces dernières sont remplies d'une matière grisâtre, tandis que les cloisons sont formées d'un tissu dur résistant; les fausses membranes sont pultacées, peu adhérentes, blanchâtres.

Sous ces fausses membranes, on trouve la muqueuse saignante, écoulement de sang, qui donne quelquefois une teinte noire grisâtre à ces productions, et les a fait quelquefois confondre avec la gangrène du pharynx.

MM. Rilliet et Barthez ont noté un phénomène qui se reproduit assez souvent, c'est une intermittence dans la marche de la maladie; quelquefois, les fausses membranes disparaissent le second jour pour ne plus reparaître, d'autres fois, elles reviennent le surlendemain pour persister jusqu'à la fin de l'angine. Mais si l'alternative de disparition et d'apparition n'est pas très-fréquente pour les fausses membranes, il n'en est pas de même pour l'angine scarlatineuse simple dont les symptômes sont sujets à une sorte d'intermittence; c'est-à-dire qu'après avoir augmenté pendant quelques jours les symptômes diminuent pour s'accroître bientôt et reprendre leur intensité.

L'haleine a une fétidité assez notable, cependant elle a rarement l'odeur gangréneuse ; cette fétidité coïncide avec l'apparition des fausses membranes.

L'angine scarlatineuse s'accompagne le plus souvent d'adénites cervicales que certains auteurs ont décrites sous le nom de parotides ; quelquefois elles peuvent venir aggraver très-fortement la scarlatine, mais nous renvoyons cette complication plus loin, pour nous occuper maintenant d'une manière plus approfondie de l'angine.

Quand on fait des autopsies, on voit que la rougeur s'est étendue sur tout le pharynx et envahit l'épiglotte, les cordes vocales et remonte quelquefois dans les fosses nasales ; cependant dans le cas où la rougeur est aussi étendue, on rencontre du pus et des fausses membranes. On trouve dans un degré plus avancé, cet état que nous avons signalé pour les amygdales, l'infiltration cartilagineuse.

Lorsqu'on enlève les fausses membranes, on trouve des ulcérations qui sont quelquefois superficielles et ne constituent que des érosions serpigineuses ; d'autres fois, elles sont profondes et s'étendent jusqu'au tissu sous-muqueux ou même jusqu'aux muscles, elles ont alors de quelques millimètres à 2 centimètres de diamètre ; elles sont irrégulières, inégales, à bords taillés à pic et bien marqués ; habituellement situées dans le pharynx, elles sont communes sur les amygdales et se montrent aussi sur la face antérieure du pharynx, derrière le larynx et dans la gouttière pharyngo-laryngée.

Certains auteurs n'ont voulu voir dans l'angine scarlatineuse qu'une angine diphthérique, mais cette opinion n'a pas encore prévalu et un grand nombre d'auteurs font une grande distinction entre l'angine de la scarlatine et l'angine diphthérique.

Voici surtout les signes que MM. Trousseau et Bretonneau ont invoqués comme caractère différentiel :

Dans l'angine scarlatineuse, le début a des troubles bien

plus manifestes du côté de la respiration et de la circulation.

La rougeur si vive dans cette angine et si générale, est localisée dans l'angine diphthérique autour de la fausse membrane. Cette fausse membrane ne recouvre qu'une amygdale, elle gagne de proche en proche, s'étend à la manière d'un liquide, passe d'une amygdale sur l'autre en envahissant le fond du pharynx. Dans l'angine scarlatineuse au contraire, le pharynx en entier, est recouvert d'un liquide blanchâtre, l'inflammation envahit tout le pharynx.

Dans l'angine scarlatineuse, la marche est aiguë et a une durée limitée; dans l'angine diphthérique au contraire, pas de temps limité, il y a même de la chronicité.

Ces fausses membranes diphthériques ont une grande tendance à envahir le larynx, c'est le contraire pour les productions de l'angine scarlatineuse.

La mort est certaine dans le cas d'angine diphthérique, si les topiques ne viennent pas en arrêter la marche; dans l'autre, les topiques ont peu d'influence.

Ces différents signes, quoique sujets à discussion, ne doivent pas être rejetés et nous pensons, conformément à l'opinion de M. Trousseau, que ces deux maladies doivent être distinguées; cependant nous sommes du même avis que ce savant professeur qui pense que l'angine scarlatineuse peut parfaitement en cas d'épidémie, être l'appel d'une véritable angine diphthérique.

L'angine scarlatineuse a été décrite pour la première fois comme épidémie par Fothergill en 1742. Cette description ainsi que celle d'Huxham, est tellement classique que certains auteurs, en parlant de cette angine, lui donnent le nom d'angine de Fothergill ou d'Huxham. Ces auteurs tout en décrivant parfaitement les symptômes de cette affection la regardaient comme maladie spéciale, ainsi Huxham intitule son chapitre: *Dissertation sur le mal de gorge avec ulcère malin.* La description de Fothergill est beaucoup moins complète que celle de Huxham, aussi citerons-nous quelques passages de ce dernier auteur.

Après avoir décrit les premières atteintes du mal, il dit: « Peu d'heures après le début du mal, aussitôt même dans quelques cas on sentait de l'enflure, du mal dans la gorge. Les amygdales devenaient très-enflées et très-enflammées, un peu après se développait l'enflure des glandes sous-maxillaires et des parotides, qui devenaient si considérables en peu de temps que le malade manquait d'étouffer. La gorge paraissait d'un rouge fleuri et foncé ou plutôt d'une forte couleur cramoisie, lustrée, brillante; enfin très-communément il paraissait sur la luette, le voile du palais, les amygdales quelques taches blanchâtres, dispersées çà et là, qui souvent ne tardaient pas à s'agrandir, de sorte qu'une ou deux couvraient la luette, les amygdales, etc., etc., il s'y formait dans la suite l'eschare des ulcères superficiels, quoique quelquefois il y eut érosion profonde dans les parties. L'haleine devenait plus fétide et était alors insoutenable même pour le malade.

« Le second jour, tous les symptômes s'aggravaient et la fièvre augmentait avec la dysphagie, la respiration devenait d'instant en instant plus difficile, elle était accompagnée de râlement comme si le malade allait être étouffé, la voix était creuse et enrouée. L'haleine de tous les malades devenait de plus en plus fétide jusqu'à la crise, et environ le quatrième ou le cinquième jour ils crachaient des matières puantes et purulentes, quelquefois teintes de sang; d'autres fois la matière en était tout à fait livide et d'une odeur abominable. Le plus souvent, avant l'angine, venaient les exanthèmes, mais plusieurs fois nous vîmes les éruptions cutanées succéder au mal de gorge, et elles étaient quelquefois considérables, quoiqu'il eut été médiocre, ou qu'il n'y eut pas même eu de douleur ; lorsqu'au contraire après le mal de gorge le plus cruel, il n'y avait pas eu d'éruption, quoiqu'il y eut dans ces cas grande démangeaison et que la peau s'enlevât par écailles, la couleur de l'efflorescence était le cramoisi ; c'était comme si l'on eut barbouillé la peau avec du suc de framboises et cela gagnait jusqu'au bout du doigt. »

On voit facilement combien cette angine diffère de l'angine primitive. Depuis cette époque, on a publié la relation de nombreuses épidémies où l'angine fut presque le seul signe pour reconnaître la scarlatine, une des plus intéressantes est l'épidémie décrite en 1829, par M. Trousseau, dans les archives de médecine.

Quelquefois l'inflammation est assez vive pour aller jusqu'à la gangrène, ainsi M. Davaine a publié une observation de scarlâtine, dans laquelle le malade, après une angine très-violente, expulsa tout d'un coup une amygdale, et guérit sans que le pharynx présentât d'autre marque que l'absence d'une amygdale.

PAROTIDES.

Nous avons renvoyé dans un chapitre spécial l'étude de cette complication, parce qu'elle est assez grave et surtout parce que trop d'auteurs la regardent comme dépendant de l'angine, tandis qu'elle a été observée dans plusieurs épidémies où l'angine ne pouvait nullement rendre compte de ces adénites si considérables. Dans le cas d'angine, l'adénite est quelquefois limitée d'un seul côté suivant le siége de l'angine. Dès qu'on a reconnu l'angine, on voit les régions sous-maxillaires devenir grosses, douloureuses à la pression, tendues et rouges. L'inflammation s'étend avec facilité au tissu cellulaire environnant et forme de vastes tuméfactions cellulaires. Le cou est alors gros, raide, tendu d'une oreille à l'autre; le plus souvent cet engorgement n'est qu'un œdème actif se dissipant avec la diminution de l'adénite. Cependant il peut s'y faire une véritable suppuration, mais cette suppuration est rare.

Les parotides ont été observées comme seule complication d'épidémie de scarlatine ainsi dans l'épidémie de Greisswald 1826, de Dublin 1804 et 1842, de Liverpool en 1840. A Greiswald l'affection secondaire se déclarait du septième au neuvième jour et jamais avant la période de la desquamation. Elle s'annonçait par une tuméfaction indolente et dure, double ou unilatérale de la région sous-maxillaire, accompagnée d'une fièvre violente et continue, d'agitation et d'insomnie.

Elle envahissait tout le creux sus-claviculaire, devenait dure comme de la pierre, la peau prenait une teinte parcheminée. Les suppurations s'établissaient et on donnait issue à 250 gr. de pus verdâtre, fétide, caillebotté.

La suppuration survenait du troisième au neuvième jour après l'apparition de la tumeur ; dans tous les cas où elle n'est pas arrivée, la mort a été notée. Quelquefois il y a eu des accidents cérébraux. Dans cette épidémie on a remarqué que les parotides survenaient dans les cas où il y avait eu fort peu d'éruption.

Dans l'épidémie de Dublin, les engorgements cervicaux furent très-fréquents et laissèrent de nombreuses déformations. Chez quelques-uns on vit le cou resté incliné, les efforts ne pouvaient pas redresser la tête ; quelquefois il y eut carie des vertèbres ; d'autres fois les muscles étaient compromis et infiltrés de lymphe ou bien leur rétraction était spasmodique.

On a cité quelques cas d'hémorrhagies dans le cas d'adénite cervicale, ainsi des malades succombèrent à la suite de la destruction de vaisseaux par l'inflammation.

Mais c'est à Vose qui a rapporté l'épidémie de Liverpool en 1842, que l'on doit les meilleurs renseignements sur les parotides, car il donne des détails très-intéressants sur l'anatomie pathologique. Cet auteur a démontré que les glandes salivaires ne contribuent jamais à la production des tumeurs cervicales ; les parties envahies par l'inflammation, sont : le tissu cellulaire, les fibres musculaires et les ganglions lymphatiques. Ces tissus sont envahis en raison inverse de leur activité vitale et de la complexité de leur traction.

Ainsi chez un sujet mort au septième jour, le tissu cellulaire était seul affecté ; chez un autre, l'altération s'étendait jusqu'aux muscles mais la mort n'arriva qu'au dixième jour ; et enfin, chez un autre mort au douzième jour, les ganglions lymphatiques faisaient partie de la tumeur.

Vose n'a observé ces tumeurs que chez des enfants de 6 à 7 ans, un grand nombre guérit sans qu'il y eut eu suppuration.

Dans la *Revue médicale* 1842, on trouve le cas d'un enfant qui présenta en six heures une tumeur de la grosseur du poing, du côté gauche, et une un peu plus petite du côté droit ; tout d'un coup, l'enfant s'écrie : « J'étouffe, » il tombe et il était mort.

Warnekron a décrit en 1819 sous le nom de *Parotide épidémique*, une scarlatine compliquée d'engorgements cervicaux et dans laquelle manquait l'exanthème, mais la plupart des malades avait eu de la desquamation et de l'anasarque.

LARYNGITE.

Cette complication très-fréquente dans la rougeole, est au contraire excessivement rare dans la scarlatine. On observe bien une altération dans la voix, elle est nasonnée mais sonore.

Nous avons déjà dit qu'il était probable que dans quelques cas de laryngite on avait simplement affaire à une œsophagite supérieure, cependant on a noté que dans quelques cas l'inflammation pharyngienne descendait jusqu'à l'épiglotte et les cordes vocales. Malgré la rareté de cette complication on cite quelques épidémies où elle s'est montrée avec une grande fréquence, par exemple dans le cas d'Hamilton.

On voit quelquefois l'inflammation se propager de proche en proche, et déterminer tous les accidents propres aux bronchites capillaires.

CROUP.

Doit-on regarder cette maladie comme une complication fréquente de la scarlatine ? Il est difficile de faire une réponse positive car nous nous trouvons en face d'opinions très-diverses, quoique l'on se soit occupé de cette question depuis quelques années d'une manière vraiment scientifique.

Ce n'est que depuis les immortels travaux de M. Bretonneau, que l'on a pu se former une opinion. Pour M. Bretonneau, jamais l'inflammation scarlatineuse du pharynx ne s'est propagée dans le larynx : cette idée a tellement prévalu qu'elle subsiste encore dans tous les livres classiques. Cependant déjà, en 1812, Albert de Brène avait déjà dit que la plus redoutable de toutes les complications du croup, c'est la scarlatine. A cette époque on publia plusieurs observations à l'appui de cette opinion, mais ces faits furent oubliés, à juste titre peut-être, comme dit M. Sée, car en relevant une erreur clinique, ils consacraient une erreur de doctrine.

M. Bretonneau avait dit que le croup est incompatible avec la scarlatine ; les observations tendraient à prouver le contraire, mais elles laissent en même temps croire qu'il ne s'agit que de coïncidences accidentelles des deux maladies.

M. Sée dans une discussion sur la trachéotomie, exposa que pour lui il y avait trois sortes de croup : le croup scarlatineux, le croup diphthérique ou vrai, et le croup localisé; nous n'avons à nous occuper que du premier.

Pour ce savant médecin, il y a dans le croup scarlatineux une marche bien distincte : dans la première espèce, c'est la peau qui est envahie la première ; l'arrière-gorge se prend ensuite, elle devient le siége d'une angine pseudo-membraneuse qui finit par se propager au larynx, c'est le croup scarlatineux à forme progressive et légitime ; c'est à tort, ajoute M. Sée, qu'on l'a appelé scarlatine compliquée de croup.

Mais cette première forme peut revêtir une autre marche qui est suivant le même auteur, la marche la plus fréquente ; la maladie débute dans l'arrière-gorge, sous la forme d'angine pseudo-membraneuse, puis elle gagne le larynx et les téguments. On peut soupçonner la maladie avant l'éruption si on se trouve au milieu d'une épidémie, dans le cas, par exemple, de MM. Vernois et Archambaut, un croup de cette espèce donne la scarlatine aux personnes environnantes.

Mais la forme que l'on méconnaît le plus souvent, c'est un croup simple qui envahit primitivement le larynx ; il est suivi d'une scarlatine régulière, on annonce un croup puis une fièvre scarlatine, tandis que c'est un croup scarlatineux d'emblée.

A la suite de ces croups, on peut voir se développer les complications ordinaires de la scarlatine.

Une fois développé, ce croup scarlatineux présente tous les signes physiques du croup diphthérique, que tout le monde connaît si bien, qu'il est inutile d'y insister.

BRONCHO-PNEUMONIE.

La bronchite est rare comme complication assez grave pour emporter le malade, MM. Rilliet et Barthez n'en ont vu qu'un seul cas.

La pneumonie est plus commune. Hamilton assure qu'elle est la cause de la mort chez tous les sujets qui meurent avec de l'anasarque. Dans les quelques cas où MM. Rilliet et Barthez ont observé la pneumonie, elle a débuté vers le douzième ou le quinzième jour, et elle a revêtu la forme lobulaire.

ENTÉRO-COLITES.

Dans toutes les scarlatines on observe un peu de diarrhée, mais elle cesse si vite, que l'attention des médecins y est peu attirée. Dans les nombreux cas observés par MM. Rilliet et Barthez, ils n'ont vu que 18 cas où l'entéro-colite put être regardée comme complication et encore ils n'ont noté que des entérites folliculeuses ou erythémateuse ou simplement le ramollissement de la muqueuse.

Ces symptômes sont très-légers et en rapport parfait avec le peu de gravité des lésions. Cependant chez quelques malades, les auteurs ont trouvé une fausse membrane sur la séreuse du foie, ce qui leur explique la douleur si vive que ces malades ressentaient dans l'abdomen.

M. Barrier a trouvé l'entéro-colite quelquefois beaucoup plus grave et il a vu dans plusieurs cas que l'inflammation occupait principalement les plaques de Peyer, mais elle se distingue de la fièvre typhoïde par l'absence de la matière sous-muqueuse des plaques dures. Il y avait une rougeur très-vive sur toute la muqueuse dans les autopsies faites par M. Barrier.

Dans l'épidémie décrite par Johriston, la diarrhée vint surtout compliquer la maladie. Dans quelques relations d'épidémie on trouve de la diarrhée abondante et fétide comme dans les cas de fièvre typhoïde.

VOMISSEMENT.

Tous les auteurs ont noté les vomissements dans les prodròmes de la scarlatine, mais ils cessent dès l'apparition de l'exanthème. Dans l'épidémie de 1790, décrite par Hageistroem, on voit que beaucoup de malades éprouvèrent des vomissements très-violents.

HÉMORRHAGIE.

Pendant le cours d'une scarlatine, il peut se faire des hémorrhagies dont la cause et le siége sont excessivement différents. Je ne parlerai pas ici des hémorrhagies survenues comme dans le cas de M. Mande, par rupture d'un vaisseau dans le cas de gangrène du pharynx ou d'adénites cervicales. Ces hémorrhagies sont tout à fait mécaniques et en dehors de la scarlatine. Je ne veux parler que de ces hémorrhagies qui surviennent par exhalation ou des hémorrhagies interstitielles.

Ces hémorrhagies sont dues sans aucun doute à une altération du sang. On voit alors l'éruption exanthématique devenir livide, violacée, noirâtre; la peau se couvre de pétéchies, de points noirs semblables à des piqûres de puces, de marbrures et de vergetures; quelquefois il y a des élevures de l'épiderme remplies de sérosité sanguinolente et comparables à certains pemphigus. Ces plaques noires se retrouvent sur le voile du palais, le pharynx; à l'autopsie on trouve des foyers apoplectiques.

Outre ces pétéchies qui ont fait donner le nom de scarlatine hémorrhagique, on voit quelquefois survenir des hémorrhagies par le nez, la bouche et les intestins. Dans ce cas, on trouve des épanchements de sang dans l'intestin, dans les poumons, sous la plèvre.

M. Noirot, pense que l'épistaxis du début peut tenir comme dans le cas de fièvre typhoïde à une altération du sang ; que dans ce cas, l'épistaxis est très-grave, mais elle peut être active et alors le malade ressent du soulagement.

RHUMATISME.

C'est à Sennert, à Doring, que l'on doit d'avoir, pour la première fois, parlé du rhumatisme scarlatineux. Malgré toutes les observations que l'on a publiées sur ce sujet, certains auteurs refusent encore d'admettre sinon le rhumatisme articulaire, du moins l'état morbide rhumatismal comme pouvant régénéraliser et produire l'inflammation des grandes séreuses. Ils regardent des épanchements qu'on trouve dans le péricarde, la plèvre, comme dépendant de l'anasarque. Nous sommes loin d'être de cet avis ; nous pensons bien qu'à la suite d'anasarque, il peut, grâce à une légère inflammation, se produire un épanchement très-considérable, mais aussi nous sommes bien persuadé que ces inflammations peuvent venir à la suite d'un rhumatisme et sans que l'infiltration générale sous-cutanée soit concomittante.

Dans toutes les scarlatines, les articulations sont douloureuses, aussi laisse-t-on passer le rhumatisme sans y faire attention, quand il est peu développé. Il est rare que le rhumatisme envahisse plus de deux ou trois articulations, et ce qu'il y a de particulier, c'est qu'une articulation est très-rarement prise deux fois (Trousseau.)

M. Chomel regarde cette complication comme excessivement rare, nous pensons que c'est inexact, elle s'est montrée dans plusieurs épidémies. M. Wood a observé à Edimbourg six cas de rhumatisme dans le cours de la scarlatine. Chez deux malades, les douleurs survinrent pendant la période d'éruption sans gonflement ni rougeur ; chez un enfant, le rhumatisme présenta une marche très-curieuse ; il fut pris de douleurs rhumatismales à la fin de l'éruption, ces douleurs cessèrent, puis elles le reprirent 7 jours après, elles cessèrent au bout de deux jours et revinrent ensuite plus violentes huit jours après. Ces douleurs articulaires alternèrent avec une odontalgie très-violente, qui cessa assez rapidement.

M. Reid a publié l'observation d'un adulte, dont toutes les grandes articulations, genoux, coudes, poignets, suppurèrent; mais cet homme présenta aussi une adénite cervicale suppurée, aussi M. Reid en publiant cette observation, pensa-t-il que cet homme était peut-être sous l'influence d'une diathèse suppurative.

Rennedy a fait l'autopsie d'un homme dont les articulations sterno-claviculaires suppurèrent et chez lequel les surfaces articulaires furent même érodées. Certains auteurs ont signalé comme complication de la scarlatine, la coxalgie; il est probable que ces coxalgies eurent pour point de départ un rhumatisme qui avait amené une inflammation très-vive de l'articulation coxo-fémorale.

J. Franck cite un fait dans lequel l'accumulation du pus aurait produit une luxation spontanée du fumur.

INFLAMMATION DES GRANDES SÉREUSES.

Les observations qui traitent de ce sujet sont peu nombreuses dans la science, mais cependant on voit que toutes les séreuses ont pu être envahies par l'inflammation. La séreuse le plus souvent touchée est sans contredit le péricarde.

Les péricardites qui surviennent dans les scarlatines arrivent sans qu'on puisse fixer la moindre limite de temps pour son apparition. M. Alison a publié un travail sur ce sujet en se basant sur trois observations.

Deux de ces malades eurent une péricardite après avoir

ou l'ascite, mais ils avaient eu du rhumatisme scarlatineux ; chez le troisième il y avait eu une pleurésie antécédente, ces trois cas furent observés chez des garçons.

Walson dit que ce qui distingue le rhumatisme scarlatineux du vrai rhumatisme articulaire , c'est l'absence de lésion du côté du cœur.

La pathogénésie de cette affection est encore obscure , car on voit que les auteurs sont loin d'être d'accord ; ce qui peut faire beaucoup hésiter sur la cause rhumatismale de la péricardite, c'est qu'on l'observe dans des cas où il n'y avait pas eu de douleurs articulaires ; mais malgré cette absence de lésions articulaires , ne peut-on pas regarder la péricardite comme rhumatismale, en supposant l'état morbide rhumatismal se localisant au péricarde , comme il le fait quelquefois à une seule articulation , cas où malgré cela on ne peut pas nier le rhumatisme articulaire. Nous ne donnons cette opinion que comme tout à fait problématique et sans y attacher une plus grande importance.

Doit-on alors regarder le rhumatisme et la péricardite comme n'ayant qu'une communauté d'origine? Doit-on avec M. Alison, penser que le sang des scarlatineux contient un excès des principes cristallisables non éliminés par les reins qui donneraient lieu tantôt à la péricardite tantôt au rhumatisme ? Cette opinion humorale a été admise par M. Noirot et par MM. Rilliet et Barthez.

Une complication moins commune c'est l'endocardite ; M. Bouillaud, dans sa *Nosographie médicale*, s'exprime ainsi: « Chez quelques individus enlevés par la scarlatine , nous avons trouvé les traces d'endocardite , et depuis que notre attention s'est fixée plus particulièrement sur ce point, nous avons pu dans quelques cas reconnaître pendant la vie l'existence de cette espèce d'endocardite.

PLEURÉSIES. PÉRITONITES.

Ces complications sont rares et encore peu connues. Elles peuvent survenir dans le cours ou à la fin de la maladie. Certains auteurs comme ceux du *Compendium*, refusent de voir autre chose dans ces épanchements que des hydropisies tenant à l'anasarque générale. Cependant Wieussens cite le cas d'une jeune fille où on trouva le côté gauche rempli de pus comprimant le poumon.

Pour la péritonite, il y a fort peu d'observations, et elle ne s'est rencontrée quelquefois qu'avec des entéro-colites très-développés.

MÉNINGITE.

Weissenberg a cité un cas de méningite rachidienne qui devint mortel en trois heures.

Nous avons terminé ici la première partie des complications de la scarlatine.

Nous allons maintenant étudier les accidents qui surviennent pendant la période de desquamation et de convalescence.

Toute la partie qui traite des principes rhumatismaux aurait pu trouver place dans la seconde partie, car c'est surtout pendant la convalescence que l'on voit survenir les péricardites ou les pleurésies ; mais c'est que nous avons voulu faire une grande différence entre ces épanchements qui ont une cause inflammatoire, et ces abondantes collections séreuses que nous allons trouver maintenant et qui sont sous la dépendance immédiate de l'anasarque.

Toutefois nous sommes obligé de convenir que ces phlegmasies ont quelque chose de spécifique comme les maladies qu'elles accompagnent, et qu'elles sont encore dominées par la facilité des épanchements séreux que l'on observe dans la scarlatine. Cependant certains auteurs ont noté une teinte rouge des séreuses, inflammatoire, sans sécrétion.

ANASARQUE.

Tous les accidents que nous venons de décrire sont assez fréquents, mais sauf l'angine, on ne les voit pas survenir d'une manière presque fatale comme quelques-uns que nous allons indiquer ; je veux parler de l'anasarque, cette complication si fréquente qu'elle a été regardée par certains auteurs comme une période de la scarlatine.

Cet épanchement de sérosité ne se fait pas seulement dans le tissu cellulaire sous-cutané, il se présente aussi dans le tissu cellulaire sous-muqueux de divers organes, et de plus on voit des épanchements très-considérables se faire dans les grandes cavités des séreuses.

Daniel Sennert et Dœring, sont les deux premiers auteurs qui aient indiqué l'anasarque à la suite de scarlatine. Dans le passage de Sennert, on voit qu'il avait très-bien vu l'anasarque et les épanchements des grandes cavités, il indique sans s'y arrêter, l'état particulier des urines « *Urinæ crassescunt et rutescunt.* »

Après ces deux auteurs, on signala dans tous les traités, l'anasarque scarlatineuse ; cependant Sydenham n'en parle pas. C'est à Targioni et à Parolini, médecins de Florence, que l'on doit d'avoir les premiers divisé l'anasarque en œdème chaud et œdème froid.

A quelle période de la scarlatine voit-on survenir l'anasarque? Toutes les scarlatines peuvent-elles être suivies d'anasarque, et cela dépend-il de la force de l'éruption ? Ces questions sont loin d'être résolues, tous les auteurs ont donné des avis différents.

Tous les médecins reconnaissent que l'anasarque ne survient jamais avant la desquamation, mais ils sont loin de s'accorder sur la période de la desquamation à laquelle l'anasarque arrive.

Suivant Hufeland, elle se déclarerait le onzième jour ; selon Vogel, le quatorzième ou quinzième ; Franck dit qu'elle arrive du dixième au vingtième jour, et que jamais elle ne survient après la dixième semaine. MM. Rilliet et Barthez pensent qu'elle arrive de la deuxième à la troisième semaine. M. Legendre a trouvé une moyenne de vingt-deux jours. Dans ces observations, le début ne survient jamais avant le dixième jour et jamais après le quarantième. Borsiéri l'a vue arriver le trentième jour. Pour MM. Blache et Guersant, conformément à Franck, ils pensent que l'anasarque ne survient jamais après la sixième semaine, aussi n'admettent-ils pas comme anasarque scarlatineuse le cas de M. Darwall, où l'hydropisie aurait été notée six mois après l'exanthème.

Dans une épidémie survenue à Rotterdam en 1778, le début fut presque fixe, l'anasarque arrivait le sixième jour. Dans l'épidémie de Saint-Dié, en 1842, M. Cuvier vit toujours l'anasarque survenir du treizième au vingtième jour.

Il est souvent difficile de reconnaître si l'anasarque est causée par la scarlatine, car il arrive souvent que l'éruption passe si rapidement que des personnes peu habituées ne la reconnaîtront pas, aussi quand on se trouve en face d'une anasarque survenant chez un enfant au-dessus de deux ans, il est souvent difficile de diagnostiquer la cause ; dans ce cas, M. Legendre, recommande d'interroger attentivement les parents pour savoir si quinze jours, trois semaines auparavant les enfants n'ont pas été pris subitement de fièvre, de vomissements, de mal de gorge, et si on n'a pas vu après cela la peau devenir farineuse et s'écailler. Avec ces précautions on est quelquefois conduit à reconnaître une scarlatine antérieure.

Quant à savoir si l'anasarque suit plutôt les scarlatines qui ont eu une éruption très-forte ou faible, les auteurs sont peu d'accord. Ceux qui admettent surtout l'influence des fonctions de la peau, seront d'avis de considérer l'anasarque comme plus fréquente dans le cas d'éruption abondante ; mais les auteurs, comme M. Piogey, qui regardent ce symptôme comme une dépuration suppléant à celle de la peau, ne sont pas de cet avis.

L'anasarque peut débuter d'emblée sans prodrômes. En général, on la voit survenir vers la fin de la desquamation, alors que la peau en présente encore quelques signes. Dans quelques cas on a noté de la fièvre, des vomissements, de l'insomnie; M. Snaw a signalé chez quelques malades un appétit vorace. Mais ces signes disparaissent en général assez vite, et il ne reste plus qu'un peu de fièvre qui souvent ne revient que le soir. Pleinitz et Rosen de Rosenstein ont noté les premiers, une diminution des urines ; mais tous les auteurs ont noté leur couleur brune noirâtre ; d'autres ont noté une couleur semblable à de la lavure de chair ou à du petit lait.

Nous reviendrons sur tous ces signes en parlant de l'état des urines.

L'infiltration commence en général par la face, d'autres fois elle a débuté par les mains et les pieds.

M. Legendre a observé un cas dans lequel l'œdème se manifesta si vite qu'il fut impossible de déterminer le point de départ. Ce même auteur a rapporté une observation dans laquelle l'œdème sous-cutané fut précédé d'un œdème du poumon. La sérosité est en plus grande abondance dans les points où le tissu cellulaire est plus lâche, quelquefois la verge, le scrotum, la vulve prennent un volume effrayant, la figure présente une tuméfaction particulière ; à cause de la fièvre, qui survient en général, la figure est un peu rosée, le doigt ne laisse pas sa marque, pour des personnes non prévenues, on pourrait quelquefois prendre cette tuméfaction pour de l'embonpoint. Ces signes ne sont vrais que pour les hydropisies aiguës ; quand on voit la maladie passer à l'état chronique, les malades présentent le même aspect que dans la maladie de Bright.

Nous avons dit en parlant de l'historique que c'étaient les médecins de Florence qui avaient divisé l'anasarque en froide et chaude. Pour ces auteurs et tous ceux qui ont adopté cette division, la grande différence serait simplement dans la présence de la fièvre, mais certaines anasarques présentaient de la fièvre pendant vingt-quatre heures, elle cesse et l'anasarque pour cela n'en dure pas moins longtemps.

Nous croyons que cette division est loin d'être aussi utile qu'on a bien voulu le dire ; l'anasarque peut-être sur-aiguë, aiguë et chronique, la première et la seconde forme peuvent être chaudes ou froides.

L'anasarque sur-aiguë, pyrétique ou apyrétique dure 12, 24, 48 heures ; l'anasarque aiguë avec ou sans fièvre, dure un ou deux septenaires ; quant à la forme chronique, elle dépasse rarement cinq ou six semaines.

Avant d'aller plus loin et de rechercher la cause de l'anasarque, nous allons étudier la question des urines. Nous avons dit que les auteurs avaient depuis longtemps signalé l'aspect particulier des urines, ainsi l'aspect noirâtre ou couleur de lavure de chair ; mais c'est à Wells qu'il faut arriver pour trouver des détails curieux. C'est lui qui le premier, reconnut la présence de l'albumine dans les urines des malades atteints d'anasarque scarlatineuse. Il montra aussi que la coloration rouge dépendait du sang contenu dans les urines.

M. Legendre a toujours reconnu la présence de globules sanguins ; lorsqu'on laisse déposer les urines, on trouve au fond du verre un dépôt qui contient de petits caillots sanguins.

Quand on chauffe les urines ou que l'on y verse de l'acide nitrique, on voit se former un précipité floconneux plus ou moins abondant; quelquefois ce précipité présente une teinte noirâtre, M. Legendre regarde cette couleur comme spéciale aux urines scarlatineuses, nous sommes loin d'être de cet avis, car on la rencontre dans la maladie de Bright. Ce savant médecin veut aussi que cette couleur dépende toujours du sang contenu dans les urines, et il s'appuie sur ce fait, pour soutenir que le précipité ne dépend que de l'action de l'acide sur le serum du sang, qui laisse déposer son albumine; mais il est difficile de soutenir cette opinion, car la présence de l'albumine dans les urines est assez bien expliquée maintenant, pour qu'on n'ait pas besoin d'aller chercher la présence du sang comme explication.

M. Legendre, ainsi que nous l'avons dit, pense que le sang passe dans les urines; aussi regarde-t-il la couleur noirâtre du précipité comme spéciale dans la scarlatine. Mais d'après les recherches de M. Becquerel, on sait que l'albumine passe dans les urines par la simple congestion du rein qui laisse suinter un liquide séreux que Kaltenbrunner appelait sérosité du sang; c'est cette sérosité qui se coagule par la chaleur ou par l'acide nitrique; maintenant il arrive quelquefois que les canaux comprimés trop fortement se rompent et laissent passer quelques globules sanguins qui noircissent le précipité; mais le sang n'est pas passé complétement. Cette explication, nous le pensons, est préférable de beaucoup au passage du sang dans les urines, dû au passage des matériaux albumineux destinés à la régénération de l'épiderme, ainsi que MM. Rilliet et Barthez le pensent. Cette opinion trouve d'abord une certitude dans l'anatomie pathologique.

Dans tous les cas d'anasarque, on n'a pas trouvé d'albumine, cependant M. Legendre en a trouvé dans toutes ses observations. Ce médecin a fait observer avec raison que les caractères des urines variaient beaucoup suivant le temps écoulé depuis le début de l'anasarque. Ainsi dans une anasarque datant de quinze jours, les urines peuvent ne plus être coagulables et cependant l'avaient été pendant quelques jours. D'autres auteurs vont plus loin, ainsi M. Bright regarde l'albumine comme existant dans toutes les scarlatines.

L'anatomie pathologique de l'albuminurie scarlatineuse est encore peu faite. On a noté en général de la congestion du rein, quelquefois il fut hypertrophié. Dans un cas rapporté par Snow, le rein pesait 250 grammes, il y avait un boursoufflement de la substance corticale qui offre quelquefois un aspect sablé; certains médecins ont signalé l'aspect granuleux qui a été décrit comme spécial au second degré de la maladie de Bright.

M. Trousseau pense que si l'albuminurie se continue pendant longtemps, les reins deviennent granuleux et présentent alors le second degré de la maladie de Bright.

Un point historique intéressant mais sans grande importance pour la maladie qui nous occupe, c'est que l'idée de la desquamation du rein dans l'albuminurie, est venue en voyant l'hydropisie pendant la desquamation de la scarlatine.

En examinant la cause de l'anarsaque, nous étudierons l'influence de l'albuminurie sur la production de l'hydropisie.

M. Trousseau a rapporté une observation intéressante de ce qu'il nomme scarlatine fruste, où le seul accident de la scarlatine fut l'anasarque avec albumine dans les urines. Voilà en quelques mots le fait: Une jeune fille donna des soins pendant une épidémie à ses frères et sœurs qui eurent la scarlatine; fatiguée de ces soins assidus, elle est envoyée à la campagne pour se reposer; huit jours après son arrivée on reconnait que ses urines se troublent et deviennent sanguinolentes; examinées par l'acide, elles laissent déposer un flocon albumineux, et le lendemain cette jeune fille présentait un œdème général qui guérit rapidement.

Le pronostic de l'anasarque est interprété d'une manière différente par chaque auteur. Hamilton, Willery, en parlent à peine, Pullen la regarde comme une affection très-légère, Pleney, Wieussens, au contraire, disent que l'anasarque est plus grave que l'affection exanthématique qui lui a donné naissance.

M. Legendre regarde l'anasarque simple comme peu grave, mais il conseille la plus grande prudence, pendant les premiers jours où il y a de la fièvre, parce que l'anasarque peut se généraliser, occasionner un œdème du poumon et entrainer les malades.

Tout ce qui précède est vrai, et nous nous conformons à l'opinion de ces auteurs pour la bénignité de l'anasarque dans la majorité des cas, mais à la fin de cet article nous parlerons un peu de symptômes cérébraux aussi graves qu'instantanés et survenant dans le cours ou à la fin de l'anasarque et qui doivent être rattachés à ce phénomène.

Sauf cet accident, l'œdème sous-cutané n'est pas très grave; nous parlerons plus loin de l'œdème de la glotte.

Il est bien entendu que dans ce pronostic nous ne voulons parler que des anasarques se continuant pendant trois ou quatre semaines au plus, mais quand l'anasarque devient comme nous le verrons plus loin le signe d'une maladie de Bright confirmée, le pronostic change et on a à redouter la terminaison funeste de cette grave maladie.

Maintenant que nous avons étudié les signes et la marche de l'anasarque, pouvons-nous dire quelle est la cause de l'anasarque.

Quatre opinions principales ont été soutenues par les différents auteurs sur la cause prochaine de l'anasarque scarlatineuse.

1° Hydropisie résultant du trouble apporté par l'exanthème aux fonctions de la peau, elles reconnaissent pour cause déterminante, l'action du froid au moment de la desquamation;

2° Altération du sang;

3° Symptomatique de la néphrite albumineuse;

4° Dépuration supplémentaire.

Avant de discuter avec détail ces différentes causes, notons en passant deux théories physico-chimique. La première soutenue par Fischer, regarde que l'anasarque scarlatineuse est due à un relâchement morbide du tissu cellulaire sous-cutané et à une sécrétion de matière cazéiforme; la seconde soutenue par Steimmig, qu'elle résulte d'une tuméfaction hygrométrique de la peau.

En lisant avec une grande attention les longues discussions des auteurs, sur la cause de l'anasarque, on est peu satisfait, il faut se contenter de mots beaucoup plus que de faits; ce défaut se rencontre malheureusement trop souvent dans les théories médicales, dont on décrit toutes les phases, mais dont on explique peu la raison.

Pour la grande question des hydropisies, on constate des faits, mais il est difficile d'expliquer quelque chose; quand on a voulu avoir des renseignements un peu exacts, on a été invoquer le secours de la chimie, les résultats ont été très-clairs, mais les médecins les ont vite repoussés en craignant qu'on ne les accusât d'être chimistes. Aussi, toutes les recherches faites avec tant de soin par M. Mialhe ont séduit pendant quelques temps, puis on les a discutées et maintenant on leur refuse même cours dans la science.

Maintenant on nous pardonnera si les résultats que nous allons donner ne sont pas plus certains, ce ne sera pas de notre faute.

Quelle est la cause de l'anasarque?

Il est difficile de ne pas admettre un inconnu constituant l'essence de la maladie Ainsi on a voulu regarder l'anasarque comme dépendant d'une altération du sang ; mais dans ce cas l'exanthème devrait être toujours suivi de cet accident, de plus on ne comprendrait pourquoi la rougeole est quelquefois suivie du même accident. Certains médecins ont dit : l'anasarque survient chez les scarlatineux atteints d'anémie, et dans ce cas l'altération du sang est celle de l'anémie. M. Becquerel, qui a surtout soutenu cette opinion, dit que l'anémie arrivée à un haut degré, laisse suinter un liquide séreux dans le tissu cellulaire, puis que le rein s'œdématie sous la même cause, et que sous l'influence de ce phénomène il laisse passer de l'albumine.

Tous les médecins ont admis que l'anasarque pouvait être produite par une modification apportée dans les fonctions de la peau ; l'exhalation cutanée ne se faisant plus, on comprenait que le tissu cellulaire ou une membrane séreuse pouvait laisser exhaler cette sérosité, ce qui pouvait faire admettre cette opinion, c'était l'influence du froid sur l'anasarque suite de scarlatine. Cette raison est d'un haut intérêt parce qu'elle soulève la question de savoir à quelle époque il faut laisser sortir les enfants. Mais l'influence du froid sur la production de l'anasarque est moins sûre que jamais ; tous les auteurs en apportant des preuves à l'appui, ont aussi apporté des observations pouvant prouver le contraire. Ainsi on voit des enfants séquestrés pendant six semaines, et tenus à l'abri d'un changement de température être pris malgré ces précautions d'une anasarque. M. Robert, de Langres, a observé dans une épidémie que les enfants sortis le plus tard pendant la convalescence avaient présenté plus d'hydropisies que ceux sortis dès le début de la convalescence.

Vieusseux, de Genève, reconnait que des malades ont pu

dans des épidémies s'exposer impunément au froid, et cependant il avait posé en règle que l'anasarque est toujours produite par l'air froid.

M. Piogey, dans ces derniers temps, a fait revivre une théorie de Récamier, il cherche à prouver que l'anasarque vient suppléer à la dépuration incomplète de la peau; aussi, pour soutenir cette opinion, a-t-il voulu prouver que l'anasarque n'arrivait que dans les cas où l'éruption avait été très-peu abondante.

Stork, de Haen, ont voulu voir une seconde période de la maladie, analogue à la fièvre suppurative de la variole; maintenant les auteurs allemands regardent l'anasarque comme une période de la scarlatine, mais ils ne cherchent pas l'explication dans cette théorie des crises incomplètes.

J'arrive maintenant à la question de néphrite albumineuse comme cause de l'anasarque. Lorsqu'on eut trouvé la coïncidence de l'albumine et de l'anasarque, on voulut voir de suite un rapport de cause à effet, mais cette opinion fut vite attaquée par cette raison majeure qu'il y avait de l'albuminurie sans hydropisie et des hydropisies sans albuminurie.

Nous avons déjà dit plus haut que la présence de l'albumine dans les urines a été admise comme constante par certains auteurs, tandis que d'autres médecins en ont trouvé à peine chez le tiers de leurs malades.

La cause de l'anasarque par la néphrite albumineuse nous paraît moins que probable; à l'époque où toute présence d'albumine dans les urines faisait dire que l'on avait affaire à une néphrite albumineuse, on pouvait y croire, mais actuellement c'est bien différent; la néphrite albumineuse n'a plus le moindre rapport avec la scarlatine. Tous les travaux faits depuis quelques années, en particulier le travail de M. Becquerel sur la maladie de Bright, la thèse de M. Lorain sur l'albuminurie, tendent à rejeter la néphrite comme cause de la maladie de Bright, aussi ne doit-on pas voir dans la scarlatine une néphrite, cela ne signifie rien.

En résumé, nous pensons que l'anasarque tient à beaucoup de causes, et que l'on ne doit pas chercher un seul phénomène pour l'expliquer.

Nous croyons que le trouble des fonctions de la peau qui peut venir sous l'influence du froid amène une anasarque générale aussi bien du rein que du tissu cellulaire sous-cutané, et que dans ce cas le liquide séreux peut suinter et produire l'albuminurie; mais il peut arriver aussi, que la congestion sanguine du rein se prolongeant, conduise à l'infiltration graisseuse ou à la granulation des reins qui sont, comme on le sait, les différents degrés de la maladie de Bright, et alors nous reconnaissons que l'anasarque peut être attribuée à la maladie de Bright.

Enfin nous pensons aussi que sous l'influence de la scarlatine, il peut survenir une congestion sanguine très-violente des reins ; que sous l'influence de cette congestion sanguine il se produise de l'albumine dans les urines et ensuite de l'anasarque, dans ce cas, l'hydropisie est bien encore pour nous sous la dépendance de la maladie des reins.

L'opinion de M. Becquerel sur l'altération du sang peut suffire pour l'explication de l'albuminurie dans la première hypothèse de l'œdème du rein. Quant aux causes déterminantes de l'anasarque scarlatineuse, outre l'exposition au froid, on a émis l'opinion que l'administration intempestive des purgatifs pouvait y contribuer ; Hufeland l'attribue à l'omission des évacuants, M. Miquel, à l'ingestion démesurée d'aliments trop abondants.

Nous avons traité cette question avec autant de détails parce qu'elle nous paraît de la plus haute importance et surtout que l'opinion des auteurs est loin d'être très-claire. Ainsi donc pour nous, il y a deux opinions bien tranchées : dans l'une, l'albuminurie dépend de l'anasarque ; dans l'autre, l'anasarque provient directement de l'albuminurie.

ACCIDENTS CÉRÉBRAUX ALBUMINURIQUES.

Dans la première partie des accidents survenant pendant la scarlatine, nous avons parlé d'accidents nerveux qui présentent quelquefois assez de gravité pour entraîner les malades. Nous allons nous occuper maintenant de phénomènes cérébraux qui surviennent pendant le cours de l'anasarque scarlatineuse et qui présentent de nombreux points de ressemblance avec les accidents cérébraux que l'on voit arriver dans la maladie de Bright.

Certains auteurs préjugeant la lésion de ces accidents lui ont donné le nom d'hydrocéphalie ; mais en examinant d'une manière plus approfondie cette question, nous verrons que, si les épanchements peuvent en être cause, dans beaucoup de cas il faut aller chercher une autre explication.

Ces symptômes ont été notés les uns après les autres par plusieurs médecins qui les ont observés pour la première fois, aussi pourrait-on en les décrivant mettre les noms de ces médecins, nous ne le ferons pas pour ne pas être fatiguant, nous dirons seulement que les principaux auteurs qui les ont notés, sont : Odier, Galis, Coindet, Well, Wood, Wackhall, Avrand, Trousseau, Rilliet et Barthez.

Le début de ces accidents est le plus ordinairement marqué par de la céphalalgie ; ce signe est très-fréquent dans la maladie de Bright, mais quand on le voit survenir dans le cours de l'anasarque scarlatineuse, il prend une valeur pronostique effrayante, et c'est principalement à

M. Rilliet, que l'on doit d'avoir appelé l'attention des médecins sur ce signe qu'il appelle encéphalopathie.

Cette céphalalgie est quelquefois accompagnée par des vomissements très-opiniâtres ; a-t-on pu quelquefois confondre l'éclampsie scarlatineuse avec la méningite? nous y reviendrons plus loin en parlant des diagnostics.

Cette céphalalgie est frontale ou intra-orbitaire, elle s'accompagne de loquacité, ou au contraire, de somnolence et de coma.

On a noté quelquefois l'amaurose au début de l'éclampsie ; mais ce phénomène est beaucoup moins fréquent à la suite de scarlatine que dans la maladie de Bright, où sa valeur est telle qu'elle a été appelée prémonitoire.

A la céphalalgie, au coma, à l'amaurose succèdent rapidement les convulsions, qui sont la plus haute expression des troubles qui se rencontrent avec l'albuminurie. Ces convulsions éclamptiques donnent un cachet particulier à la maladie, et elles sont en même temps le symptôme le plus grave et le plus constant ; aussi sur treize cas recueillis par MM. Rilliet et Barthez, on les a rencontrées onze fois.

Ces convulsions sont générales ou elles n'occupent qu'un seul côté du corps ; elles s'accompagnent de congestion, d'accélération du pouls, les malades présentent cette respiration stertoreuse si remarquable et si fréquente dans les affections cérébrales. En général, ces convulsions cessent dans les douze premières heures, cependant on les a vues se continuer pendant plusieurs jours sans que la mort arrive. Entre les attaques, les malades restent dans le coma, les pupilles sont dilatées et insensibles à la lumière, quelquefois ces signes ne se rencontrent que dans un seul œil.

La dilatation des pupilles est peut-être le signe qui persiste le plus longtemps ; mais dans la majorité des cas, aussitôt que les malades ont repris leur connaissance, ils ne présentent plus le moindre accident.

Peu à peu ces symptômes diminuent et la convalescence commence. M. Avrand a vu un cas dans lequel les convulsions revinrent deux fois par jour pendant quatre jours ; entre chaque attaque, il existait de la céphalalgie et de l'amaurose; la mort survint à la suite d'une crise convulsive pendant le coma. (*Gazette médicale.*)

Quand on étudie ces différents symptômes, on retrouve facilement les différents troubles cérébraux décrits pour la première fois par Addison en 1839. Cet auteur s'exprime ainsi :

« D'après mon expérience personnelle, le caractère général des troubles cérébraux dépendant des maladies des reins, est la réunion d'une grande pâleur de la face, d'un pouls calme, avec absence de paralysie. Je crois pouvoir établir cinq formes principales :

« 1° Attaque subite avec forme particulière du coma et de stertor : attaque temporaire ou mortelle ;

» 2° Attaque plus ou moins soudaine de stupeur tranquille, qui peut être passagère et se répéter, ou permanente et se terminer par la mort ;

» 3° Attaque subite de convulsions passagères ou mortelles.

» 4° Une combinaison des deux premières formes, attaque soudaine de coma et de stertor avec convulsions constantes ou intermittentes.

» 5° État de stupeur et d'accablement souvent précédé par des vertiges et de la céphalalgie, menant soit au coma seul, soit au coma accompagné des convulsions. Sauf les accidents du côté de la vision, tous les symptômes que peut présenter l'éclampsie, sont décrits. »

Chez plusieurs malades ce sont les convulsions qui ouvrent la scène, et on voit alors une forme convulsive analogue à la méningite franche. Un fait que Mathez , Coindet, Rilliet et Barthez ont noté, c'est la diminution de l'anasarque avec l'apparition des phénomènes cérébraux ; et quand ils cessent on voit l'œdème revenir et reprendre sa marche.

L'éclampsie scarlatineuse est heureusement moins grave qu'elle le paraît au premier aspect, ainsi dans treize observations recueillies par MM. Rilliet et Barthez, il n'y a eu que trois morts. Dans ces trois cas, l'un appartient à M. Rilliet, la mort est survenue par la répétition des attaques convulsives ; dans l'autre, observé par M. Avrand, l'éclampsie avait été précédée pendant quatre jours par de l'amaurose ; le troisième malade est mort en trente-six heures, enlevé par des symptômes ataxiques très-violents (Mathez).

Ainsi que nous l'avons déjà dit, la durée est courte, elle dépasse rarement vingt-quatre heures ; quant à la période convulsive qui fait la gravité de la maladie, les malades restent souvent pendant cinq, six jours sous l'influence de ces accidents, mais une fois les convulsions passées, la maladie présente peu de gravité.

Comme Addison l'avait noté, il n'y a pas de paralysie, aussi à l'issue des maladies cérébrales de l'enfance, on ne voit aucun dérangement dans les organes locomoteurs ou sensitifs. A l'exemple d'un grand nombre d'auteurs, nous citerons l'exemple de l'illustre naturaliste de Candolle, qui avait eu dans son enfance une hydrocépale à la suite d'une hydropisie scarlatineuse.

A quelle cause faut-il rapporter ces accidents? Est-ce à une névrose, une inflammation, une hydropisie ou une altération du sang? La réponse est certainement difficile ; dans l'état actuel de la science, nous pouvons les rapporter ou à l'hydropisie ou à une altération du sang. Nous ne pouvons croire à une névrose, parce que malgré la disparition rapide des symptômes graves, plusieurs persistèrent trop longtemps pour admettre une simple névrose. Maintenant cette mobilité des symptômes ne peut s'accorder avec la fixité d'une inflammation. Il reste donc simplement une hydropisie ou une altération du sang. MM. Rilliet et Barthez, à la fin de leur article sur les accidents cérébraux, s'expriment ainsi : « Les auteurs anglais croient que l'altération du sang joue un grand rôle dans la production des symptômes cérébraux. Mais nous ne saurions rendre compte par cette hypothèse, des principaux symptômes et de la marche de la maladie que nous venons de décrire. Il est possible qu'un état comateux continu, qu'une ataxie terminale soit dans la dépendance d'une altération du sang, mais nous nous expliquons difficilement que des accidents cérébraux puissent apparaître et disparaître aussi facilement, tandis que la cause qui les produit existe toujours, nous comprenons fort bien cette mobilité sous l'influence d'un élément organique mobile. »

Il est probable que ces médecins remarquables ont changé d'opinion depuis que les recherches nouvelles ont mis sur la voie de cette altération du sang, nous voulons parler de l'urémie.

Dès la découverte de la maladie de Bright, on a voulu attribuer les accidents cérébraux à la rétention de l'urée dans le sang, cette théorie a été très-peu appréciée des médecins, mais elle a pris une véritable valeur depuis les travaux tout à fait nouveaux du docteur Frésichs, de M. Gallois (1857), de M. Hammond (1859).

Le docteur Frésichs a prouvé que ce n'était pas l'urémie qui produisait les accidents, mais aussi que le mot d'urémie ne doit être employé que dans un sens convenu. Ce n'est pas non plus tout autre principe normal du sang ou de l'urine qui cause ces accidents ; ils sont déterminés par la transformation en carbonate d'ammoniaque de l'urée condensée dans le sang. Pour que cette transformation ait lieu, l'intervention d'un ferment particulier est nécessaire ; donc deux conditions : 1° Condensation de l'urée dans le sang ; 2° action d'un ferment ; si ce ferment ne se produit pas, la présence de l'urée dans le sang, quelque prolongée qu'elle soit, ne saurait entraîner d'accidents. Quelle est la cause qui peut déterminer cette cause ? C'est ce qu'on ignore.

Voici à peu près le passage consacré à l'urémie dans l'ouvrage du savant anglais. Le point de départ de cette théorie est la condensation de l'urée dans le sang des albuminuriques, c'est un fait acquis.

Nous ne rappellerons pas ici les expériences faites pour prouver que le carbonate d'ammoniaque produit ces accidents, mais il a été encore impossible de trouver le ferment qui est censé produire la transformation de l'urée en carbonate d'ammoniaque.

En résumé, nous croyons que c'est au carbonate d'ammoniaque qu'il faut attribuer ces accidents que l'on voit survenir dans le cas de l'anasarque scarlatineuse, car on ne trouve pas toujours un épanchement de sérosité dans les ventricules, ou des infiltrations de la pie-mère ou de la substance cérébrale; aussi certains auteurs en reconnaissant l'absence de lésions sont obligés de supposer une intoxication.

Pour le diagnostic de cette affection, il faut surtout se baser sur la présence de l'anasarque, parce que les signes que l'on trouve, pourraient faire croire quelquefois à une méningite ; cependant la persistance de la céphalalgie, la contraction des pupilles, l'absence des convulsions initiales, la durée plus prolongée de la méningite et sa terminaison presque toujours mortelle, servent à sompléter le tableau des différences.

OEDÈME DU POUMON.

Tous les auteurs admettent qu'à la fin des hydropisies, il peut survenir de l'œdème du poumon, peut-être même eston trop disposé à accepter cette explication comme cause de la mort. Ainsi dans tous les cas d'autopsies, on trouve que le poumon est plus dense et plus pesant; le doigt y laissait son impression, et quand on le coupait, il sortait un liquide fauve ou presque incolore. Voici quels sont à peu près les signes que l'on trouve pour tout renseignement. Mais peu d'auteurs ont décidé dans quelles parties anatomiques du poumon siégeait l'œdème. Cependant MM. Rilliet et Barthez disent bien : il est probable que dans certains cas, l'œdème doit siéger dans le tissu vésiculaire, et dans d'autres, dans le tissu cellulaire inter-vésiculaire, mais ils n'ont pas essayé de résoudre la question qu'ils regardaient comme peu importante. C'est à M. Legendre que l'on doit d'avoir divisé l'œdème en œdème vésiculaire et en œdème cellulaire. Le premier survenait principalement dans les anasarques causées par des lésions organiques du cœur et des gros vaisseaux, le second tenant aux anasarques aiguës ou chroniques et surtout dans les hydropisies qui succèdent à la scarlatine.

Nous allons décrire l'œdème du tissu cellulaire, on verra que l'anatomie pathologique diffère beaucoup de ce que nous avons dit plus haut pour l'œdème vésiculaire. Les poumons ne sont pas malades également, un de ces organes est plus malade que l'autre. Dans les endroits infiltrés, le poumon est lilas, ne s'efface pas à l'ouverture du thorax; très-lourd, il plonge au fond de l'eau au lieu de surnager comme dans le cas d'œdème vésiculaire. Les intersections inter-vésiculaires ont disparu, les marques inter-lobulaires sont plus marquées, elles apparaissent comme des lignes grisâtres qui laissent écouler du liquide quand on les pique, mais ces intersections sont dues à l'infiltration du tissu cellulaire inter-lobulaire, le poumon est lourd, tremblottant, mais il ne présente pas la consistance d'un poumon hépatisé. Quand on insuffle un poumon dans cet état, on voit les vésicules se soulever, devenir blanches, rosées, au lieu d'être compactes et violacées. Ainsi donc le poumon qui présente cet état pathologique est bien différent du poumon qui présente l'œdème vésiculaire, cas dans lequel il est gris pâle, aéré, crépitant et nage à la surface de l'eau ; lorsque l'œdème du tissu cellulaire arrive graduellement, il est rare qu'il soit reconnu pendant la vie ; mais s'il arrive brusquement, les troubles fonctionnels qu'il détermine sont quelquefois assez marqués du côté des organes de la respiration. Il est rare que l'œdème débute avant l'anasarque, ordinairement ils débutent ensemble, ou bien l'anasarque précède.

Quand l'anasarque débute avant l'œdème, on voit en général des vomissements, de la fièvre, de l'agitation et une augmentation de l'anasarque survenir en même temps qu'il s'y joint de l'oppression, de la dyspnée.

La face, qui présentait la teinte pâle de l'œdème, devient plus colorée au niveau des pommettes. La respiration est haletante, les enfants se mettent sur leur séant, la toux est sèche, incessante et sans expectoration.

L'auscultation donne malheureusement peu de signes diagnostiques, on entend seulement un peu de râle sous-crépitant. La peau est chaude, le pouls fréquent, 120, 150 pulsations par minute. M. Valleix a fait remarquer que les battements du pouls étaient aux mouvements respiratoires dans les rapports de 17 à 1 au lieu d'être de 4 à 1 comme dans l'état normal.

Si la maladie doit avoir une heureuse terminaison, la dyspnée diminue, et au bout de sept jours il ne reste plus que l'anasarque ; si, au contraire, l'issue doit être funeste, la dyspnée augmente, on voit l'anasarque augmenter d'une manière considérable en quelques heures, les enfants sont pris de délire et meurent sans agonie.

Si l'œdème débute d'une manière aiguë, le pronostic est toujours grave ; mais si l'œdème survient lentement, si l'anasarque est peu considérable et les enfants un peu âgés, on peut porter un pronostic moins fâcheux.

ÉPANCHEMENT DANS LES GRANDES CAVITÉS SÉREUSES.

Dans les accidents pouvant survenir au début de la scarlatine, nous avions signalé des pleurésies et des péritonites, et nous disions alors que dans ces états pathologiques il fallait considérer comme cause de ces épanchements, l'inflammation. Nous retrouvons maintenant des collections de sérosité dans les cavités séreuses, mais dans ce cas, elles sont sous la dépendance de l'anasarque. Ces épanchements peuvent siéger dans le péritoine, la plèvre, le péricarde, l'arachnoïde ; mais les plus fréquents sont l'ascite et l'hydrothorax.

Ces collections sont analogues à celles que l'on voit survenir dans le cours des hydropisies tenant à des affections du cœur, des gros vaisseaux ; cependant il faut dire que la marche n'est pas tout à fait la même ; ainsi, dans l'anasarque scarlatineuse, ces accidents peuvent survenir brusquement et entraîner la mort par asphyxie en quelques heures. Wiennense a rapporté l'exemple d'une jeune fille qui succomba tout d'un coup, et l'autopsie démontra une collection séreuse dans la plèvre et dans le péricarde. M. Noisat regarde avec raison que les hydrocéphales scarlatineuses peuvent survenir sans trace d'inflammation dans la pie mère.

Le diagnostic est assez facile ; l'absence de murmures respiratoires, l'oppression plus grande, feront reconnaître l'hydrothorax. Pour l'épanchement dans le péricarde, les signes sont faciles à trouver.

La gravité de cet accident doit dépendre du siége de l'épanchement, il est facile de concevoir qu'une ascite, à moins d'être très-considérable, sera moins fâcheuse qu'un épanchement dans le péricarde.

OEDÈME DE LA GLOTTE.

Tous les auteurs ont noté la scarlatine comme une des maladies à la suite de laquelle on voyait survenir le plus fréquemment cet accident. L'œdème de la glotte survient dans le cours de l'anasarque scarlatineuse ; il arrive, en général, à la période ultime, et les enfants meurent avec augmentation de dyspnée qui est sous la dépendance de cet œdème.

Nous pensons que l'on doit regarder cet œdème comme étant produit soit par une inflammation du larynx, soit par hydropisie sous-muqueuse.

Ainsi, on a vu au milieu d'une angine très-forte, survenir un œdème de la glotte, il est probable que dans ce cas, il ne tient qu'à l'inflammation qui s'est propagée du pharynx au larynx. Mais lorsque l'œdème survient pendant la période de l'anasarque, et ce qui est le cas le plus ordinaire, sans que les enfants aient présenté le moindre accident du côté du larynx, il ne faut voir là qu'un accroissement de l'anasarque sous-cutané.

M. Barrier a rapporté dans le *Journal des connaissances médico-chirurgicales*, une observation intéressante d'œdème de la glotte, survenu chez un enfant qui présentait déjà un hydrothorax double ; en deux heures, l'enfant mourut sans présenter de troubles du côté de l'intelligence, et malgré cela, il existait un épanchement dans les ventricules cérébraux et dans l'arachnoïde.

HÉMORRHAGIE.

Déjà nous avons signalé dans les accidents de la période d'éruption, des hémorrhagies qui pouvaient présenter quelquefois des phénomènes assez graves. Nous allons nous occuper ici de l'hématurie qui survient, en général, dans la période de desquamation.

Cette hémorrhagie est rare et peu grave, on la rencontre dans le cours de l'anasarque; il est probable que cette hémorrhagie est sous la dépendance de l'albuminurie. Si on se souvient de l'opinion défendue d'une manière si remarquable par M. Legendre, à propos de l'albumine, on expliquera encore plus facilement l'hématurie; pour cet auteur, l'albumine qu'il a trouvée ne serait que l'albuminurie du sang que l'on trouve dans les urines; on comprend donc que si le sang arrive en plus grande abondance, on ait les signes d'une hématurie. Sans admettre cette explication pour la présence de l'albumine, il est reconnu pour tout le monde que dans le cours de l'albuminurie soit aiguë, soit chronique, l'hématurie survient assez fréquemment et que de plus, le pronostic n'est pas très-grave; aussi, dans les quelques cas de cet accident, on n'a pas eu l'occasion d'examiner l'état des reins.

Nous trouvons dans les *Bulletins de la Société anatomique* une observation d'hémorrhagie cérébrale survenue chez un jeune homme de 18 ans, devenu hydropique à la suite de scarlatine. Nous ne citons ce cas que pour montrer une fois de plus que la maladie de Bright dans tous ces accidents peut parfaitement survenir à la suite de cette albuminurie de la scarlatine, qui est le plus ordinairement une affection tout à fait momentanée. Ce fait prouve que l'explication donnée par M. Legendre, pour expliquer la présence de l'albumine, n'est pas toujours exacte, et qu'il faut quelquefois remonter jusqu'aux reins pour l'expliquer.

GANGRÈNES.

Cet accident est excessivement rare, aussi MM. Rilliet et Barthez ne l'ont observé que trois ou quatre fois; dans un cas, l'enfant fut pris à la suite d'une scarlatine de la rougeole et mourut avec une gangrène du poumon et du pharynx. Certains auteurs ont voulu regarder la gangrène comme accident assez fréquent, parce qu'ils prenaient pour des eschares les pseudo-membranes qui tapissaient l'arrière-gorge. On a signalé la gangrène de la trachée, de l'œsophage, du poumon, de la face, des intestins.

Dans une épidémie, la gangrène se montra comme une complication très-fréquente.

OTITE.

Ce symptôme se rencontre rarement ; certains auteurs pensent que l'inflammation du pharynx se propage dans la trompe d'Eustache, d'autres ont voulu expliquer les écoulements de l'oreille par des abcès intracraniens. Quant à la fréquence et au pronostic, les opinions sont loin d'être d'accord, ainsi MM. Rilliet et Barthez les regardent comme rares, Martin comme fréquentes ; suivant Heyfilder, la valeur pronostique serait nulle ; pour Berndt, au contraire, il faudrait les regarder comme favorables.

Le docteur Heyfilder cite, dans son ouvrage, un jeune enfant qui fut pris de contracture des extrémités pendant le cours d'une otorrhée ; celle-ci cessa, puis elle reparut, et on vit les symptômes de contracture cesser rapidement.

ABCÈS, FURONCLES.

Quelquefois à la suite de scarlatine, on voit les malades être atteints d'abcès ou de furoncles ; on retrouve tout à fait les mêmes phénomèmes qu'à la suite des fièvres typhoïdes. Ces abcès se développent sans douleur, puis la peau rougit, on les ouvre, et en quelques jours, ils sont cicatrisés. On a cité des cas où les malades eurent des abcès jusqu'à vingt-cinq ou trente de suite. A la suite de ces longues suppurations, on a vu des malades mourir avec les signes de la fièvre hectique.

Les furoncles ne sont jamais aussi considérables, mais ils ont l'inconvénient de faire souffrir beaucoup plus les malades.

TOUX.

Franck rapporte dans une note de sa pathologie interne, qu'il fut appelé en 1793 auprès d'un homme qui conservait, depuis vingt-deux ans, une toux très-opiniâtre qui s'était montrée à la suite d'une scarlatine. Il consultait alors Franck pour un asthme convulsif qui compliquait cette toux. Depuis cette époque, tous les traités ont cité ce fait, mais nous croyons que c'est le seul qui ait été observé d'une manière bien certaine.

MANIE.

Willam a vu un malade maniaque à la suite de la scarlatine, mais il manque de détails suffisants pour savoir l'étiologie de cette affection.

DANSE DE SAINT-GUY.

On a observé la danse de Saint-Guy chez des anciens scarlatineux. Il est bien difficile d'expliquer ce phénomène, aussi on peut le regarder comme essentiellement nerveux, ou tenant à une altération du cerveau produite par une hydropisie, ou bien encore on peut invoquer l'élément rhumatismal que M. Sée regarde presque comme la seule cause de la chorée. Mais les observations et surtout l'anatomie pathologique manquent pour oser formuler une opinion bien nette.

TROISIÈME PARTIE.

CHAPITRE PREMIER.

Pronostic et traitement de la Rougeole.

La rougeole simple est une maladie bénigne qui guérit dans le plus grand nombre des cas ; c'est du moins ce qui se passe dans la clientèle de la ville, il n'en est pas ainsi à l'hôpital. Quoique bénigne, elle n'est pas toujours exempte de dangers et nous avons vu par les nombreuses complications, qu'il ne fallait pas se fier à sa bénignité et rester dans une sécurité qui pourrait devenir funeste.

La rougeole devient grave par les maladies dans le cours desquelles elle se développe ou par suite des complications qui surviennent pendant son cours.

Les rougeoles sorties au moment opportun et régulier sont de bon augure.

Une éruption prématurée ou trop tardive est suspecte.

Si, lorsque l'éruption est accomplie, le malade se trouve soulagé, reprend ses forces, si les taches sont d'une rougeur modérée, la peau également chaude, un peu tendre et résistante, c'est un bon signe, le contraire est mauvais (Storck).

Il est un préjugé répandu parmi les médecins et surtout dans les familles, c'est que la rougeole est d'autant moins meurtrière que l'exanthème est plus confluent. Il importe de proclamer que c'est là une grave erreur car la confluence de l'éruption est mauvaise aussi bien dans la rougeole que dans la variole (Trousseau).

Cette observation a été vérifiée par M. Handyck, qui conclut que plus les éruptions sont discrètes, plus facilement elles guérissent et moins elles offrent d'accidents consécutifs.

Le pronostic sera favorable si l'éruption débute par la face et s'étend de là sur tout le reste du corps, si l'inflammation des muqueuses est peu intense; si la réaction fébrile est modérée, si l'éruption croît pendant un jour ou deux, puis décroît peu à peu, si en même temps la fièvre diminue et disparaît en même temps que la toux, si l'enfant n'est pas très-pâle, s'il est gai, demande à jouer ou à manger.

Il faut se méfier si la durée de l'éruption se prolonge au delà de quatre jours.

Quand la couleur de l'éruption devient noirâtre et la peau flasque, c'est l'indice que la gangrène ou la mort approche.

Une rétrocession subite de l'éruption par une impression de froid est toujours à redouter à cause de la métastase, parfois la mort s'ensuit ; cependant une diarrhée survenant détourne quelquefois le danger (Hoffman).

Lorsque l'éruption au moment voulu, c'est-à-dire au troisième ou au quatrième jour à partir de son apparition, commence à pâlir et qu'en même temps la fièvre diminue, la respiration se fait plus libre, l'expectoration facile, c'est signe d'une heureuse issue.

Le pronostic sera fâcheux si la fièvre ne diminue pas en raison de l'éruption et ne cesse pas après quelques jours, soit qu'elle augmente, soit qu'elle persiste sous forme d'un léger mouvement fébrile plus intense le soir ; si après l'éruption la face reste rouge et vultueuse ou bien prend une pâleur extrême.

Une toux constante avec un grand flux de ventre et une grande inquiétude sont d'un funeste présage.

« Chez quelques malades dont la rougeole est bénigne, la décroissance de l'exanthème est rapide et les taches ont disparu dès le second jour sans qu'on doive s'en inquiéter ni craindre aucun accident, si d'ailleurs cette disparition ne coïncide avec aucun désordre fonctionnel grave. » (Guersant et Blache.)

Le développement régulier de l'éruption n'exempte pas toujours des accidents consécutifs, mais lorsque l'éruption est irrégulière on doit surtout craindre de voir éclater plus tard quelques graves complications.

Tissot (*Avis au peuple*, part. I, chap. XIV) avait remarqué que ceux qui dans le cours ou sur la fin de la maladie ont eu quelqu'évacuation notable comme vomissement, diarrhée bilieuse, flux d'urine, sueurs copieuses, guérissent et sont à l'abri de la toux et de la pneumonie.

Quelquefois la rougeole s'effaçant au moment voulu, la fièvre augmente tout à coup, la respiration devient difficile, la toux plus fatigante, on doit surtout l'attribuer à l'imparfaite impulsion sur la peau de la matière morbilleuse dont les restes se portent sur les poumons et déterminent une péripneumonie (Borsiéri); une augmentation du mouvement fébrile, la dyspnée, l'agitation des ailes du nez permettent de prévoir la pneumonie qui est ensuite reconnue aux râles crépitants, etc., etc. La prostration, la petitesse du pouls, la sécheresse de la langue recouverte d'un enduit brunâtre, les lèvres encroûtées et excoriées, la diarrhée, rendent le pronostic plus grave et annoncent la mort avec adynamie.

La mortalité est plus grande chez les enfants que chez les adultes; M. Louis ne se souvient pas avoir vu un seul individu adulte mourir de la rougeole. Ceci est trop absolu, la mort est rare chez les adultes, mais on la voit survenir.

Sur deux cent cinq cas de rougeole observés depuis l'âge de quinze mois jusqu'à vingt-huit ans, on trouve 26 décès répartis de la manière suivante :

De 15 mois à 4 ans	....	18 décès.
De 4 ans à 8 —	....	7 —
De 8 ans à 15 —	....	1 —
De 15 ans à 28 —	....	0 —
	Total....	26 décès.

MM. Rufz et Boudin ont donné la statistique suivante, 38 morts sur 48 cas :

De 2 ans à 5 ans	....	26 morts.
De 5 ans à 10 —	....	11 —
Au delà	....	1 —
	Total....	38 morts.

Sur 150 cas de rougeole, nous avons 25 morts répartis ainsi :

Avant 2 ans	....	3 morts.
De 2 ans à 4 ans	....	14 —
De 5 ans à 9 ans	....	5 —
Au delà	....	3 —
	Total....	25 morts.

La rougeole, dans nos observations, s'est terminée par la mort 25 fois ; à propos de l'influence de l'âge nous avons établi que le jeune âge était celui de la plus grande mortalité, les causes de la mort sont les suivantes :

1 Mort subite. Rougeole à éruption discrète, caillots dans le cœur, congestion du cerveau.
2 Scrofule et cachexie.
4 Pneumonie ou pleuro-pneumonie.
1 Pneumonie, diarrhée.
3 Diarrhée.
3 Accidents cérébraux. 1 jour rougeole, 1 jour scarlatine et rougeole, 1 jour coqueluche et rougeole.
8 Gangrènes. 5 de la bouche, 2 de la vulve, 2 de la peau, 3 pneumonies, 2 diarrhées.
1 Stomatite ulcéro-membraneuse, pneumonie.
2 Scarlatine, angine.

25

En réunissant plusieurs statistiques, MM. Monneret et Fleury ont trouvé cent quatre-vingt-six morts pour mille six cent cinquante-quatre malades ou une mort pour neuf malades. Mais ils trouvent le résultat douteux et probablement au-dessous de la vérité en considérant que MM. Rufz, Rilliet et Barthez ont compté cent vingt-huit morts pour deux cent cinquante et un malades, c'est à dire *plus de un sur deux !* Dieu merci, la rougeole n'est pas si meurtrière et si, dans quelques épidémies on trouve des résultats aussi tristes, le plus souvent on est moins malheureux et on a pu voir dans l'article *pneumonie* que j'arrive à un autre résultat. Ainsi sur neuf rougeoles une pneumonie, et une mort sur trois pneumonies, ou ce qui revient à dire une mort sur trois fois neuf rougeoles où sur vingt-sept rougeoles, je crois être plus près de la vérité.

Influence de la rougeole sur certains états physiologiques.

Sur l'allaitement. — Chez une nourrice âgée de 28 ans, sous l'influence de la rougeole compliquée de pneumonie, la sécrétion du lait a diminué. Une femme affectée de rougeole peut-elle continuer de nourrir? Quand l'épidémie est très-meurtrière et en présence du danger si grand de la rougeole chez les jeunes enfants, il est plus prudent de changer de nourrice. Cependant si l'épidémie est très-bénigne, s'il n'y a pas encore eu un seul cas grave, comme ces changements de nourrice sont quelquefois difficiles, comme le sévrage prématuré en plein travail de dentition offre bien des dangers, le mieux est dans ces cas là de s'abstenir et de laisser continuer l'allaitement.

Influence de la rougeole sur la menstruation.

Lorsque la menstruation apparaît pendant la période d'invasion, les règles sont plus abondantes et se montrent plutôt qu'elles ne l'auraient fait.

Chez une jeune fille de quatorze ans non encore réglée, l'éruption morbilleuse a été précédée pendant vingt-quatre heures de douleurs à l'hypogastre, aux lombes, avec douleur et courbature des membres inférieurs. Ces douleurs presque continues s'exaspéraient par la pression de l'abdomen et occasionnaient de l'anxiété, de l'agitation. Il ne se produisit aucun écoulement sanguin, mais l'éruption fit cesser les douleurs utérines.

Une jeune fille de quinze ans non encore réglée, affectée de rougeole, eut pour la première fois ses règles vers la fin de la fièvre éruptive. Nous rapportons en détail l'observation d'une femme atteinte de rougeole et chez laquelle les règles vinrent pendant le cours de cette maladie, sans avance, ni retard.

Influence de la rougeole sur quelques états pathologiques.

Nous ne reviendrons pas sur l'influence qu'exerce la rougeole sur la formation ou le développement des tubercules, nous en avons parlé assez longuement.

Nous avons appelé l'attention sur l'influence fâcheuse de la rougeole chez les individus qui ont subi l'opération de la trachéotomie, la plaie se rouvre et le plus souvent l'enfant meurt.

M. Carré a vu un enfant bègue depuis plusieurs années, recouvrer la liberté de la parole après une rougeole assez intense ; par contre, un enfant de deux ans devenir muet après la rétrocession de la rougeole ; cette infirmité a disparu spontanément deux ans après.

D'après M. Rayer, la rougeole exerce souvent une influence salutaire sur les maladies chroniques de la peau. MM. Rilliet et Barthez ont vu plusieurs enfants chez lesquels la fièvre éruptive à fait disparaître des impétigos, et des eczemas chroniques du visage et du cuir chevelu. Un garçon de deux ans et demi avait un impétigo de la face assez considérable avec tuméfaction des ailes du nez ; la maladie durait depuis deux mois. La rougeole survient ; l'impétigo diminue d'intensité, puis disparaît assez rapidement, au bout de quatre mois la guérison ne s'est pas démentie.

Chez un garçon de sept ans, atteint d'un impétigo de cuir chevelu très-étendu, la rougeole contractée au mois de février, améliore considérablement la maladie de peau ; au mois de mai la guérison est complète.

TRAITEMENT.

Le traitement est prophylactique, il est curatif.

1° *Traitement prophylactique.* Le procédé le plus sûr pour préserver de la rougeole consiste dans l'isolement des malades. Pour le docteur Panum, l'isolement est le plus sûr moyen d'arrêter les progrès du mal, on a réussi dans plusieurs villages à se préserver en interrompant toutes communications. Près de quinze cents insulaires doivent leur salut aux quarantaines. Sur six mille cas, il n'en est pas qui autorise à admettre l'existence de miasmes morbilleux, partout la maladie se propageait d'homme à homme, de village à village. Les deux médecins qui pratiquent aux îles Féroé, regardent la rougeole comme de nature miasmatique et comme susceptible de se transmettre par l'air atmosphérique, aussi aucune précaution administrative ne fut prise au début de l'invasion pour empêcher les communications et prévenir l'extension du mal; l'expérience avait déjà appris à M. Panum, en 1831, combien les quarantaines peuvent rendre de services; on y eut recours quand il n'était plus temps. Il espère que l'expérience si chèrement acquise en 1846 profitera davantage.

On ne saurait déterminer rigoureusement l'époque à laquelle l'individu atteint de rougeole ne peut plus exercer d'action contagieuse autour de lui.

Ce n'est que quelques jours après le complet achèvement de la desquamation, ce n'est pas avant le vingtième jour depuis l'invasion de la maladie qu'on devra lever la consigne d'isolement, si tant est qu'on veuille un peu sûrement préserver de la contagion ceux qui n'ont point encore payé tribut à la rougeole (Requin).

Cet isolement n'est important que dans les cas où l'épidémie régnante est grave. Si elle est bénigne, il n'y a aucun inconvénient à laisser les enfants exposés à la contagion d'une maladie dont ils doivent nécessairement être atteints.

On a vanté plusieurs préservatifs de la rougeole, on a d'abord essayé la belladone; on a fait une solution de cinq centigrammes d'extrait de belladone dans quinze grammes d'eau, et on ordonnait tous les jours de six à quinze gouttes de cette solution. Sur quarante enfants soumis à ce régime, un seul a été préservé.

On a essayé et prôné d'autres préservatifs de la rougeole. Tourtual a vanté la fleur de soufre. Dans une épidémie de rougeole, tous les enfants galeux qui étaient soumis à un traitement sulfureux ont été préservés bien qu'ils aient été exposés à la contagion. D'autres enfants qui prenaient du soufre pour la coqueluche ont été également préservés; enfin beaucoup d'enfants auxquels on avait administré un mélange de soufre et de camphre tant en frictions qu'à l'intérieur n'ont pas été atteints de la rougeole, tandis que les autres qu'on n'avait pas soumis à cette médication ont été frappés de l'épidémie. D'autres médecins ont employé le soufre avec succès, mais, Heyfelder dit qu'il n'est pas le seul qui ait vu le soufre ne pas mettre à l'abri de la contagion. Peut-être les galeux prennent-ils moins la rougeole que les autres, grâce à un certain isolement dans lequel ils vivent plutôt qu'aux bains sulfureux? MM. Rilliet et Barthez ont vu deux jeunes filles qu'une cure complète aux eaux de Schinznach, les plus sulfureuses d'Europe, n'a pas mises à l'abri de l'infection rubéolique, ce qui est une preuve du peu d'efficacité du préservatif.

Le docteur Wildberg a proposé l'emploi d'un mélange à parties égales de vin antimonié d'Huxham et d'oxymel scillitique; il donne aux enfants d'une à dix gouttes de ce mélange, et aux plus âgés cinq gouttes en sus par chaque année de plus. D'après Berndt, les fumigations chlorurées peuvent être utiles.

Avant cela, on avait proposé l'emploi de l'inoculation. Home faisait de petites incisions sur les plaques les plus saillantes de la rougeole, il imbibait dans du coton le sang qui s'en écoulait et le plaçait immédiatement sur un point de la peau préalablement incisée. Douze enfants, inoculés ainsi, furent pris le sixième jour des symptômes généraux de la maladie.

Monro et Look inoculèrent les squames, les larmes et la salive. Willan a réussi à inoculer la rougeole au moyen de la sérosité qui existait dans quelques vésicules accidentelles. Le docteur Spéranza a inoculé la rougeole d'après le procédé employé pour la vaccine, de bras à bras.

2° *Traitement curatif* — Il comprend le traitement de la rougeole simple et de celui de ses complications. 1° Traitement de la rougeole simple. Elle n'exige pas de médication active, on doit se borner à des soins hygiéniques dont le but est de favoriser la marche naturelle de la maladie et d'empêcher le développement des affections secondaires.

On couvrira les enfants assez pour les maintenir chaudement, on évitera qu'ils ne se refroidissent par les courants d'air. Mais il ne faut pas trop les couvrir parce que les enfants sont alors fatigués par l'excès de couverture et par l'éruption de sudamina qui en résulte. L'air sera, avec toutes les précautions possibles, souvent renouvelé dans la chambre du malade.

Boissons. — On choisira les tisanes émollientes ou légèrement diaphorétiques telles que l'infusion de bourrache, de fleurs pectorales, de mauve, de violette, de bouillon blanc. Borsiéri insiste pour donner en abondance de la décoction d'orge, de riz ou de pain ; cette boisson délayée, adoucit, tempère et nourrit légèrement. On peut donner aussi du petit lait, de l'émulsion d'amandes douces, des fruits acides doux, prunes, cerises, poires, pommes, etc., etc., il veut qu'on évite la trop grande chaleur, mais qu'on soit préservé du froid, et dès que l'éruption commence, garder le lit, avoir une chaleur douce et constante, boire une infusion de sureau, de tilleul ou de coquelicot.

On ne devra pas tenir les enfants à la diète absolue, on leur donnera du lait que l'on pourra couper avec de l'eau ou de la tisane.

Si la toux est fréquente et fatigante, il sera utile de faire prendre un looch blanc ou une potion gommeuse par cuillerée de demi-heure en demi-heure. Hufeland conseille le looch suivant :

Pr. Solution de gomme . . . . 30 grammes.
Huile d'amandes douces . . . . . 4 —
Extrait de jusquiame. . . . . . . de 5 cent. à 20 c.
Sirop. . . . . 30 grammes.

Si la congestion oculaire est vive, on tiendra la chambre dans l'obscurité, on lavera les yeux avec un peu d'eau de roses.

Contre le coryza, on fera respirer par le nez des vapeurs émollientes ; si l'éruption est un peu pâle et se fait avec lenteur, on excitera l'exanthème par des cataplasmes vinaigrés ou sinapisés, ou par un bain sinapisé, ou par l'addition dans la potion gommeuse de deux à six gouttes d'acétate d'ammoniaque ; on peut avoir recours à la potion de Henke :

Pr. Eau de fleurs de sureau . . . . . 120 grammes.
Liqueur d'acétate d'ammoniaque . 8 —
Vin d'antimoine. . . . . 2 —
Sirop de framboises. . . . . 15 —

Toutes les deux heures, une cuillerée à bouche ou une cuillerée à dessert, ou bien cinq à quinze centigrammes de poudre de James :

Pr. Sulfure d'antimoine, } à parties égales.
Corne de cerf, }

Si l'enfant est constipé, on donnera des demi-lavements avec de l'eau de guimauve, de son ou de graine de lin, ou du lait ou de l'huile ; lorsqu'on sera arrivé à la fin de la maladie, que la fièvre sera tombée, que l'enfant demandera à manger, on augmentera l'alimentation ; on avait déjà donné des biscottes cuites dans du bouillon coupé ou dans du lait, de la fécule, du tapioca, des bouillons, on donne des soupes plusieurs fois dans la journée ; souvent, de préférence à beaucoup à la fois, on augmente les aliments avec prudence de manière à ne déterminer ni diarrhée ni vomissements.

L'époque à laquelle on laissera les enfants sortir, varie avec la saison et l'état du malade. Il ne faut pas laisser le malade s'exposer à l'air avant que la desquamation soit entièrement terminée. Une pratique très-répandue consiste à administrer des purgatifs pendant la convalescence, MM. Guersant et Blache la repoussent. Cependant quelques laxatifs, après la maladie terminée, peuvent être administrés avec avantage pour combattre la constipation ou la toux, laquelle, souvent persiste longtemps après la disparition de l'exanthème. Dans ce dernier cas, M. Boyer conseille l'application d'un vésicatoire volant sur la poitrine, ou celle d'un vésicatoire entretenu au bras. C'était déjà une habitude des anciens médecins, pour empêcher la rétrocession de l'exanthème, ou prévenir les complications, d'appliquer dès le début de l'éruption un vésicatoire.

TRAITEMENT DE LA ROUGEOLE COMPLIQUÉE.

Si l'exanthème disparaît subitement, il faut chercher à le rappeler, bien que sa réapparition, d'après M. Rayer, ne soit pas toujours d'un pronostic favorable. Pour atteindre ce but, il faut appliquer des révulsifs puissants et sur une grande étendue ; les cataplasmes vinaigrés ou sinapisés, l'immersion dans un bain de moutarde, et surtout l'urtication conseillée par M. Trousseau, sont les remèdes dont l'action est la plus puissante et la plus énergique ; ces moyens seront soutenus par l'administration à l'intérieur de boissons chaudes et diaphorétiques, et des préparations ammoniacales ou antimoniales dont nous avons parlé.

M. Trousseau repousse les excitants généraux. Si l'on se rappelle, dit-il, que l'éruption n'est discrète qu'à cause des phlegmasies qui compliquent la maladie, on comprendra aisément que les excitants généraux, sous quelque forme qu'on les administre, agissent bien plutôt dans le sens des phlegmasies accidentelles que dans celui de l'exanthème. Ces excitants locaux sont au contraire très-utiles, et parmi ceux-ci c'est l'urtication qu'il préfère.

M. Trousseau emploie l'urtication lorsque au quatrième jour il voit se manifester les signes du catarrhe, alors que l'éruption devrait apparaître ; il fait alors fouetter le corps de l'enfant avec des orties fraîches deux ou trois fois dans les vingt-quatre heures, de façon à développer une abondante éruption sur la peau. Cette urtication produit un effet immédiat, bien que la fièvre ne cède pas, l'oppression diminue graduellement à mesure que la fluxion vers la peau se prononce. Un fait étrange, c'est qu'au second jour de ce traitement, l'éruption ortiée, alors même qu'on emploie l'urtica-urens, la petite ortie, plus venimeuse que la grande (*urtica divica*), est notablement moindre, et à la fin, après trois ou quatre jours, l'urtication ne produit plus aucun effet ; cela tient, non à ce que la vie s'éteignant chez le malade, le venin de l'ortie n'agit plus sur un organisme qui ne réagit pas, mais bien à ce que cet organisme s'habitue à l'action de ce venin, comme nous le voyons s'habituer à l'action d'autres poisons ; il arrive chez l'enfant soumis à l'urtication ce qui arrive aux filles de la campagne qui après un certain temps, prennent et portent impunément sur leurs bras nus ces mêmes orties qui, les premiers jours agissaient sur leur peau. En résumé, l'urtication rend des services dans le catarrhe morbilleux des enfants et surtout chez l'adulte.

Si une complication grave débute pendant l'éruption, il faut agir énergiquement. La complication est-elle peu intense, le traitement à lui opposer doit être peu énergique ; parce qu'une affection légère ne mérite pas une médication active et parce qu'il serait nuisible d'employer des moyens qui pourraient amener une perturbation dans la marche de la maladie.

Avant d'étudier le traitement des complications considérées isolément, je dois donner la formule de M. le professeur Bouillaud. Il établit une division suivant la gravité de la maladie.

1° Rougeole bénigne ; 2° rougeole d'intensité moyenne ; 3° rougeole grave, maligne.

« 1° Dans les cas de rougeole légère, bénigne, il suffit de boissons délayantes, rafraîchissantes, légèrement béchiques et diaphorétiques secondées par une diète convenable et une sage application des lois de l'hygiène ;

» 2° Les cas appartenant à la catégorie suivante, celle des cas moyens, réclament de plus l'emploi des émissions sanguines modérées ; une saignée du bras, puis une ou deux saignées locales sur la région de la poitrine, selon que la phlegmasie bronchique est plus ou moins intense, pratiquées dans l'espace de vingt-quatre à quarante-huit heures, suffisent dans l'immense majorité des cas ;

» 3° Enfin quand il s'agit de rougeole grave, maligne, caractérisée par un violent mouvement fébrile, une bronchite capillaire très-forte, avec ou sans pneumonie lobulaire, etc., etc., il ne faut pas hésiter à pratiquer coup sur coup un nombre suffisant de saignées générales et locales.

C'est après ce tâtonnement qu'inspire la prudence médicale que j'ai fini par appliquer à cette catégorie de cas de rougeole, *mais à cette catégorie seulement*, l'énergique formule par l'emploi de laquelle j'avais obtenu tant de succès dans les maladies les plus franchement inflammatoires.

» Par cette nouvelle formule, je suis enfin parvenu à diminuer de moitié au moins la durée des rougeoles et des scarlatines graves, et ce qui est infiniment plus important, à conjurer la mort dans un grand nombre de cas contre lesquels j'avais vu, pendant une quinzaine d'années échouer les anciennes méthodes. » (Bouillaud, *Nosographie médicale*, t. 2.)

Bronchite et broncho-pneumonie. — Sydenham, et après lui J. Franck, employèrent les *saignées copieuses*. « Dans aucun exanthème, la saignée ne peut être appliquée avec plus de sûreté dans un stade quelconque de la maladie, sans en excepter celui de l'invasion, que dans la rougeole vraiment inflammatoire, surtout si elle est accompagnée de la phlogose du larynx, de la trachée, des bronches. » (Franck).

Thomas Dickson a défendu cette méthode contre *Merton*, et *Mead*. *Goutard* l'employa dans une épidémie de rougeole en 1756.

M. Boudru n'a pas vu les évacuations sanguines modifier en quoi que ce soit la marche de la pneumonie, elle n'a pas retrogradé un seul instant, et le mouvement fébrile n'a diminué après la saignée que quelques instants.

En général les médecins recommandent une grande circonspection à propos des émissions sanguines, parce qu'en ôtant une grande quantité de sang, on risque de déterminer une déperdition considérable des forces sans modifier l'inflammation catarrhale. La maladie n'est pas simple, elle est un phénomène d'une affection plus générale, et son traitement ne doit pas être en tout semblable à celui des pneumonies primitives.

M. Lombard, de Genève, a employé les émissions sanguines, mais avec une certaine prudence. Ainsi un enfant de six ans, le troisième jour de l'éruption, a une toux fréquente, de l'agitation, de la fièvre, pouls 120. M. Lombard lui fait appliquer *deux* sangsues sur la poitrine, le lendemain amélioration, fièvre diminuée, pouls 100, moins d'oppression, alors révulsifs cutanés, etc. Dans cette mesure, les émissions sanguines sont très-acceptables.

Vomitifs.— Ce sont des moyens très-utiles, et parmi ceux-ci l'ipécacuanha rend de grands services ; il n'est pas nécessaire de faire précéder leur administration d'émissions sanguines ; cette précaution est souvent inutile, et lorsqu'il y a tendance à l'asphyxie et sécrétion bronchique, abondante et rapide, il faut se hâter d'administrer les vomitifs, et ne pas craindre d'insister, de les renouveler dans la journée deux et même trois fois, tant que les enfants ont assez de force pour réagir et que l'action vomitive se produit ; lorsqu'au contraire l'action purgative survient, il faut craindre que la débilitation ne survienne et n'entraîne une prostration difficile à combattre, et à ce point de vue, l'émétique est souvent nuisible à cause de la perte des forces, la prostration et l'anéantissement qu'il produit ; il est utile quand il détermine les vomissements. Mais souvent il produit une diarrhée qui devient interminable, aussi l'ipécacuanha lui est préférable. Rosen l'administrait sous forme de poudre mêlée au sucre, et de dix en dix minutes jusqu'à effet vomitif. On peut le donner en sirop, en potion, etc.

L'oxyde blanc d'antimoine a été beaucoup employé ainsi que la poudre de James unie ou non à la teinture d'aconit ; le kermès a rendu et rend encore de grands services, on le fait prendre dans un looch à la dose de cinq à vingt centig. pour les enfants. M. Trousseau l'emploie dans la pneumonie des adultes sous forme de pilules de dix centigrammes associé à une goutte de laudanum, et il donne de trois à dix de ces pilules dans les 24 heures.

La poudre de James est employée comme sudorifique à la dose de vingt à cinquante centigrammes. La teinture d'aconit que l'on y ajoute quelquefois pour obtenir une diaphorèse, s'emploie à la dose de quinze à trente gouttes. On peut aussi avoir recours dans le même but, à la poudre de Dower, à la dose de dix à quarante centigrammes.

Préparations ammoniacales. — MM. Rilliet et Barthez ont souvent administré le chlorhydrate ou le carbonate d'ammoniaque à doses assez élevées avec des succès variables. Ils employaient la potion suivante :

Pr.	Carbonate d'ammoniaque.	1	gramme.
	Eau camphrée	90	—
	Sirop de polygala	15	—

Révulsifs cutanés. — Nous avons déjà parlé de l'urtication si utile quand l'éruption est lente à sortir ou qu'elle tend à disparaître. Lorsque des accidents thoraciques sont développés, l'utilité des révulsifs est incontestable, on les applique loin du siége du mal, ou sur le mal lui-même. Dans le premier cas on promène des sinapismes sur les jambes, les cuisses, les bras, cela est bon lorsque la phlegmasie pulmonaire ou bronchique est encore modérée, mais lorsqu'elle est développée, il faut agir sur le lieu même du mal et alors c'est aux vésicatoires que l'on a recours ; on applique un large vésicatoire sur le devant de la poitrine, on le fait sécher, puis on en applique un autre sur le côté et ainsi de suite.

Ces calmants sont fort utiles et rendent de grands services pour modérer la toux, diminuer l'agitation et l'anxiété. Sydenham donnait du sirop diacode régulièrement chaque soir. Morton, Lieutaud, Tissot, conseillent de n'employer les narcotiques qu'avec une grande prudence.

On a employé les bains; lorsqu'on met dans un bain tiède un enfant atteint de catarrhe suffocant, il est pris de quintes de toux plus ou moins violentes, qui peuvent se prolonger pendant tout le temps du séjour dans l'eau. Cet effet, qui a lieu pendant les premiers bains, diminue pendant les suivants et finit par n'avoir plus lieu. Après la sortie du bain, l'enfant se calme et jouit d'un sommeil tranquille, mais les accidents reparaissent au bout de peu de temps et exigent un autre bain. Quelquefois l'amélioration persiste, d'autres fois elle diminue, et le bain n'est suivi ni de sommeil ni de calme.

Je sais que M. Blache emploie les bains contre les pneumonies de la rougeole; j'avoue que malgré cette autorité j'aurais une certaine répugnance à employer ce moyen, que je préférerais conserver pour les accidents cérébraux lorsque l'agitation est violente, la peau sèche et brûlante.

Contre le catarrhe suffocant, le faux croup, j'aimerais mieux suivre la méthode indiquée par Graves, et recommandée par M. Trousseau, elle consiste à passer rapidement sur le cou de l'enfant une éponge trempée dans l'eau excessivement chaude, à une température toutefois insuffisante pour produire la brûlure, et que l'on exprime légèrement. Cette opération est répétée pendant dix, quinze, vingt minutes de suite, elle détermine une sorte de fluxion vers la peau, sous l'influence de laquelle l'oppression cesse ordinairement d'une façon très-extraordinaire, tandis que la toux perd de sa raucité; indépendamment de sa remarquable puissance, cette médication est d'une grande simplicité; à elle seule, elle suffit, sans qu'il soit besoin d'administrer les vomitifs d'ailleurs souvent très-utiles, pour faire cesser les accidents laryngiques ; ce qui n'empêche pas ensuite d'attaquer les accidents bronchiques par les vomitifs.

Entérite et entéro-colite. — Lorsque la diarrhée n'est pas excessive, et que l'éruption ne présente rien d'anomal, on peut la laisser continuer. Hoffmann ne voyait dans la diarrhée qu'une élimination utile de la matière morbide et repoussait tous les astringents.

Si la diarrhée s'accompagne de coliques, de douleurs vives, alors on applique sur l'abdomen des cataplasmes émollients, faits avec la farine de lin, la mie de pain, la guimauve ; au lieu d'eau simple on peut se servir dans leur confection d'eau de pavot, ce qui les rendra plus calmants, on applique des compresses imbibées d'eau émolliente ou de la flanelle ; en même temps on donne des boissons tièdes et émollientes, mauve, violettes, etc., etc., et s'il y a de la diarrhée, on peut les donner légèrement astringentes, eau de riz, décoction blanche, édulcorées avec le sirop de coing.

On administre des lavements émollients avec de l'eau de guimauve ou du lin, on pourra ajouter le quart ou la totalité d'une tête de pavot, ou bien de l'amidon et enfin du laudanum de une à dix gouttes par lavement.

Sydenham, dans certaines diarrhées, recommandait les émissions sanguines qui détournaient des intestins la matière morbilleuse dont l'acrimonie transportée sur les entrailles déterminait la diarrhée.

Enfin nous ne voulons pas énumérer tous les moyens que l'on peut opposer à la diarrhée, lorsque l'on veut couper court, le sous-nitrate de bismuth, le diascordium, les absorbants (magnésie), etc.

La pharyngite, l'amygdalite, exigent des gargarismes ou

des lotions avec l'eau d'orge miellée, avec du sirop de mûres ou de citron ; un peu d'alun mélangé à du miel dont on se sert pour barbouiller la gorge ; si la maladie se prolonge, on a recours aux révulsifs cutanés.

Otite. — Si la douleur est vive, on emploie l'huile d'amandes douces, le baume tranquille, le laudanum dont on imbibe un peu d'ouate que l'on introduit dans le conduit auditif externe, ou bien le chloroforme. Si la douleur est extrêmement vive, on applique des sangsues derrière les oreilles ou un vésicatoire volant. S'il y a une concrétion cérumineuse on administre des douches, des injections émollientes, avec du lait, de l'eau de guimauve, du sureau. S'il y a un écoulement, on fait encore des injections d'abord émollientes, puis astringentes, décoction de quinquina, de feuille de noyers, mélangées de lait et d'eau de chaux, avec une vingtaine de gouttes de teinture de myrrhe. Enfin, on emploie des astringents plus actifs, le sulfate de cuivre, le sulfate de zinc, l'acétate de plomb. Lorsque la surdité ou l'écoulement persistent, un vésicatoire appliqué derrière l'oreille réussit souvent.

L'ophthalmie sera traitée pendant les premiers jours et pendant la durée de l'éruption par les collyres et les applications émollientes : cataplasme de pommes cuites, si l'inflammation était violente on peut mettre quelques sangsues aux tempes, mais user modérément de ce moyen. On peut battre un peu d'alun dans un blanc d'œuf et appliquer ce mélange en topique sur l'œil. L'éruption terminée, si l'ophthalmie persiste, on emploiera les lotions astringentes avec l'eau de mélilot, l'eau de rose et de plaintain, l'instillation d'une solution de nitrate d'argent, cinq centigrammes pour trente grammes d'eau distillée ou dix centigrammes de sulfate de zinc dans la même quantité d'eau, ou un peu d'extrait de saturne ou une goutte de laudanum.

L'épistaxis ne réclame aucun traitement quand elle est modérée. Quand elle devient assez abondante pour menacer les jours de l'enfant ou du moins pour altérer sa santé dans l'avenir, il faut la combattre. On y parvient à l'aide de la glace ou d'eau glacée que l'on applique ou que l'on fait respirer par le nez. Les astringents réussissent aussi, mais ce qui réussit encore mieux ce sont des injections faites dans le nez avec de l'eau aussi chaude que le malade pourra la supporter. Les injections avec une forte solution de sulfate de cuivre, de sulfate de zinc, avec la décoction de ratanhia, ou la solution de perchlorure de fer sont d'excellents hémostatiques ; toutefois le perchlorure a l'inconvénient de déterminer la formation d'un énorme caillot qui devient une cause de douleur, et lorsque deux ou trois jours après on veut l'arracher pour faire cesser cette douleur on s'expose à voir reparaître l'hémorrhagie ; en même temps on administre à l'intérieur des tisanes astringentes, de la limonade sulfurique, les boissons froides, une potion au tannin, en même temps que l'on applique des révulsifs sur les membres.

Gangrène. — Moyens locaux : Il faut employer les topiques caustiques le plus tôt possible et dès que la gangrène se manifeste. Il faut que la cautérisation porte au delà de la gangrène sur les tissus sains. Il faut choisir un caustique assez énergique pour qu'il porte son action sur les tissus sains après avoir traversé l'eschare; en outre la cautérisation doit être profonde. Il est utile, s'il est possible de le faire, d'inciser ou scarifier les parties déjà gangrénées avant de pratiquer la cautérisation. On a eu recours aux acides minéraux et végétaux, tels que les acides hydrochlorique, sulfurique, acétique, au nitrate acide de mercure, au beurre d'antimoine, au caustique de Vienne, et enfin au cautère actuel.

Baron veut qu'on débute par des cautérisations avec l'acide chlorhydrique appliqué au début de la gangrène sur les ulcérations de la muqueuse; puis lorsque l'eschare extérieure est formée, il attend sa chute pour cautériser la plaie avec un bouton de feu, ou bien il veut qu'on fasse la section de l'eschare et qu'on applique le cautère actuel sur la plaie ainsi ouverte.

MM. Rilliet et Barthez préfèrent le nitrate acide de mercure, las acides hydrochlorique, sulfurique, acétique, dont l'emploi est plus commode pour la cautérisation de la bouche ; mais pour la cautérisation de la peau et de la vulve, nous préférons le fer rouge. A l'hôpital des enfants, étant interne de M. Trousseau, j'ai appliqué plusieurs boutons de feu sur les parties mortifiées de la vulve, du vagin, du périnée et même de l'anus d'une jeune enfant de huit ans. La gangrène avait fait des progrès très-rapides, elle gagnait malgré les astringents, malgré le chlorure de chaux dont les religieuses vantaient beaucoup l'usage, le fer rouge, employé à trois reprises, eut raison de cette mortification ; mais le résultat fut plus heureux encore qu'on ne pouvait l'espérer, les parties sphacelées soit par la maladie, soit par le caustique se refermèrent, et si bien, et avec une telle rapidité que M. le docteur Lasègne, qui avait été témoin de ces affreux désordres, revenant dans le service quelques jours après, ne pouvait pas croire à une reconstitution si parfaite des parties.

A l'usage des caustiques, on ajoute celui d'excitants locaux de diverses natures. Baron veut qu'on fasse à l'intérieur et à l'extérieur de la bouche, des applications de quinquina et de camphre. Billard recommande les frictions sèches ou aromatiques lorsqu'il n'existe que de l'œdème.

Dès qu'il s'est formé un noyau d'engorgement central, il veut qu'on pratique des frictions avec le liniment ammoniacal ou que l'on applique des compresses imbibées d'une solution peu concentrée d'hydrochlorate d'ammoniaque.

Le chlorure de soude ou de chaux très-employé par M. Bouneau, a procuré quelques guérisons. On a recommandé l'emploi de l'onguent égyptiac, du baume du Pérou ; on joint à ces moyens les ablutions avec la liqueur de Labarraque afin d'enlever les débris putréfiés et de diminuer l'odeur ; pour la gangrène de la bouche on fait grand usage dans le même but de gargarismes astringents ou toniques.

Les toniques sont non-seulement utiles en applications locales mais aussi comme traitement général, ainsi les vins généreux, le quinquina en infusion, en extrait. Comme la gangrène s'accompagne d'une débilitation notable, il faut soutenir les forces des malades et modifier l'état général.

Les mercuriaux ont été employés en frictions sur la tumeur, mais on y doit renoncer ainsi qu'aux émissions sanguines.

Le soin le plus important est de conserver l'appétit et d'alimenter les malades, par des potages, du vin, des aliments demi-solides qui n'exigent pas des efforts de mastication très-considérables.

On donnera une tisane consistant en infusion de quinquina faite à froid, ou bien une infusion de tilleul et de feuilles d'oranger avec addition de soixante grammes de sirop de quinquina par demi-litre.

On fera prendre quarante centigrammes de sulfate de quinine dans la journée, soit quatre prises de dix centig. dans un peu de confiture, soit deux quarts de lavements donnés l'un le matin, l'autre le soir, et contenant chacun vingt à trente centigrammes de sulfate de quinine. On peut remplacer le sulfate de quinine par la préparation suivante :

Pr.	Extrait de quinquina	3	grammes.
	Eau de cannelle	60	—
	Sirop d'écorce d'orange	30	—

une cuillerée toutes les deux heures.

Il est une préparation de quinquina qui est très-tonique et très-agréable, c'est un gramme de poudre de quinquina calysaya délayée dans une infusion de café noir et sucrée. M. Trousseau en retire de grands avantages.

Dans ces derniers temps on a vanté le chlorate de potasse; Hunt l'administrait sous forme de potion.

Pr.	Chlorate de potasse	2	grammes.
	Sirop de sucre	10	—
	Eau	50	—

F. S. A. P. administrez par petites cuillerées dans les vingt-quatre heures. On la donne en potion et en gargarisme, ou en poudre appliquée comme topique. Mais il ne réussit pas autant dans la stomatite diphthérique, dans la stomatite gangréneuse, que dans la stomatite mercurielle, c'est un moyen de plus qui peut être utile, mais sur lequel il ne faut pas trop compter.

Accidents cérébraux. — On a conseillé les émissions sanguines; mais les saignées affaiblissent souvent sans profit, les sangsues appliquées derrière les oreilles sont souvent nuisibles, parce que si elles sont en grand nombre, elles laissent après elles, une profonde débilitation; si elles sont en petit nombre, elles attirent le sang à la tête et augmentent les accidents plutôt que de les faire cesser. Il vaut mieux quand on veut appliquer des sangsues, lorsque l'enfant est robuste, la congestion céphalique évidente, le pouls plein, les appliquer à l'anus, parce qu'alors un petit nombre de sangsues est suffisant pour enlever la congestion cérébrale, parce qu'il désemplit les vaisseaux en même temps qu'il attire le sang à l'anus et l'éloigne par conséquent de la tête.

Lorsque la maladie n'est compliquée d'aucune lésion des voies respiratoires, plusieurs médecins conseillent les bains, en même temps qu'on fait des affusions ou des applications froides sur la tête. L'effet immédiat est ordinairement de produire une sédation des symptômes et une réapparition des rougeurs cutanées.

Mais s'il se développe une réaction vive il faudrait renouveler les bains dès que les symptômes favorables diminuent et avant l'établissement de la réaction ; cependant alors les malades ne peuvent supporter des bains aussi fréquents, et s'il se développe une inflammation des organes thoraciques, le danger est fort augmenté.

Le docteur Thaer, de Berlin, a conseillé contre la rougeole les lotions froides préconisées dans la scarlatine, mais la rareté des formes ataxiques et la fréquence des inflammations pulmonaires semblent contr'indiquer ce traitement.

Ce traitement est conseillé lorsque la fièvre est très-intense, la chaleur sèche et vive, les symptômes cérébraux graves, s'il n'existe aucune complication thoracique et si la maladie règne épidémiquement ayant un caractère ataxique. Jamais il ne faut employer les lotions quand le malade transpire ou quand la peau est moite.

La température de l'eau doit être en proportion inverse de la chaleur du corps et dans les rapports suivants :

Température de la peau.	Température de l'eau.	Durée des lotions.
29° Réaumur.	26° Réaumur.	3 minutes.
30° —	22° 1/2 —	3 —
31° —	13° —	4 —
32° —	12° 1/2 —	4 —
33° —	6° —	4 —
34° —	1° 1/2 —	4 —
35° —	1° 1/2 —	4 —

Lorsqu'il s'est écoulé cinq à six jours depuis l'apparition de l'éruption, il faut éviter d'employer les lotions à une température moindre de dix degrés Réaumur. Le liquide dont l'auteur se sert était composé de trois parties d'eau et d'une de vinaigre, il répète les lotions toutes les trois heures. Les malades doivent être lavés dans leur lit au moyen d'une éponge fine, l'effet immédiat de ces lotions est de diminuer la fréquence du pouls, d'abaisser la température du corps de deux ou trois degrés, de procurer un grand calme; d'exciter une transpiration générale, chez aucun des malades il n'y a eu d'affections consécutives et lorsque l'éruption tendait à paraître, les lotions la provoquaient naturellement. On doit souvent avoir recours à l'opium conseillé par Sydenham, on peut associer ce médicament au musc, ainsi on donnera toute les deux heures une poudre contenant dix centigrammes de musc et un centigramme d'extrait d'opium, on en donnera trois à cinq dans la journée, on peut associer le calomel que l'on ferait prendre dans l'intervalle. On peut associer le musc ou l'opium au carbonate d'ammoniaque.

Pr. Musc. . . . . 40 centigrammes.
Carbonate d'ammoniaque . . . 20 —
Sucre blanc. . . . . 10 —

Mêlez, broyez et ajoutez :

Eau de fleurs de tilleul. . . . . 120 grammes.

Toutes les deux heures une cuillerée à bouche.

J. Franck propose une médication plus simple : « Nous avons vu, dit-il, des rougeoles commencées par une grande prostration des forces, par un ébranlement du système nerveux et par d'autres symptômes pernicieux, qui, lorsque le premier choc de la maladie était surmonté et lorsqu'on avait procuré l'éruption de l'exanthème, au moyen de la chaleur du lit, d'une boisson chaude légèrement aromatique, de l'esprit de Mindérérus et des sinapismes aux deux extrémités, se montraient assez bénignes dans la suite. »

Mais il est question ici, des accidents cérébraux au début qui, nous l'avons vu, sont moins graves que ceux qui arrivent après l'éruption.

Si cet état ataxique dépend d'une constitution faible et détériorée, il faut chercher à relever le malade par des excitants tels que la tisane de serpentaire de Virginie et les préparations toniques. Forsten (1776) avait observé que dans ces cas il est utile d'exciter une légère diaphorèse par une infusion de fleurs de sureau ou de coquelicot, en même temps qu'il enveloppait les jambes d'étoffes de laine trempées dans l'eau chaude, et qu'il employait les vésicatoires pour favoriser l'éruption retardée par l'alanguissement de l'action vitale.

Contre l'*anasarque*, on emploie les diurétiques, la tisane de chiendent avec addition de cinquante centigrammes de nitrate de potasse par litre. La digitale administrée soit en potion, soit en poudre ou en teinture, ou en infusion : la poudre, à la dose de dix à vingt centigrammes par jour ; la teinture de dix à vingt gouttes ; l'infusion se fait avec vingt, cinquante centigrammes de feuilles pour cent vingt ou cent soixante grammes d'eau. On y joindra l'usage de la scille, de la pariétaire, ou du Caïnça; si la potion de digitale n'est pas supportée, on la remplace par la suivante :

Pr.	Nitrate de potasse	1 gramme.
	Eau de fleurs de sureau	60 —
	Sirop de framboises	30 —

A prendre par cuillerées à dessert toutes les deux heures.

On emploie aussi les sudorifiques et les purgatifs. Parmi les premiers, les bains de vapeur avec des vapeurs aromatiques, les boissons avec les bois de gaïac, de salsepareille; parmi les seconds, on a le calomel que l'on associe souvent à la digitale, le petit lait avec du sulfate de soude.

Lorsque l'enfant a échappé aux complications de la rougeole, tout n'est pas fini et la *convalescence* exige, s'il est possible, plus de soins encore que la rougeole, mais si la rougeole a été simple, les suites peuvent être graves. Les rechutes sont faciles et l'ébranlement laissé à toute l'économie par cette maladie qui exerce une influence si profonde est tel que les effets peuvent en être ressentis plusieurs mois après. Le catarrhe intestinal, le catarrhe bronchique peuvent persister, ou reparaître après avoir cessé, on comprend quelle prudence doit conseiller le médecin dans l'alimentation et le genre de vie du convalescent, et en même temps il faut avoir toujours la tuberculisation devant les yeux, surtout si les phénomènes thoraciques ont diminué. Il faut donc tonifier le malade, tout en suivant les indications du moment. Alimentation variée et plus ou moins abondante suivant que l'intestin le permet, promenades au soleil, toniques tels que le quinquina sous toutes ses formes, ferrugineux. Si des symptômes de bronchite chronique se manifestaient, s'il restait une petite toux sèche, continuelle, alors outre l'alimentation, les toniques, on fera prendre l'huile de foie de morue, les sulfureux, les préparations pectorales, les balsamiques, le baume de Tolu, etc., enfin on applique un vésicatoire que l'on fait suppurer quelque temps. Chez une jeune fille dont je rapporte l'observation, la toux persista plus de six mois après la rougeole, il y avait des signes de pleurésie chronique, il y avait de l'amaigrissement et comme le père était mort phthisique, on avait des craintes vives et légitimes ; on appliqua sur le côté malade, à la partie latérale de la poitrine, plusieurs cautères volants au moyen de la pâte de Vienne, et ces moyens aidés du changement d'air, de l'huile de foie de morue, amenèrent une guérison complète et aujourd'hui mademoiselle de K... a toutes les apparences de la plus belle santé.

M. le professeur Scoutetten, médecin de l'hôpital militaire de Metz a indiqué le traitement suivant comme préservatif des accidents qui peuvent survenir à la suite de la rougeole et de la scarlatine.

Il n'imite pas les médecins qui défendent de sortir de la chambre pendant six semaines, et même qui vont jusqu'à exiger que les malades ne changent pas de linge.

Pour se soustraire à ces ennuis, à ces précautions minutieuses et d'une exécution presqu'impossible, il suffit d'adopter la méthode suivante :

Lorsque la convalescence est commencée, c'est-à-dire lorsqu'il n'existe plus de rougeurs à la peau après la rougeole ou la scarlatine il faut faire une friction d'huile sur tout le corps. Voici comment on doit la pratiquer :

De l'huile d'amandes douces ou de l'huile d'olive étant légèrement chauffée au bain-marie, on y trempe un morceau de flanelle; on en frotte aussitôt toutes les parties du corps, sans en excepter ni la face, ni les pieds ; la friction terminée, le malade est remis au lit, où il reste environ deux heures, le lendemain matin il prend un bain tiède à la température de 28° à 29° Réaumur, il en sort après une heure, il se recouche, et lorsque la peau est bien sèche, c'est-à-dire après deux ou trois heures, on fait une nouvelle friction avec de l'huile.

Ces deux frictions et un seul bain suffisent souvent pour éloigner tout danger. Cependant, lorsque la rougeole et surtout la scarlatine ont été fortes, lorsque l'épiderme frappé de mort, n'est point complétement détaché; lorsque la peau reste sèche ou farineuse, il faut renouveler les moyens indiqués jusqu'à ce que la souplesse du derme ait reparu.

M. Scoutetten dit, qu'on a rarement besoin d'aller au delà de quatre frictions et de deux bains.

Ces précautions prises, il n'hésite pas à laisser sortir les malades à l'air libre; des centaines d'exemples lui ayant prouvé qu'il n'en résulte ni inconvénient ni danger. (*Gazette hebdomadaire*, 1er avril 1859.)

CHAPITRE II.

Traitement des accidents de la Scarlatine.

Dans presque tous les ouvrages sur la scarlatine, l'article traitement débute par l'examen des médications employées contre la scarlatine irrégulière. Nous croyons que cet exposé est utile dans un traité complet sur la scarlatine, mais nous les retrouvons dans chaque paragraphe consacré au traitement des divers accidents.

Dans le traitement de la rougeole, nous avons donné une assez grande étendue à l'urtication, et nous avons dit que souvent on avait obtenu de bons résultats. Les mêmes essais ont eu lieu pour la scarlatine lorsque l'éruption sortait difficilement, mais les résultats ont été presque nuls, aussi, y a-t-on presque renoncé.

Angine. — La fréquence et surtout la gravité de l'angine ont de tout temps appelé l'attention des médecins sur ce grave accident. Disons de suite que dans les cas d'angine simple, le traitement n'a pas besoin d'être actif et de simples gargarismes suffisent amplement pour appaiser les douleurs. M. Noirot, dans le passage qui a rapport au traitement des angines bénignes, dit qu'il faut éviter de faire gargariser le malade, parce que les mouvements que les malades sont obligés de faire, fatiguent leurs muscles et augmentent l'angine, aussi conseille-t-il de faire des injections contre les parties malades. On comprendrait ce moyen pour des enfants qui ne savent pas se gargariser; mais nous croyons que le mouvement pour se gargariser a moins d'inconvénient que ne le pense ce savant observateur et de plus les injections contre le pharynx sont très-gênantes.

Mais lorsque l'angine revêt la forme grave, c'est-à-dire que les malades sont pris de fièvre, qu'ils ne peuvent plus avaler, que les ganglions sous-maxillaires sont pris, un grand nombre de médecins s'accordent à regarder une application de sangsues comme excellente ; on applique les sangsues autour du cou et à l'angle de la mâchoire; quelques auteurs ont enlevé les amygdales. Certains médecins cependant redoutent l'application de sangsues comme affaiblissant les malades, aussi on a cité des observations dans lesquelles, à la suite d'application de sangsues, les enfans avaient été emportés avec tous les signes de l'adynamie. Ces faits sont heureusement très-rares.

Lorsque l'angine devient pseudo-membraneuse, un traitement topique est excessivement utile. Il faut employer les gargarismes astringents tels que le vinaigre et l'acétate de plomb (Bretonneau), décoction de quinquina et l'acide chlorhydrique (Guersant).

Ces gargarismes donnent de bons résultats.

Certains praticiens ont conseillé la cautérisation faite comme dans le cas d'angine diphthérique, avec une éponge imbibée de nitrate d'argent ou d'acide chlorhydrique; nous croyons que ces moyens doivent être employés dans les cas où règnent des angines diphthériques d'une manière épidémique, mais ils sont parfaitement inutiles dans les cas où les fausses membranes sont isolées, très-petites, et fort peu adhérentes.

Dans une épidémie décrite par M. Guérin, ce médecin reconnait que la cautérisation ne ferait qu'entretenir l'inflammation, et augmenter la fétidité de l'haleine.

Plusieurs médecins conseillent un traitement général tonique.

Wendt emploie la serpentaire de Virginie à la dose de 4 à 8 grammes dans une infusion. Si la prostration augmente, il conseille l'emploi du camphre.

ACCIDENTS CÉRÉBRAUX.

Nous ne nous occuperons que des accidents cérébraux du début, et qui donnent comme on le sait le caractère ataxique à la scarlatine. C'est principalement contre ces accidents que l'on a préconisé les affusions froides.

Dans son histoire de la scarlatine, Gœden dit : « La saignée n'occupe qu'un rang secondaire dans l'appareil antiphlogistique propre à combattre la scarlatine. On doit placer en première ligne: L'application du froid sous différentes formes. » Il y a peut-être de l'exagération mais on ne peut nier l'utilité que rend quelquefois cette méthode. M. Noisot rapporte à Reid l'honneur d'avoir appliqué le premier cette méthode ; mais c'est surtout Curie qui l'a préconisée. Il l'employa sur ses deux fils qui guérirent rapidement; de 1801 à 1804 il traita tous les scarlatineux de Liverpool, et il perdit très-peu de malades. Depuis cette époque on a vu un grand nombre de mémoires paraître et faire grand éloge des affusions froides.

Depuis quelques années cette méthode compte beaucoup de partisans en France.

Nous avons cité le passage de Gœden, sans faire de réflexion sur l'interprétation que cet auteur donne à ce traitement; pour lui, il est facile de voir qu'il le range dans les antiphlogistiques, mais nous sommes loin d'être de son avis, ce moyen agit sur le système nerveux, et le modifie par la rapidité avec laquelle il saisit le tégument. Ainsi quels sont les effets thérapeutiques que l'on observe : une diminution de la chaleur, de la sécheresse de la peau, et l'abaisssement du pouls. Cette amélioration n'est que momentanée, il faut revenir aux affusions froides toutes les deux ou trois heures; quelquefois il suit une grande somnolence, les malades ont l'air de tomber dans le coma, mais il ne faut pas s'en inquiéter, le plus ordinairement le délire cesse. Il est rare que ce traitement donne des frissons, tous les enfants s'y habituent facilement et se laissent faire sans pleurs.

Quand on a préconisé les affusions, ce fut l'eau tiède que l'on employa au début, mais on a fini par employer l'eau froide et le plus froid possible. Pour administrer ces douches, on met le malade dans une baignoire vide et on verse sur sa tête cinq ou six arrosoirs d'eau froide. Une fois l'opération terminée, on essuie le malade, et on le met dans son lit.

Friesnitz fait mettre les malades dans un drap mouillé, où il reste jour et nuit ; on le renouvelle, si la fièvre est forte, et dès que le malade a sué on lui fait des ablutions sur tout le corps avec de l'eau à la température Réaumur 12°.

Dans quel cas faut-il employer ce traitement? cette question est de la plus haute importance, car si le moyen est bon dans certains cas, la mort et la mort prompte est certaine si le moyen est mal employé.

Tous les médecins s'accordent à regarder que la principale indication pour ce traitement est la sécheresse de la peau, l'augmentation de température de la peau appréciable au thermomètre, et l'accélération considérable du pouls. Tout frisson et toute perspication sensible en contr'indiquent l'usage. Currie cite deux cas, où par un malentendu on affusionna deux malades dont la peau était fraîche et humide, le pouls à peine sensible, la mort survint peu de temps après le traitement. Hucke pose les conclusions suivantes que tout médecin doit adopter : 1° Les affusions froides ne conviennent pas comme méthode générale ; 2° les formes légères ou simplement inflammatoires, ne réclament nullement ce moyen ; 3° il faut en réserver l'emploi pour les cas où la scarlatine est épidémique, et s'accompagne de chaleur intense, de sécheresse de la peau, et d'accélération du pouls ; pour ceux où les symptômes cérébraux sont très-violents et caractérisés par une grande agitation, alternant avec de l'assoupissement, et se montrant dès les premiers jours de la maladie. Certains praticiens ont conseillé les bains à 20° et 22° Réaumur, en même temps qu'on lotionne la tête avec des linges imbibés d'eau plus froide qu'à celle du bain. Ces moyens bien employés sont complétement dépourvus de danger, mais si les soins sont mal donnés, il peut se produire quelques complications, aussi chez les enfants pauvres où les soins hygiéniques manqueraient, il vaut mieux s'abstenir de ce moyen thérapeutique. Quelquefois les parents réprouvent ce traitement et l'on est obligé de rechercher une autre médication ; c'est alors que quelques médecins ont conseillé des lotions sur tout le corps avec de l'eau tiède, ce procédé a donné quelques bons résultats, mais il est loin d'avoir l'efficacité des affusions froides.

Vuchs a vanté les lotions d'eau vinaigrée et chlorée, mais elles ont été vivement attaquées par certains auteurs ; ainsi, Lodge dit avoir trouvé les lotions vinaigrées constamment nuisibles, l'explication qu'il donne est bizarre : il assure que quelques minutes après la lotion, le malade se sent raide et mal à l'aise, ce qui est dû à ce que la matière astringente que contient le vinaigre bouche les pores de la peau et gêne par là la transpiration. — En France les lotions vinaigrées n'ont pas été attaquées, et elles sont encore employées par plusieurs médecins.

Dans les accidents cérébraux du début, on a vanté le musc ; ce médicament a l'inconvénient d'être très-cher, aussi est-il souvent mal préparé, et alors les résultats que l'on obtient sont très-infidèles; il a été rejeté pour ces motifs, mais c'est un tort, car souvent il donne d'excellents résultats; pour notre compte nous l'avons vu produire de trop bons effets dans les mains de certains médecins de l'Hôtel-Dieu pour ne pas avoir confiance dans ce médicament. On doit l'employer dans une potion à la dose de 0,40 ou 0,50.

A propos des accidents cérébraux, parlons d'une méthode qui a joui d'une grande vogue pour prévenir ces accidents, nous voulons parler de la méthode de Stieglitz. Pour ce médecin, la scarlatine est toujours sthénique à son début ; donc si on la combat par les débilitants, on évitera les accidents cérébraux, aussi pour y arriver il entretenait un dévoiement modéré pendant toute la durée des symptômes aigus ; nous n'essayerons pas de discuter cette méthode qui est tombée après avoir joui de la plus grande réputation.

Hémorrhagies. — Si l'on a affaire à une scarlatine avec des hémorrhagies sous-cutanées donnant lieu à des ecchymoses il faudra faire suivre aux malades un traitement général tonique. Quinquina, vin, doivent être donnés largement au malade; si l'on voit des hémorrhagies intestinales, des hémoptysies, il faudra lutter par les procédés habituels contre ces hémorrhagies et en même temps soutenir le malade.

Rhumatismes. — Tant que l'élément rhumatismal consistera en des douleurs et un peu de gonflement, il suffira d'appliquer des topiques émollients et narcotiques sur les articulations; cependant si le rhumatisme présentait tous les signes d'un rhumatisme articulaire aigu, il faudrait le traiter comme une affection tout à fait à part.

Anasarques. — Au dire de tous les auteurs, quand l'anasarque s'accompagne de fièvre plus ou moins marquée, de tension du tissu cellulaire, on peut employer une saignée du bras, et c'est le moyen le plus efficace. La saignée doit varier suivant l'âge et la force des enfants, de 100 à 200 grammes. Ensuite il faut employer des diurétiques et des purgatifs doux, aussi le nitrate de potasse, l'huile de ricin. Les bains de vapeur provoquant des sueurs et rétablissant les fonctions de la peau, sont très-bien indiqués, et donnent de bons résultats. S'il existe encore de la fièvre, les bains de vapeur sont beaucoup plus nuisibles.

Si ces moyens ne suffisent pas, on pourrait avoir recours à l'infusion de digitale, de scille, de résine, de scammonée.

Il faut tenir les malades au lit jusqu'à ce que la fièvre soit complétement tombée.

OEdème du poumon. — Lorsque l'infiltration séreuse du poumon revêt le caractère d'acuité que nous avons décrit, il faut employer les antiphlogistiques; la saignée du bras, si on peut la faire, est un des meilleurs traitements. Le sang tiré a tout à fait le caractère inflammatoire; mais avec les saignées, nous recommandons l'emploi du tartre stibié qui provoque des selles copieuses, et un soulagement immédiat.

Lorsque la trop grande faiblesse des malades, une période trop avancée de la maladie, empêchent l'emploi de ces préceptes, il faut changer souvent la position de l'enfant et tenir la tête et le tronc relevés.

Accidents cérébraux albuminuriques. — Dans toutes les observations que l'on peut trouver sur ces accidents, on voit que le traitement a été très-énergique; sauf un cas, les émissions sanguines ont été toujours employées soit par les saignées, mais surtout par les sangsues appliquées derrière les oreilles. La digitale a donné de bons résultats, associée au calomel.

Dans le cas où le coma est profond, on a retiré bon usage des vésicatoires appliqués à la nuque et aux cuisses.

Enfin nous signalerons deux autres procédés, la compression de la carotide et les mouchetures. La compression de la carotide a été faite par M. le professeur Trousseau, il comprima la carotide du côté opposé à celui où les convulsions étaient le plus intenses, et réussit.

Quant aux mouchetures des jambes, on comprend facilement l'avantage que l'on peut tirer de la diminution rapide de l'anasarque.

Il nous resterait maintenant à parler du traitement des autres accidents tels que la laryngite, la bronchite, les colites, les gangrènes, les abcès, les otites; mais ces complications ne présentent rien de particulier parce qu'elles surviennent dans le cours de la scarlatine, elles méritent les mêmes soins que dans la rougeole, et nous renvoyons aux paragraphes qui concernent ces accidents et que nous avons étudiés dans la première partie de ce mémoire.

BIBLIOGRAPHIE.

ROUGEOLE.

Borsieri. *Instituts de médecine pratique*. Trad. Chauffard. Paris, 1855.

Rosen. *Maladies des enfants*. Trad. Lefebvre de Villebrune. Paris, 1778, p. 255.

Targione Tozzetti. *Recueil d'observations*.

Dubosc de la Robordière. *Journal de médecine*, t. XLVIII, p. 223.

Docteur Zandick (*Notice sur une épidémie de rougeole qui a régné à Dunkerque en* 1851). *Annales médicales de la Flandre occidentale*, 1857.

Docteur Heft. *Neber die desq. des epith*, etc. *Journal für Kinderkrankheiton*, 1843.

Rufz. *Journal médico-chirurgical*, 1835-36.

Rufz. *Gazette médicale de Paris*, nos 34 et 37, 1857.

Poulet. Plancher les Mines. — *Académie*, 1857.

Scoutetten. *Gazette hebdomadaire*, 1er avril 1859.

Baudeloque. *Gazette des hôpitaux*, 1833.

Gendron. *Journal médico-chirurgical*, 1834.

Fracastor de Contagiosis. Lib. 1, ch. 4.

Trousseau. *Union médic.* 7 Septembre 1852. Leçons orales.

Jules Perrier. *Rougeole épidémique*, *de son importance*, *de ses formes*, *de ses complications*. Imprimerie Leroy Calais, 1848.

Rilliet et Barthez. *Maladies des enfants*. Paris, 1853.

Barrier. *Traité des maladies de l'enfance*. Lyon, 1845.

Bouchut. *Maladies des nouveaux-nés*. Paris, 1852.

Bouillaud. *Nosographie médicale*, 1846.

Requin. *Pathologie médicale*, 1852.

Sprengel. *Histoire de la médecine*. Trad. Jourdam. Paris, 1815.

Bricheteau. *Archives de médecine*, 1824, t. V, p. 216.

Dechambre. *Gazette hebdomadaire*, 1856, p. 150 (contagion).

Monneret et Fleury. *Compendium de médecine pratique*, t. VII.

Andral. *Pathologie interne*, t. III, p. 296.

Lombard. *Épidémie de Genève, Gazette médicale*, 1835, n° 15.

J.-P. Franck. Paris, 1842.

Alègre. *Épidémie de la Salpétrière. Gazette de Paris*, 1833, p. 117.

Ozanam. *Maladies épidémiques*.

Sydenham. *Médecine pratique*, t. I, p. 548, 141, 190, 226, 279, 315, 446.

Clinique médicale de l'Hôtel-Dieu. Gazette médicale, 1836, p. 359.

Faber de Scharndorff. *De la rougeole et de ses complications par les vers intestinaux. Gazette médicale de Paris*, 1834, p. 745.

Williams. *Contagion de la rougeole. Journal médico-chirurgical*, 1837, 1838, p. 118.

Clinique de l'Hôtel-Dieu (Boyer). *Journal médico-chirurgical*, 1835, 1836, p. 162.

Archives de médecine, 1855, p. 637, sans nom d'auteur, *Épidémie de rougeole à Paris*.

John Webster. *Récidives de rougeole. Archives de médecine*, 1840, p. 234.

Archives de médecine, 1828, p. 103. *Rougeole, variole.*

Louyer Villermay. *Epidémie de rougeole. Archives de médecine.* 1828, p. 306, 3e vol.

Inoculation. Archives de médecine, 1828, t. XVII.

Sulfate de quinine. Préservatif de la rougeole, variole, scarlatine. Archives, 1846.

Epidémie de rougeole. Girardin. Archives, 1829.

Hecquet. *Mémoires. Académie de médecine*, 1857.

Thaer de Berlin. *Gazette médicale*, 1832, t. III, p. 6. *Lotions froides dans la rougeole.*

Mackintosp. *Rougeole rétrocédée traitée par la saignée. Archives de médecine*, 1832.

Du soufre préservatif de la rougeole. Gazette médicale, 1832, p. 8.

Carrié. *Archives*, 1824, t. VI, p. 466.

Rougeole chez l'adulte, par Hastings. *The lancet*, 1854.

Quelques remarques Paasch. Journal kinder: Krankherten, 1855, janvier, février, mai, juin.

Epidémie à Leicht, par F. Brourc-Monthly. *Journal of médecine*, 1855, avril, mai.

Epidémie à l'hôpital des enfants. Bazelier. *Journal de médecine de Bordeaux*, 1856, mai.

Chapel de Saint-Malo. *Mémoire de l'Académie*, 1857.

Noël. *Rougeole épidémique. Archives*, 1856, t. 97, p. 490.

Boudin. *Thèse.* Paris, 1835.

Gendron. *Accident à la suite de la rougeole. Gazette médicale*, 1833, t. I, p. 275.

Lemaire. *Annales médicales de la Flandre occidentale*, 1857, cité par Zandyck.

Bossu. *Laryngite ulcéreuse, suite de la rougeole. Gazette hebdomadaire*, 1835, p. 437.

Mangin. *Mémoire de l'Académie*, 1857.

Rilliet. *Epidémie de Genève*, 1847. *Gazette médicale*, 1848, t. III, p. 26.

Bouchet. *Mémoire. Académie*, 1857.

SCARLATINE.

Alisan. *Archives de médecine*, 1845.

Bouchut. *Maladies des nouveaux-nés.*

Borsieri. *Instituts de médecine pratique.*

Barrier. *Maladies des enfants.*

Becquerel. *Archives*, 1853.

Bouillaud. *Paragraphie médicale.*

Cullen.

Carrié. 1814.

Carrère. *Epidémie de Saint-Dié*, 1842.

Compendium de médecine.

Courtaut. *Revue de l'hôpital des enfants. Gazette médic.*

Frank. *Pathologie interne.*

Hericht, 1857.

Gœden. *Dissertation sur la scarlatine.*

Huxham. *Essai sur les différentes fièvres.*

Hamilton. *Epidémie d'Edimbourg.*

Legendre. *Maladies de l'enfance.*

Losain. *De l'albuminurie.*

Mondieu. *Revue médicale.*

Noisot. *Traité de la scarlatine.*

Plenoy. *Traité de la scarlatine.*

Rilliet et Barthez. *Traité des maladies des enfants.*

Sennert. *Médecine pratique.*

Sée. *Gazette médicale des hôpitaux.*

Snaw. *Anasarques scarlatines.*

Trousseau. *Sur la scarlatine.*

Trousseau. *Scarlatine angineuse*, 1829.

Vosc. *Epidémie de Liverpool*, 1842.

Wiod. *Epidémie d'Edimbourg*, 1836.

Wieussen. *Journal de Corvisart*, an X.

De l'emploi du carbonate d'ammoniaque dans la scarlatine, p. 112, 1848.

Alisan. *Sur la péricardite considérée comme complication et conséquence de la scarlatine*, p. 95, novembre 1845.

Behrend. *Hydropisie consécutive*, 91. Octobre 1850.

Epidémie de scarlatine. Lond. médic. Gazette, 1848-49.

Abcès du rein, cours d'une néphrite scarlatineuse. Cormack, t. XXI, 1849, 212.

Coexistence variole et scarlatine, p. 56. Janvier 1848.

Complication des fièvres éruptives, 530. Janvier 1848.

Horm, 476. Décembre 1848.

Becquerel. *Archives. Albuminurie.*

Epidémie de scarlatine, t. IV, 89.
Mort cérébrale, XIV, 93.
Abcès multiples, XIV, 499.
} Quatrième série des Archives générales de Médecine.

Hémorrhagie, X, 493, troisième série, *id.*

Gueretin. *Archives.*

Trousseau. *Angine*, *archives*, XXI, 341, t. XXIII. *Archives*, 321, 482.

FIN.

TABLE DES MATIÈRES.

DEUXIÈME PARTIE.

TROISIÈME PARTIE.

BIBLIOGRAPHIE.

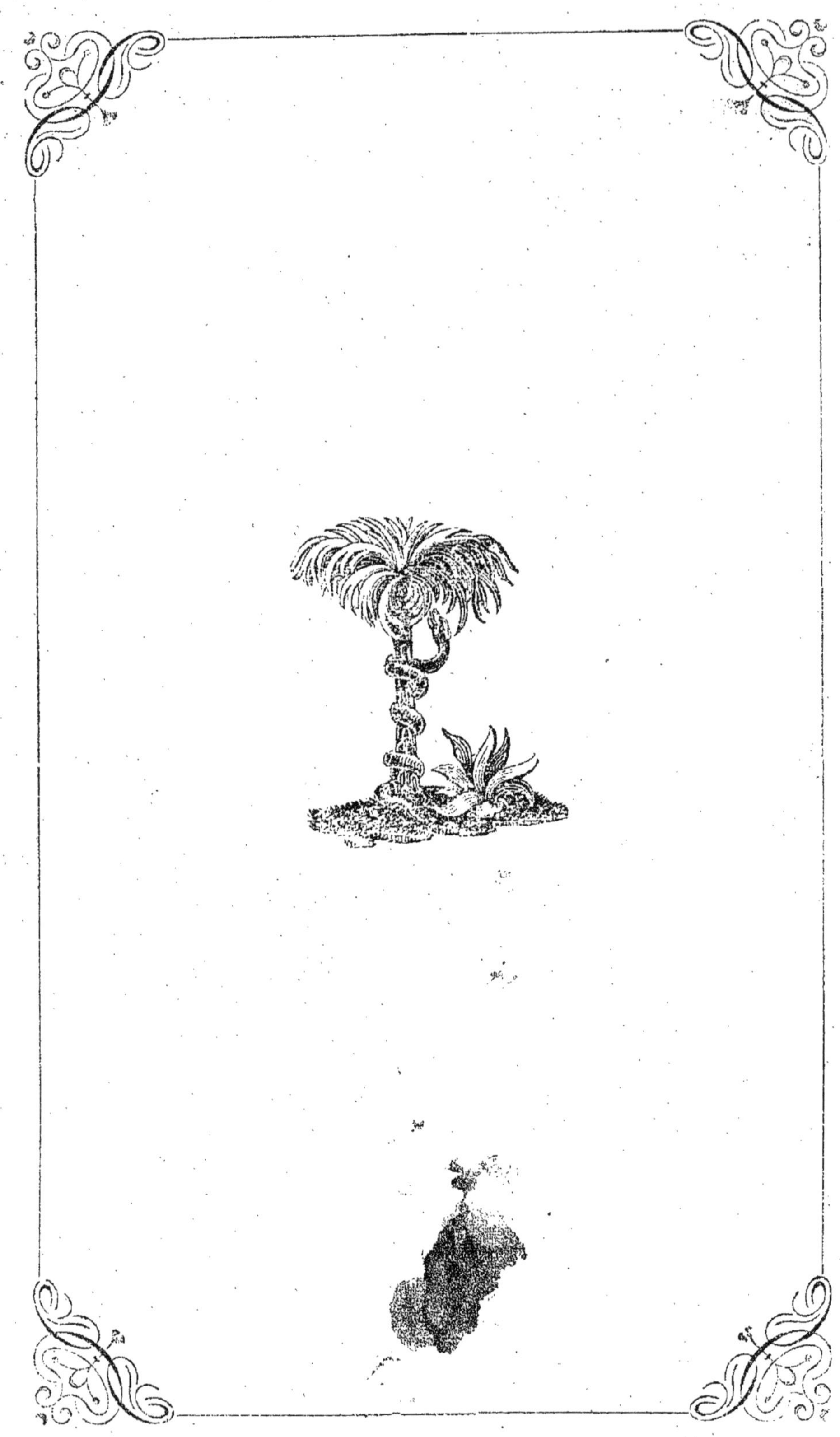

www.ingramcontent.com/pod-product-compliance
Ingram Content Group UK Ltd.
Pitfield, Milton Keynes, MK11 3LW, UK
UKHW020558230726
13926UKWH00005B/2094

9 782013 604574